Claudia González, R.D., ha sido durante seis años la vocera de la Asociación Dietética Estadounidense para asuntos latinos. Tiene más de diez años de experiencia en su trabajo como nutricionista pediátrica, tanto en la práctica privada, como para programas del gobierno. Claudia González participa como dietista licenciada en numerosos medios de comunicación como Univisión, Telemundo, CNN, FOX, ABC, WFOR, *El Nuevo Herald, The Miami Herald* e Hispanic Radio Network. Sus columnas sobre nutrición se pueden leer en la revista *Shape en Español,* Univision.com y en MiDieta.com. Además, ofrece conferencias de forma regular sobre una variedad de temas de nutrición y salud para organizaciones de salud nacionales e internacionales. Usted puede visitar su página Web en www.latinosinshape.com.

Lourdes Alcañiz, M.A., es una periodista con más de veintiún años de experiencia como escritora, productora y reportera sobre temas de salud. Escribe regularmente para revistas como Ser Padres, *Avanzando, Su Bebé y Su Familia y* ha colaborado en temas de salud latina con Hispanic Radio Network, NBC-Canal de Noticias, CBS-UPI, Radio Voz, y Antena 3. Entre los premios obtenidos durante su carrera se encuentran la Beca Fulbright, un premio EMMY de equipo por la redacción del Noticiero Univisión y la Beca Carole Simpson de la Fundación de Directores de Noticias de Radio y Televisión. Además es la autora del libro *Esperando a mi bebé: una guía del embarazo para la mujer latina,* y ganó el Premio Mariposa 2002 de los Latino Literary Awards a la Mejor Primera Novela (por su contribución a la colección bilingüe *Encanto* de Kensington Publishers). Visite su página Web en www.esperandoamibebe.com.

Gordito

no significa saludable

Lo que toda madre latina
debe saber para criar
niños felices y saludables

Claudia González, M.S., R.D.,
y Lourdes Alcañiz, M.A.

Prólogo por la presentadora de Univisión Giselle Blondet

BERKLEY BOOKS, NEW YORK

THE BERKLEY PUBLISHING GROUP
Publicado por Penguin Group
Penguin Group (USA) Inc.
375 Hudson Street, New York, New York 10014, USA
Penguin Group (Canada), 90 Eglinton Avenue East, Suite 700, Toronto, Ontario M4P 2Y3, Canada
(una división de Pearson Penguin Canada Inc.)
Penguin Books Ltd., 80 Strand, London WC2R 0RL, England
Penguin Group Ireland, 25 St. Stephen's Green, Dublin 2, Ireland (una división de Penguin Books Ltd.)
Penguin Group (Australia), 250 Camberwell Road, Camberwell, Victoria 3124, Australia
(una división de Pearson Australia Group Pty. Ltd.)
Penguin Books India Pvt. Ltd., 11 Community Centre, Panchsheel Park, New Delhi—110 017, India
Penguin Group (NZ), Cnr. Airborne and Rosedale Roads, Albany, Auckland 1310, New Zealand
(una división de Pearson New Zealand Ltd.)
Penguin Books (South Africa) (Pty.) Ltd., 24 Sturdee Avenue, Rosebank, Johannesburg 2196,
South Africa

Penguin Books Ltd., Oficinas Registradas: 80 Strand, London WC2R 0RL, England

Este libro es una publicación original de The Berkley Publishing Group.

Derechos de autor © 2006 por Claudia González, M.S., R.D., y Lourdes Alcañiz, M.A.
Illustraciones de María Jesús Cano. Diseño del texto por Tiffany Estreicher.

HISTORIA DE IMPRESION
Edición en rústica de Berkley / Abril 2006

Datos de catalogación en la Biblioteca del Congreso

González, Claudia.
    [Gordito doesn't mean healthy. Spanish]
    Gordito no significa saludable : lo que toda madre latina debe saber para criar niños
felices y saludables / Claudia González y Lourdes Alcañiz ; prólogo por la presentadora
de Univisión Giselle Blondet.
       p. cm.
    Issued also in English under title: Gordito doesn't mean healthy.
    ISBN 0-425-20771-4
      1. Children—Nutrition—Popular works. 2. Hispanic American children—Nutrition—Popular
works. 3. Obesity in children—Prevention—Popular works.
    I. Alcañiz, Lourdes. II. Title.

RJ206.G5618 2006
618.92'39800896+8—dc22   2005057122

IMPRESO EN ESTADOS UNIDOS DE AMERICA

10   9   8   7   6   5   4   3   2

NOTA DE LA EDITORIAL: Se ha hecho todo el esfuerzo posible para asegurar que la información con-
tenida en este libro está completa y es correcta. Sin embargo, ni la editorial ni el autor se dedican a ofrecer
consejos ni servicios profesionales al lector individual. Las ideas, prodecimientos y sugerencias contenidas
en este libro no tienen el propósito de sustituir la consulta con su médico. Todos los asuntos relativos a su
salud exigen supervisión médica. Ni el autor ni la editorial serán legalmente responsables de ninguna pérdida o daño que supuestamente surja de cualquier información o sugerencia de este libro.

Si bien el autor ha hecho todo lo posible para ofrecer los números de teléfono y las direcciones de Internet
correctas en el momento de la publicación, ni la editorial ni el autor asumen ninguna responsabilidad por errores o por cambios que ocurran después de la publicación. Además, la editorial no tienen ningún control de,
ni se responsabiliza con, los sitios Web del autor ni de terceras partes, ni con su contenido.

A todas las familias latinas
que luchan por un futuro mejor para sus hijos.

Enseñarás a volar,
pero no volarán tu vuelo.

Enseñarás a soñar,
pero no soñarán tu sueño.

Enseñarás a vivir,
pero no vivirán tu vida.

Sin embargo . . .
en cada vuelo,
en cada vida,
en cada sueño,
perdurará siempre la huella
del camino enseñado.

—Madre Teresa de Calcuta

Contenido

Agradecimientos

Queremos agradecer en primer lugar a nuestras familias, y especialmente a nuestros esposos e hijos, por la gran paciencia y comprensión que han tenido durante la creación de este libro. Han sido muchas horas frente a la computadora y muchas horas leyendo informes y estudios científicos las que hemos necesitado para elaborar *Gordito no significa saludable*. Nuestros hijos, que van desde los dos meses hasta los dieciséis años, nos han comprendido, respetado e incluso traído algún bocadillo o merienda saludable de su creación para "ayudar a mami". Gracias Carlos, Carolina, Cassandra, Adriana, Patricia, Álex y Gabriela.

Queremos también agradecer a Rosa Alonso León, una nutricionista de Miami, por las horas pasadas revisando la pirámide latina para este libro y por contribuir con sus pertinentes observaciones. Patricia Inda Icaza, una dietista de la ciudad de México que gentilmente revisó la precisión de las comidas mexicanas en la pirámide latina. María Reyes, una estudiante de Nutrición y Dietética de la Universidad Internacional de Miami que ayudó en la preparación y degustación de los menús que ofrecemos. Milagros Buero, una excelente sicopedagoga y especialista en comportamiento infantil, por su asesoramiento y consejos, y a María Jesús Cano y Luis Miguel Rufino por toda su ayuda con las ilustraciones del libro y también a Javier Pino por el diseño de la pirámide latina.

Gracias también a nuestra editora, Christine Zika, y a nuestra agente literaria, Judith Riven, por su gran profesionalidad y apoyo.

Y gracias, sobre todo, a todos los niños latinos de los Estados Unidos y del mundo, ya que ustedes son la inspiración de este libro. Es nuestro gran deseo que *Gordito no significa saludable* contribuya a crear un futuro más saludable para sus hijos.

Prólogo

por Giselle Blondet

Pocas veces he tenido el placer de hacer un prólogo para un libro que considere tan esencial para las familias latinas.

La mala nutrición de los niños y la obesidad infantil en Estados Unidos ocupan espacio, casi a diario, en los medios de comunicación. Los niños latinos a menudo son los protagonistas de estas noticias porque, debido a ciertas características físicas, culturales y sociales, son los más *gorditos* de todo el país. Y sin embargo, a pesar de la gran cantidad de libros que se han escrito en los últimos años sobre la nutrición adecuada de los niños y sobre la prevención de la obesidad infantil, no había hasta ahora ninguno dirigido específicamente a los padres latinos.

Claudia González, experimentada nutricionista que ha colaborado junto a mí en numerosas ocasiones en segmentos de nutrición en televisión, y Lourdes Alcañiz, periodista especializada en salud latina, han escrito finalmente este libro que tanta falta hacía en los hogares de las familias latinas. Claudia y Lourdes, además de ser profesionales dedicadas a la salud latina, también son, como yo, madres, Claudia de tres niños y Lourdes de cuatro, y viven todos los días de primera mano los retos de ofrecerles a sus hijos y a sus familias la alimentación más saludable posible, al tiempo que trabajan a tiempo completo. La experiencia, consejos y menús prácticos que ofrecen en esta publicación, vienen a llenar un gran vacío con respecto a los libros sobre la nutrición de los niños latinos. *Gordito no significa saludable* proporciona a las madres latinas los conocimientos que necesitan para comprender qué está ocurriendo actualmente con la alimentación de los niños latinos, y los medios para tener una forma de vida más saludable dentro de nuestra cultura. Este libro es un verdadero regalo para quienes estamos "demasiado bendecidas para sentirnos estresadas" y estos dos ángeles, por medio de este libro, nos ayudan a eliminar el estrés relacionado con la nutrición de nuestros hijos para que podamos relajarnos y seguir disfrutando de la aventura de ser madres.

Introducción

¡Qué gordito y que bien criado está!

Este es uno de los mejores halagos que se le pueden hacer, en la cultura latina, a una madre sobre su bebé. Un niño gordito y un niño saludable vienen a ser casi lo mismo para muchas madres latinas y para la gran mayoría de sus abuelas, tías, primas y otros familiares cercanos y lejanos. Durante mucho tiempo, y aún hoy en ciertos países, esta lógica ha tenido bastante sentido: un niño gordito, por lo general, tiene un sistema inmunológico más desarrollado que le permite defenderse mejor contra las infecciones. Cuando no había antibióticos ni vacunas, un niño gordito ciertamente tenía más posibilidades de sobrevivir. La obsesión de abuelas y madres de que los niños se acaben todo lo que tienen en el plato viene de aquí. Comérselo todo se consideraba entonces, ni más ni menos, que una garantía para sobrevivir.

Pero en los países industrializados, como Estados Unidos, las cosas han cambiado mucho en las últimas décadas. Hay programas de vacunación para todos los niños, antibióticos para luchar contra las infecciones y medicinas y equipo médico para tratar todo tipo de enfermedades. Pero además de los adelantos en medicina, también hay comida barata, abundante y disponible a todas las horas del día y de la noche.

En Estados Unidos viven actualmente los niños más gorditos de todo el mundo, y según muestran las estadísticas, la mayoría de ellos son latinos. Sin embargo, *gordito* hoy en día, desde el punto de vista de la salud, ya no significa lo mismo: *gordito* hoy en día no equivale a *saludable*, más bien al contrario. Un niño con sobrepeso tiene riesgos de contraer enfermedades que pueden afectarle durante toda su vida, enfermedades como diabetes del tipo 2, presión alta o exceso de colesterol, y que pueden marcar su futuro, tanto en el aspecto físico como en el sicológico.

Este libro nace en parte debido a que, como profesionales de la nutrición y de la información, hemos tenido ocasión de comprobar de primera mano cómo está afectando la obesidad a los niños latinos en Estados Unidos. Y como madres latinas comprendemos la confusión a la que se enfrentan las mujeres latinas a la hora de criar a sus hijos: por un lado, nuestra cultura nos dice que un niño gordito es un niño saludable y, por otro, innumerables estudios científicos, junto con los medios de comunicación, nos hablan constantemente de los peligros de la obesidad. A esto hay que añadir que una gran mayoría de madres latinas trabajan jornadas completas, y cuando llegan a casa agotadas del trabajo, tienen además que limpiar, cocinar y hacerse cargo de sus hijos. Las soluciones que se ofrecen: "haga que sus hijos coman de forma más saludable y que practiquen más ejercicio", a pesar de ser ciertas, enfocadas así no suelen ser soluciones realistas para muchas familias latinas que tienen, con suerte, tres o cuatro horas cuando llegan del trabajo hasta la hora de irse a dormir. Cocinar lleva tiempo y hacer ejercicio también. Por otra parte, los niños latinos tienen ciertas características genéticas, culturales y sociales, que son diferentes a las del resto de los niños. Entre la gran cantidad de estudios, investigaciones y publicaciones que hay hoy en día sobre la obesidad infantil, pocos están centrados en los niños latinos y casi ninguno ofrece soluciones específicas para los padres latinos. Este libro es una guía para mostrar a los padres latinos cómo darles a sus hijos una alimentación y una forma de vida más saludable de acuerdo con su cultura y con su situación social y médica.

La primera parte está dedicada a explicar qué está ocurriendo actualmente con los niños latinos en cuanto a la nutrición y los riesgos de salud a los que se enfrentan a consecuencia de una alimentación inadecuada. En esta parte también se habla sobre la alimentación tradicional latina y cómo adaptarla a un menú saludable. La segunda parte ofrece soluciones prácticas a los problemas más comunes de la alimentación y ejemplos de alimentos, porciones y menús divididos por edades, desde el nacimiento hasta los diecinueve años. Los capítulos finales tratan sobre trastornos relacionados con la alimentación y con la obesidad. Por último, hay una guía de recursos con direcciones y contactos para encontrar ayuda.

Como madres latinas que también se enfrentan todos los días al reto de darles la mejor nutrición posible a sus hijos, les animamos a que pongan en práctica los consejos y recomendaciones para conseguir un estilo de vida más saludable. Una buena salud es, sin lugar a dudas, uno de los mejores regalos que le puede hacer, no sólo a sus hijos, sino a todos los miembros de su familia.

—Florida, primavera de 2005

1

¿Qué les está ocurriendo a nuestros niños?

A lo largo de muchas generaciones, ser la mamá de un niño gordito, no ha sido motivo de preocupación en nuestra cultura; al contrario. Un bebé gordito era signo de su buena salud y de tener una buena madre que lo cuidaba de forma adecuada. Lo mismo más o menos se aplicaba a los niños de pocos años de edad que estaban gorditos. La creencia común era que cuando el niño, o la niña, cumpliera doce, trece o catorce años, y creciese unos cuantos centímetros, la grasa y el exceso de peso desaparecerían. Seguro que alguna vez ha oído en su familia la historia de algún hermano, tía o primo que eran gorditos de pequeños, hasta que dieron "el estirón" y cambiaron.

Por todo ello, lo que verdaderamente ha preocupado a generaciones de madres y padres latinos no es que sus hijos estuvieran gorditos, sino que no comieran lo suficiente. Esta forma de pensar en la obesidad de los niños como algo bueno y deseable, sigue presente entre muchos de nosotros.

El problema es que las cosas han cambiado bastante en las últimas décadas. Antes, un niño gordito tenía más posibilidades de convertirse en un adulto sano y normal porque las comidas y el tipo de vida ayudaban a quemar más adelante ese exceso de grasa. Entre otras cosas, no se utilizaba tanto la comida rápida, las porciones eran mucho más pequeñas que ahora y caminar para ir a la escuela, jugar fuera o pasear con la familia era más común. Ahora, un bebé gordito tiene muchas probabilidades de ser un niño gordo y después un adulto obeso. Las estadísticas que realiza el gobierno periódicamente desde hace treinta años sobre el aumento de peso de la población reflejan esta situación. Los datos muestran que las personas que se encuentran clasificadas dentro de un peso normal, han aumentado un poquito más de peso; pero las personas clasificadas como con exceso de peso, han aumentado muchísimo más en comparación a lo largo de estos años. Es decir, los gorditos, son ahora más gorditos que nunca. O en otras palabras, hoy en día un niño gordito, tiene un 70 por ciento de probabilidades de ser un adulto obeso y un 80 por ciento o más si su padre, su madre, o los dos, son obesos también. Esto es especialmente importante para la población latina porque nuestros niños, según las estadísticas, son los que más exceso de peso tienen de todo Estados Unidos.

Ser un adulto obeso, como ya sabrá, no es nada recomendable para la salud. Las personas con exceso de peso tienen, entre otras cosas, más colesterol, más probabilidades de tener un ataque al corazón y, entre los hispanos, grandes posibilidades de desarrollar diabetes del tipo 2 (que a su vez puede producir desde ceguera a amputaciones, pasando por graves problemas en el riñón).

Un niño con exceso de peso, como índica el título de este libro, *no* es un niño saludable. Todo lo contrario. Un niño latino obeso tiene hoy en día casi garantizado que será un adulto obeso. Además:

- Cuanto más joven sea el niño cuando sea obeso, más obeso será en el futuro, es decir, más peso tendrá cuando sea adulto. La cantidad de sobrepeso en la edad adulta parece estar relacionada con la edad a la que se empezó a ser obeso.

- Cuanto más pronto se convierta un niño en obeso, más pronto será obeso en el futuro, es decir, más pronto será obeso cuando sea adulto.

- El aumento de peso durante y después de la adolescencia es una señal importante de la posibilidad de que ese niño sea un adulto obeso.

Pero aparte de ser adultos obesos, con todos los problemas de salud que eso conlleva, los niños con exceso de peso sufren desde pequeños una serie de alteraciones físicas y sicológicas que se van agravando a medida que cumplen años. Por ejemplo, seis de cada diez niños obesos latinos tienen diabetes del tipo 2, un porcentaje alto tienen problemas ortopédicos y un buen número sufren además problemas sicológios y de aceptación entre sus compañeros. Gordito ya no significa saludable.

Esta epidemia de obesidad entre nuestros niños ha aparecido en los últimos años. Siempre ha habido niños gorditos, y como dietista con experiencia en el área pediátrica he tenido la ocasión de tratar a muchos niños con exceso de peso. Sin embargo, hace unos años comencé a notar un cambio radical en mi consulta. Tres de cada cinco pacientes eran niños obesos y además, la gran mayoría eran latinos. Como nutricionista latina y bilingüe, una gran parte de mis clientes son latinos también, pero aun así, la cantidad de niños latinos obesos que estaba viendo me parecía exagerada. Poco después consulte las estadísticas oficiales sobre índices de obesidad en la población que confirmaron lo que ocurría en mi consulta.

Según los datos del último estudio sobre nutrición y salud realizado entre 1999 y 2002, la proporción de niños obesos en Estados Unidos se ha triplicado desde 1980. Hay nueve millones de niños en el país cuyo peso está por encima de lo normal. Y a nosotros los latinos estas cifras nos afectan especialmente, porque los niños más gorditos de todos son nuestros hijos; desde la edad preescolar hasta la adolescencia.

Raza	Niños entre 2–5 años		Niños entre 6–11 años		Adolescentes entre 12–19 años	
	Con sobrepeso	Obesos	Con sobrepeso	Obesos	Con sobrepeso	Obesos
Latinos	26.3%	13.1%	38.9%	21.8%	40.7%	22.5%
Africano-americanos	23.2%	8.8%	33.7%	19.8%	36.8%	21.1%
Anglosajones	20.8%	8.6%	28.6%	13.5%	27.9%	13.7%

Ser los niños más obesos de Estados Unidos equivale a ser los niños más obesos de todo el mundo. Según un estudio donde se han comparado los niveles de obesidad en adolescentes de quince países industrializados, los niños estadounidenses son los que más sobrepeso tienen, muy por delante de los demás.

Imagínese cómo nos sentiríamos si hubiera una enfermedad infecciosa que estuviera afectando a uno de cada cuatro de nuestros niños. Inmediatamente tomaríamos las medidas necesarias para acabar con esta enfermedad y proteger a los niños. Las consecuencias de la obesidad para los niños son a menudo tan, o incluso más graves, que las de una enfermedad infecciosa. Lo que pretendo con estas cifras es llamar su atención sobre el hecho de que la obesidad entre los niños latinos hoy en día es un problema grave sobre el que tenemos que actuar, porque el ser gordito no es un signo de salud entre nuestros niños, sino de enfermedad.

Pero ¿por qué tienen este problema de obesidad precisamente los niños latinos? Tan alarmantes son las cifras, que se han llevado a cabo varios estudios en profundidad para determinar el por qué de esta situación. Los primeros resultados indican que, en el caso de la población hispana, hay una mezcla de factores culturales, genéticos y sociales que nos predisponen a la obesidad.

Factores culturales

Los factores culturales tienen una gran importancia entre nosotros los latinos. Confiamos en nuestras tradiciones y en nuestra forma de ver el mundo, y para algunos de nosotros pesa más lo que dice la mamá, la abuela o la suegra, que lo que pueda decir el pediatra o la dietista; especialmente si nuestra mamá, abuela o suegra han criado a cuatro, cinco, seis o más hijos sanos.

¿Por qué está tan arraigada la creencia entre los latinos de que un bebé gordo es un bebé sano?

La relación entre el exceso de peso y la salud ha tenido su lógica durante muchos siglos, y la tiene aún en ciertos países donde existe escasez de alimentos. Un niño con un peso adecuado tiene un sistema inmunológico más desarrollado que un niño demasiado delgado (aunque recientes estudios muestran que la obesidad también impide el funcionamiento adecuado del sistema inmunológico). En el pasado, un bebé gordo era un bebé bien nutrido y fuerte, con más posibilidades de sobrevivir enfermedades, mientras que uno delgado significaba lo contrario.

Por otra parte, la obesidad se ha asociado históricamente con riqueza y poder. No tiene más que hacer una visita a cualquier museo de pintura clásica para ver que a los ricos y poderosos inmortalizados en los lienzos a menudo les sobran unas cuantas libras. En los cuadros religiosos, los angelitos y el niño Jesús son, casi sin excepción, bebés rollizos y más que bien alimentados, y en general el infante saludable está representado en la pintura como un niño al que le sobra peso.

Esta relación entre peso y salud todavía sigue vigente en la mente de muchas madres y padres latinos. Quizás haya escuchado en su familia alguna dura historia de hambre y supervivencia de sus antepasados antes de inmigrar a este país; historias de escasez y malnutrición, donde era común perder a un bebé durante los primeros meses de vida. Esa necesidad de que los niños suban de peso para estar más fuertes se ha transmitido por generaciones de abuelas a madres e hijas latinas.

A todo esto hay que añadir el alto valor que la cultura latina da a la maternidad, en "ser una buena madre" y cuidar de los hijos adecuadamente. ¿Y que mejor forma de demostrar que se es una buena madre que tener un bebé bien alimentado y bien *gordito*? Esas tablas de medición que nos enseña el pediatra, que ponen a nuestro bebé allá arriba en el "entre el percentil 85 y 95", más que preocupación, nos producen orgullo; parecen como el premio a nuestros cuidados: ¡nuestro bebé está entre los mejores! ¡Somos unas mamás excelentes!

También hay que recalcar que hasta hace un par de años no eran muchos los pediatras que consideraban que el exceso de peso en un infante era un problema serio que había que prevenir. En general, tan sólo se empezaban a tomar medidas cuando un niño presentaba signos alarmantes de obesidad. De hecho, la propia Academia Estadounidense de Pediatría ha recomendado tan sólo recientemente a sus miembros comprobar si un infante es obeso como parte de las visitas rutinarias.

PERCEPCIÓN DE LA OBESIDAD ENTRE
LOS PADRES LATINOS

Por todo lo anterior, para una gran mayoría de las madres y padres latinos, el hecho de que un infante, especialmente antes de los dos años de edad, sea calificado de obeso, no es un gran motivo de preocupación; no se asocia con una enfermedad que hay que vigilar y tratar cuanto antes debido a sus graves consecuencias.

Esta percepción de la obesidad como salud en los niños latinos ha sido probada en diferentes estudios. En uno de los más recientes, casi la mitad de madres y padres latinos de niños de hasta tres años indicaron que sus infantes tenían un peso normal, cuando en realidad, según las tablas pediátricas, estaban obesos o al menos con sobrepeso. El problema es que, al no considerarlo un motivo de preocupación, hay padres que no estiman necesario tomar acción al respecto o que sus hijos participen en programas especializados de prevención o control de la obesidad en estas edades.

NO COME NADA

Durante los años en los que he trabajado con pediatras, he tenido la oportunidad de oír innumerables veces una misma queja por parte de las mamás y papás latinos: "No come nada". Los pediatras que atienden en su mayoría a niños hispanos aseguran que el "No come nada" se encuentra entre los primeros motivos de preocupación para los padres latinos.

Pero "No come nada" para los padres no significa literalmente que su hijo no coma, sino que no come todo lo que a ellos les gustaría que comiera, o bien, que no come con el mismo apetito que antes, cuando el niño probablemente estaba en una rápida etapa de crecimiento. Esta expresión no tiene tampoco que ver con el peso del niño. A menudo, las madres que aseguran que su niño "No come nada" tienen un hijo con un peso saludable o ya con sobrepeso. Esta actitud tiene mucho que ver con la tan arraigada percepción en nuestra cultura de que un niño gordo es un niño sano. Pero insistir en que su hijo coma cuando este no quiere comer, puede crearle muchos más problemas que beneficios en el futuro.

A lo largo de los últimos años, diversos estudios han mostrado la relación entre la forma en que las madres alimentan a sus hijos y su peso, así como con las preferencias que desarrollan por distintos alimentos. Estos estudios también han mostrado algo muy importante: la relación con la capacidad para regular la cantidad de comida que se come, de acuerdo con las señales del cuerpo con respecto al hambre y la saciedad. Es decir, cuando obligamos a un niño a comer aunque no tenga hambre, o cuando utilizamos la comida como premio o como calmante, el niño no aprende a distinguir entre cuando tiene hambre y cuando ya comió lo suficiente. También tiene dificultades para saber cuándo está hambriento o simplemente inquieto o aburrido. En definitiva, los niños nacen con la habilidad de regular su apetito, pero estas actitudes anulan su propia capacidad de saber cuándo están llenos y no necesitan comer más, o simplemente cuándo no tienen hambre.

Más tiempo viviendo en Estados Unidos, más posibilidades de tener sobrepeso

Hay un factor que también afecta de forma especial a los niños latinos en relación a la obesidad. Los inmigrantes recién llegados a Estados Unidos, tienen menos probabilidades de tener exceso de peso. Uno de los últimos estudios realizados al respecto asegura que después de vivir durante diez años en este país, empieza a aumentar el peso de los inmigrantes. Entre las causas de este aumento de peso se encuentra el abandono de la "dieta latina", que se considera mucho más saludable que la dieta estadounidense. Por ejemplo, los méxico-americanos nacidos en México al llegar a Estados Unidos consumen mucha menos grasa, más fibra, más vitaminas, calcio, potasio y magnesio que las personas de origen mexicano que han nacido en este país. Hay también otros latinos que abandonan sus dietas saludables poco después de haber llegado porque sienten que "comer al estilo americano" es una forma de absorber más rápidamente su nueva cultura.

En este cambio de estilo de dieta hay un producto que los niños latinos en particular consumen en exceso: las sodas y bebidas azucaradas. La explosión de obesidad infantil en los últimos años coincide con el gran aumento de consumo de sodas y bebidas azucaradas entre los niños. Su consumo prácticamente se ha triplicado. Una de las razones es que las escuelas tienen acuerdos con las compañías fabricantes de sodas para poner máquinas dispensadoras de estas bebidas, a cambio de una parte de los beneficios (que luego utilizan para mejorar la escuela, comprar materiales de trabajo, computadoras etc.) Algunos estados han prohibido que las máquinas de bebidas y bocadillos no saludables se instalen dentro de las escuelas y hay otros estados que están considerando leyes para implantar esta medida. Para que se haga una idea, una lata de soda de 12 onzas contiene unas 40 cucharaditas de azúcar y una botella de soda de dos litros contiene cuarenta cucharaditas, esto es, muchas calorías y ningún beneficio nutricional (a estas calorías se las conoce como "calorías vacías").

Por otra parte, resulta bastante confuso para los niños y jóvenes recibir clases para educarles sobre cómo comer saludablemente y al mismo tiempo, encontrar en su misma escuela, las bebidas y alimentos que les han explicado que deben evitar.

Pero a pesar de que todos estos factores culturales son muy importantes para explicar el exceso de peso en los niños latinos, estos por sí solos no justifican el gran incremento de obesidad que se ha producido entre nuestros niños en los últimos años. Por ello, los investigadores consideran que hay otros componentes que juegan un papel importante en la epidemia de obesidad entre los niños hispanos.

Factores genéticos que contribuyen a la obesidad entre los niños latinos

En los últimos quince años ha habido un gran aumento de la obesidad en Estados Unidos, tanto entre los niños como entre los adultos de todas las razas. Durante un tiempo se ha atribuido el aumento de peso al mayor consumo de alimentos con exceso de grasa o azúcares o con muchas calorías, junto a la falta de ejercicio. Aunque esto indudablemente es parte del problema, recientemente los investigadores han empezado a tener en cuenta otro factor en la epidemia de obesidad: el factor genético.

Los genes forman los cromosomas y los cromosomas los heredamos de nuestros padres (la mitad del padre y la otra mitad de la madre). Los cromosomas, y los genes que los componen, se encuentran en cada una de las células de nuestro cuerpo (excepto en los glóbulos rojos) y determinan todas nuestras características físicas. Los investigadores han descubierto que una de las características físicas que heredamos es la obesidad, especialmente nosotros los latinos.

El primer estudio que indicaba un componente genético de la obesidad se llevó a cabo hace una década en Estados Unidos. Al comparar los niveles de obesidad entre gemelos (que tienen los mismos genes) que habían crecido, y se habían alimentado, en la misma familia y gemelos que se habían criado por separado en familias diferentes, se descubrió que la diferencia de peso entre ambos era mínima. Hoy en día hay numerosos estudios que han demostrado claramente la relación entre el exceso de peso y los genes.

Se estima que en dos de cada cinco personas obesas, los genes que han heredado tienen mucho que ver con ello. Esta relación entre genes y obesidad es especialmente cierta entre los hispanos. Es decir: hay muchos niños latinos que nacen con una predisposición a engordar. No sólo la obesidad tiene un componente genético. La diabetes tipo 2 es una enfermedad relacionada con el sobrepeso que está afectando de forma desproporcionada a los niños latinos, y recientes estudios indican también que existen rasgos genéticos entre los latinos que hacen que está enfermedad aparezca con más frecuencia.

Cuando a esta predisposición genética a engordar se le añaden factores como el exceso de comidas grasas o azucaradas y la falta de ejercicio, el resultado es la epidemia de obesidad que estamos viendo entre nuestros niños.

PADRES GORDITOS, NIÑOS GORDITOS

La obesidad también tiene un componente hereditario presente en muchas familias latinas y medido estadísticamente: los niños que tienen un padre o una madre obesos tienen más posibilidades de tener un exceso de peso, y si tanto el padre como la madre pesan más de lo normal, las posibilidades de que los niños sean obesos en el futuro se duplican.

Es bastante común que los niños latinos tengan padres obesos, ya que según los últimos datos, los latinos somos el grupo étnico con más exceso de peso en todo el país. En concreto, el peso de la madre durante el embarazo es un factor determinante para predecir si ese bebé tendrá tendencia a la obesidad durante su infancia.

De acuerdo con un estudio realizado recientemente, los niños cuyas madres presentaban obesidad durante los tres primeros meses de su embarazo, tenían el doble de posibilidades de tener sobrepeso entre los dos y los cuatro años de edad. A su vez, los niños que a esa edad tienen un exceso de peso, tienen muchas más probabilidades de ser obesos de adultos, que los niños con un peso normal.

DIABETES DEL EMBARAZO Y OBESIDAD INFANTIL

La diabetes del embarazo es una enfermedad mucho más frecuente entre las mujeres latinas que entre el resto de las mujeres de Estados Unidos. Cuando existe diabetes del embarazo, las hormonas que segrega la placenta dificultan la labor de la insulina. La insulina es la encargada de que el azúcar o glucosa que se extrae de los alimentos mediante la digestión, entre en las células para proporcionarles el "combustible" que necesitan para funcionar. La consecuencia es que todo ese azúcar o glucosa queda en la sangre y pasa directamente al bebé: algo así como si lo alimentáramos con dulces todo el día, lo que hace que el feto engorde en exceso. Aparte de los problemas que un bebé demasiado grande crea durante el parto (complicaciones, cesáreas etc.), es muy probable que ese exceso de peso al nacer se convierta en obesidad infantil más adelante.

Parece claro que existe una tendencia genética a la obesidad entre nosotros los latinos. Pero, ¿por qué? Hay teorías que apuntan, que esta facilidad para engordar era una ventaja para nuestros antepasados, ya que les permitía acumular grasa en las épocas en que había buena caza o cosechas y utilizar esa reserva de grasa cuando venían los tiempos de escasez. Este mecanismo genético de adaptación al medio se ha vuelto contra nosotros en la sociedad actual, donde hay comida a cualquier hora del día y de la noche, durante todo el año, y donde además la vida sedentaria y la falta de ejercicio impiden que ese exceso de calorías se queme.

En la actualidad se han realizado avances alentadores en experimentos genéticos sobre la obesidad con animales. Por ejemplo, se ha descubierto que ratones que carecen de un determinado gen no engordan a pesar de que coman mucho. Todavía falta tiempo para que exista un remedio genético contra la obesidad, pero lo que es importante comprender es que la obesidad entre los niños latinos no es sólo un problema de comer mucho y no hacer ejercicio (aunque esto es muy importante), sino que existen factores, sobre los que por el momento no tenemos control, que hacen que mantener el peso adecuado en la sociedad actual sea más difícil para nuestros niños que para otros niños que no tienen esta herencia genética.

Esto no quiere decir que haya que adoptar la actitud de *fatalismo* tan común en nuestra cultura ("Así es como hemos nacido y no hay nada que hacer" o "Dios así nos lo envió"). Al contrario: precisamente por tener esa predisposición a la obesidad, tenemos que tomar las medidas necesarias para evitar que nuestra herencia genética se manifieste. Y créanme que hay bastantes cosas que se pueden hacer para mantener esos genes a raya. En este libro encontrará las herramientas necesarias para prevenir y controlar la obesidad en sus hijos.

Factores sociales

Además de las causas culturales y genéticas de la obesidad entre los niños latinos, hay otra serie de circunstancias sociales que afectan a la población hispana y empeoran aún más el problema.

FALTA DE SEGURO MÉDICO

Los latinos somos el grupo étnico en Estados Unidos que menos cobertura médica tiene. Un tercio de la población latina no tiene seguro médico de ningún tipo. Esto se debe a que una gran parte de los hispanos tienen ingresos superiores al mínimo necesario para recibir ayuda de Medicaid, pero no ganan lo suficiente para poder pagar un seguro privado. Además, hay muchos latinos que trabajan en compañías de pocos empleados, que no tienen obligación legal de proporcionar cobertura médica. La consecuencia de esta situación es que muchos niños no van al pediatra de forma regular. Según los datos oficiales, uno de cada cuatro niños latinos entre seis y once años no ha ido al doctor en el último año. Si no hay un control médico no es posible detectar a tiempo la obesidad o prevenir consecuencias como la diabetes de tipo 2 que afecta a un número desproporcionado de niños hispanos.

LAS MADRES TRABAJADORAS

Dos de cada tres madres con niños pequeños trabajan hoy en día, y tres de cada cuatro lo hacen más de 30 horas por semana. Las madres latinas no son una excepción. Vivir en un hogar donde los dos padres trabajan es la norma y no lo contrario, como era hace unos años. Trabajar una jornada completa exige una dedicación que a menudo resta tiempo de otras actividades, desde ir al mercado y cocinar, hasta hacer ejercicio o, simplemente, estar con los niños por la tarde cuando salen de la escuela. Muchas familias latinas no pueden permitirse prescindir del sueldo de uno de los cónyuges para que el otro se quede en casa cuidando de los niños.

Esta situación familiar tan común hoy en día, está repercutiendo en lo que comen los niños, en cuánto comen y en cómo lo comen. La comida rápida o ya congelada y precocinada, resulta barata y cómoda, y por ello es un recurso que utilizan con frecuencia las familias cuando no hay tiempo para cocinar. Sin embargo, este tipo de comidas suelen tener más grasas, sodio y azúcares de los recomendados en una dieta sana. Por ejemplo, una hamburguesa con unas papas fritas y una soda tiene entre 700 y 1.000 calorías, que es más de la mitad de las calorías que necesita al día un niño de cinco años.

Dejar de trabajar para estar con sus hijos no es una opción para una gran mayoría de madres y padres latinos. Sin embargo, existen formas de hacer que sus hijos vivan de forma más saludable tanto si usted tiene que salir a trabajar, como si está en la casa con ellos.

TELEVISIÓN Y OBESIDAD

La televisión se considera hoy en día uno de los factores que más contribuyen a la obesidad de los niños, según han demostrado varios estudios realizados al respecto. Desafortunadamente, los niños latinos se encuentran entre los que ven más televisión: al menos cuatro horas al día o más.

La televisión favorece la obesidad por varios motivos:

- El tiempo que los niños pasan sentados delante del televisor, es tiempo en el que no están haciendo ejercicio.

- Es muy común comer bocadillos o golosinas mientras se ve un programa. Los niños que ven más televisión, comen más bocadillos y están más obesos que los que ven menos.

- Los programas para niños incluyen numerosos anuncios publicitarios de comida. Los niños que ven más anuncios de comida, comen más esos alimentos, que los que no los han visto.

Una medida tan simple como quitar la televisión del cuarto de sus hijos, si es que tienen allí una, puede ayudarles a perder peso. Los niños que tienen la televisión en su cuarto son los que más obesidad presentan, según comprobó otro estudio.

FALTA DE EJERCICIO

Consumir más calorías y hacer menos ejercicio es una receta segura para aumentar de peso. Más del 60 por ciento de los niños en Estados Unidos, según un estudio, no practican ningún tipo de deporte o ejercicio al aire libre durante la semana. Nuestros niños se encuentran entre los que menos ejercicio practican semanalmente en Estados Unidos.

Los padres hispanos entrevistados aseguraron que les es difícil ayudar a que sus hijos hagan deporte debido a la falta de transporte hasta las instalaciones deportivas, falta de tiempo para llevarlos o el costo de las actividades. Además, casi la mitad de los padres latinos manifestaron que se sienten más seguros si sus hijos se quedan en la casa, en vez de salir a jugar a la calle.

CÓMO TRATAN LOS MÉDICOS EL PROBLEMA: LAS BARRERAS CULTURALES

Existe también otro factor a tener en cuenta por los padres latinos, y es el intercambio que tiene lugar cuando llevan a su hijo obeso a la consulta de un doctor que no está familiarizado con la cultura hispana.

Las formas de tratar con los pacientes pueden ser diferentes entre los doctores latinos o con conocimiento de la cultura latina, y los que no la tienen. Es común cuando se visita a un doctor latino el saludar con un apretón de manos y tener un poco de plática educada antes de pasar a exponer el motivo de la visita. Los latinos, además, tenemos la costumbre de sonreír más, mirarnos a los ojos o mantener una distancia más corta entre nosotros cuando hablamos. La ausencia de estas señales cuando tratamos con un doctor anglosajón o que no conoce la cultura latina, puede ser interpretada como una falta de interés. Sin embargo, es importante entender que existen otros estilos de trato, que no significan que el doctor no vaya a prestarnos la atención adecuada. En la cultura anglosajona se valora la eficiencia y la puntualidad. Si un doctor dispone tan sólo de diez o quince minutos para atender a un paciente, querrá aprovecharlos al máximo y por eso quizás pregunte directamente cuál es el problema.

Por otro lado, como se explica en este capítulo, la percepción de la obesidad puede ser diferente para una madre o padre latinos que para otras personas. Es común la situación en la que una madre latina lleva a un niño bien nutrido, o incluso con exceso de peso, a la consulta del médico porque "no come nada". El médico no hace ningún caso a esta queja y le dice a la madre que su hijo tiene sobrepeso y que tiene que cambiar su alimentación y tomar cartas en el asunto, porque puede tener serios problemas de salud en el futuro. Lo que el doctor tal vez no comprenda es que para esa madre, el hecho de que su hijo esté gordito es una señal de salud, y que ella cree que hacer que su hijo "coma más" es lo mejor que puede hacer por él. Esa consulta sería más eficiente si el médico pudiera explicarle que gordito no significa saludable, que su hijo tiene muchas posibilidades de ser obeso cuando sea adulto y, por tanto, de estar enfermo, y si además refiriera a la familia a una dietista o a un centro especializado o le recomendara este libro. En quince minutos de consulta, un doctor no puede proporcionar los conocimientos y medios necesarios para tratar el problema.

En definitiva, se trata de un cambio de percepción en el que tienen que participar tanto los padres como los profesionales. En los próximos capítulos encontrará las razones de por qué hay que evitar la obesidad en los niños y qué puede hacer para que coman una dieta saludable.

2

¿Es mi hijo obeso? Consecuencias de la obesidad infantil

En mi consulta a menudo me encuentro con niños que han sido enviados por su pediatra a verme porque, además de un problema de sobrepeso, tienen diabetes. Después de hablar con los padres y explicarles los cambios que deben introducir en la alimentación y en las actividades de su hijo, muchos me preguntan con frecuencia: "¿Cuando podrá volver a su vida normal?". La mayoría se sorprenden cuando les respondo que la diabetes de su hijo es un problema de salud que tendrá que vigilar durante el resto de su vida. Piensan que es una enfermedad que se trata y desaparece, igual que se trata una infección de oído o un dolor de garganta. Pero la diabetes, como muchos otros trastornos relacionados con la obesidad, no "desaparece". Puede controlarse con una dieta adecuada y ejercicio, pero en la mayoría de los casos no puede haber un regreso a los hábitos anteriores, porque ha habido mecanismos que se han dañado y que ya no se pueden reparar.

Me gustaría que hubiéramos sabido antes que necesitábamos controlar el peso de Matilda. Su padre es diabético, igual que mi madre y su tía. No sabíamos que podía ser diabética desde tan chiquita. ¡Sólo tiene diez años!

—*Marta, treinta años*

Otros padres saben que su hijo tiene problema de obesidad, pero creen que no hay un peligro real para su salud; que las posibles enfermedades que causa la obesidad es algo que aparece cuando son adultos y que siempre se pueden evitar si sus hijos adelgazan más adelante. Desafortunadamente, esto no es así. Un niño obeso no sólo tiene grandes probabilidades de ser un adulto enfermo, sino de ser un niño enfermo también. Como veremos en este capítulo, recientes investigaciones demuestran que los niños obesos, y en especial los niños latinos obesos, están sufriendo ya una serie de enfermedades que hasta ahora se creía que sólo afectaban a los adultos. No sólo eso, sino que muchas de estas condiciones, como es el caso de la diabetes, producen daños irreversibles en el organismo.

La información en este capítulo puede que le cause inquietud y, la verdad, son datos para tomarse en serio, porque la epidemia de obesidad que sufren los niños latinos hoy en día es muy real. Pero la información es una de las armas más poderosas con las que usted cuenta para poder ayudar a su hijo a prevenir que sea obeso. La siguiente información le ayudará a entender cómo funcionan los mecanismos de la obesidad infantil, en qué áreas se ven los niños latinos más afectados y también le hará comprender mejor los datos que le proporcione su pediatra sobre su hijo.

¿Es mi hijo obeso?

Quizás crea que para saber si un niño tiene sobrepeso solamente hay que mirarlo. La respuesta es sí y no. Es cierto que determinados grados de obesidad en los niños son obvios para todos, pero entre nosotros los latinos existe una percepción del sobrepeso que es diferente de lo que los pediatras definen como exceso de peso. En general para los padres latinos, un niño gordito, especialmente cuando tiene pocos años de edad, es un niño sano y bien alimentado.

> *Mi mamá siempre me está hablando del peso de mi hijo: "¡Este niño está muy flacucho!". Pero de acuerdo con mi pediatra su peso está bien. Claro que no es uno de esos bebés gorditos, como tampoco lo era su padre a su edad, pero está muy saludable y contento, y para mí, eso es lo que cuenta.*
> —Hortensia, veinticinco años

Hay varios métodos para medir el exceso de peso, pero los dos que usted le oirá mencionar a su doctor son los "percentiles" y el Índice de Masa Corporal o IMC (en inglés se conoce como BMI, que son la siglas de Body Mass Index).

Probablemente, en la consulta del pediatra, cuando hayan medido y pesado a su hijo le habrán dicho que su hijo se encuentra en un "percentil" determinado (25, 50, 80 etc.) y probablemente también, cómo muchas otras madres, usted se habrá preguntado qué es eso de los percentiles.

Utilizando un cuadro como el de la figura en la página 21, el pediatra puede saber donde se encuentra su hijo con respecto a su peso y su altura, en comparación con otros niños de su edad y de sus características. Le voy a poner un ejemplo un poco exagerado para entenderlo mejor. Imagínese por un lado a los niños de uno de los grupos étnicos más altos del mundo, los batusi, y por otro a los niños de uno de los grupos étnicos más bajitos: los pigmeos. La altura promedio normal de un batusi es de siete pies (más de dos metros) y la altura promedio de un pigmeo es de quatro pies con ¾ de pulgada (un metro 38 centímetros). Imagínese ahora que una familia batusi adopta a un niño pigmeo. ¿Cómo pueden saber los padres si ese niño está creciendo de forma adecuada? Compararlos con sus hijos no les servirá de mucho, ya que son muy diferentes. Pero si el pediatra les da una escala en la que están las alturas normales de los niños pigmeos, entonces tendrán una referencia por la que guiarse. Eso es lo que se conoce por tablas de crecimiento.

Sin embargo, no todos los niños de la misma raza, edad y sexo miden lo mismo, aunque sean todos normales; la mayoría tendrán alturas similares, pero habrá algunos que sean más altos y otros más bajos. Las tablas de crecimiento que tiene su pediatra reflejan esas diferencias de altura entre niños de un mismo grupo demográfico, edad y sexo. Los científicos, después de reunir datos sobre las alturas de los niños de la misma población y edad, los clasifican por grupos y lo reflejan en la tabla de crecimiento en una escala del 1 al 100 que se lee en forma de porcentaje.

Así, cuando el pediatra mida a su hijo a una edad determinada y lo sitúe en la tabla, lo estará comparando con la altura de los niños de su edad y sexo. Por ejemplo, si el médico le dice que su hijo de seis años está en el percentil 50 de altura, eso quiere decir que el 50 por ciento de los niños son más bajitos que él y el otro 50 por ciento de los niños son más altos que él, es decir, que está situado en la mitad. Si por ejemplo le dice que su hijo está en el percentil 70, eso quiere decir que hay un 70 por ciento de niños que son más bajos que él y un 30 por ciento más altos. Las líneas que aparecen en el cuadro marcan los diferentes percentiles. Lo mismo ocurre con el peso. Si su hijo está en el percentil 50, el 50 por ciento estarán más delgados que él y el otro 50 por ciento estarán más gorditos. Cuando lleva a su hijo a su revisión médica, el pediatra marca en la tabla el punto donde se encuentra para ir viendo cómo se desarrolla a lo largo de los años. Puede ver cómo son estas tablas de crecimiento en la Guía de recursos.

Además hay otras tablas de crecimiento que miden el Índice de Masa Corporal o IMC. El índice de masa corporal pone en relación el peso con la altura para determinar si una persona está obesa, porque conocer solamente el peso no es suficiente. Los niños más altos generalmente pesan más que los más bajitos, a pesar de que tengan la misma cantidad de grasa. Para saber cuál es el índice de masa corporal se utiliza una fórmula bastante sencilla (si es usted buena con las matemáticas lo puede hacer hasta sin calculadora, pero con una calculadora es todavía más simple. Además, la calculadora la página Web de *Gordito no significa saludable* le hará el cálculo automáticamente). El IMC se puede calcular en kilogramos y metros o en libras y pulgadas, según le sea más fácil. El IMC le sirve para situarlo en una tabla de crecimiento y ver donde está situado su hijo con respecto a los demás niños. Si su hijo está por encima del percentil 85, se considera que está obeso. La cifra que obtiene al calcular el IMC también le sirve para compararla con las siguientes medidas establecidas:

VARIACIÓN DEL ÍNDICE DE MASA CORPORAL

IMC	Nivel de obesidad
Hasta 27	Peso normal
27–30	Obesidad ligera
30–40	Obesidad moderada
Más de 40	Obesidad grave

Para medir el IMC con kilogramos y metros necesita saber el peso de su hijo en kilogramos y su altura en metros. Por ejemplo, supongamos que su hijo pesa 40 kilos y mide un metro con 22 centímetros ó 1.22. Primero tiene que multiplicar la altura por sí misma: $1.22 \times 1.22 = 1.48$. Y luego dividir el peso por esta cifra (1.48), es decir: $40/1.48 = 27.02$. Este es el índice de masa corporal o IMC de su hijo. La fórmula es: IMC = Peso en kilos / (Altura en metros)^2.

Si prefiere calcularlo en libras y pulgadas, necesita saber el peso de su hijo en libras y la altura en pulgadas. Si pesa 88 libras y mide 48 pulgadas, al igual que en el cálculo anterior tiene que multiplicar la altura, o 48, por sí misma: $48 \times 48 = 2304$. Ahora hay que dividir el peso por esta cantidad (88/2304) y multiplicar el resultado por 704.5. Es decir: $88/2304 = 0.038 \times 704.5 = 26.9$, que es el IMC de su hijo. La fórmula es: IMC = Peso en libras / (Altura en pulgadas)$^2 \times 704.5$.

Todo esto puede parecerle un poco complicado y sobre todo pesado, pero es algo importante para la salud de su hijo. Primero, porque se encontrará con pediatras que le darán cifras de IMC o percentiles, y si no sabe lo que significan, no le servirán de mucho. Y en segundo lugar, porque es un buen método para que usted conozca de una forma fiable y en su propia casa si su hijo tiene exceso de peso.

En el ejemplo que hemos puesto, el niño tenía un IMC de 27, de manera que estaría en un peso normal, pero casi entrando en la zona de obesidad ligera.

Cómo engordamos

Engordar es un proceso mediante el que acumulamos grasa y en el que participan muchos órganos y mecanismos de nuestro cuerpo. En el caso de los latinos, varios estudios han demostrado que algunos de estos mecanismos funcionan de forma diferente al resto de los grupos étnicos y pueden favorecer la obesidad. Con el fin de comprender mejor cuáles son los alimentos y comportamientos que su hijo debe evitar, y las consecuencias del exceso de peso, vamos a ver a grandes rasgos qué hace nuestro cuerpo con los alimentos que comemos.

Para que el motor de su automóvil camine, necesita ponerle combustible. De la misma forma, las células de nuestro cuerpo necesitan "combustible" para poder realizar su trabajo y hacer que el corazón bombee sangre, que los músculos se contraigan o que entre aire en los pulmones. Pero las células no pueden usar los alimentos tal y cómo nosotros los comemos; necesitan que estos se reduzcan y conviertan en compuestos o nutrientes que puedan utilizar. El proceso en el que los alimentos se reducen a estos nutrientes es la digestión. Mediante el proceso de la digestión, los alimentos y bebidas que consumimos se transforman en sus partes más pequeñas para que el cuerpo pueda usarlos como fuente de energía o "combustible" para alimentar a las células y también para poder crear nuevas células.

Todos los alimentos se pueden clasificar en tres grandes grupos según sus nutrientes mayoritarios: los carbohidratos, las proteínas y las grasas. El cuerpo utiliza de forma diferente cada uno de estos componentes. En el capítulo tres encontrará listas de alimentos clasificados por grupos y conocerá la importancia de las proporciones adecuadas para tener una dieta sana. Ahora veamos qué es lo que hace el cuerpo con cada uno de estos tres grupos y cuál es la diferencia entre comerse un durazno (carbohidrato) y una carne asada (proteína).

Carbohidratos

Los carbohidratos se encuentran en alimentos como las tortillas, la pasta, los cereales, los dulces, las frutas y los vegetales. Algunos alimentos que contienen carbohidratos también contienen fibra, que es una parte que no se digiere, pero que es muy necesaria para el buen funcionamiento de los intestinos (como bien saben las personas estreñidas).

Cuando después de haber sido masticados los carbohidratos llegan al estómago, se siguen descomponiendo en partes más pequeñas por medio de los jugos gástricos hasta llegar a un compuesto básico que se llama glucosa. Esta se absorbe por el intestino y pasa al torrente sanguíneo.

La glucosa es un tipo de azúcar y es el principal "combustible" de nuestras células. La sangre la distribuye a las células de las diferentes partes del cuerpo. La glucosa es muy importante porque es lo único (excepto en situaciones de hambruna prolongada) de lo que se alimenta nuestro sistema nervioso, compuesto por el cerebro, la médula espinal y nervios. Si el sistema nervioso no tiene la glucosa necesaria, otras partes de nuestro cuerpo como el corazón, el sistema respiratorio o el circulatorio dejarían de funcionar. Además, para un continuo buen funcionamiento, las células tienen que tener un suministro constante de glucosa. Pero para poder "comer" esta glucosa las células necesitan una sustancia que segrega el páncreas y que se llama *insulina*. La insulina es como una "llave" que permite que se abra una puerta en la célula para que la glucosa entre y pueda ser utilizada como combustible. El páncreas segrega insulina de acuerdo a la cantidad de glucosa que detecta en la sangre.

La insulina y sus funciones son un componente muy importante de la obesidad en los niños latinos. Según han demostrado varios estudios, muchos niños latinos tienen una predisposición genética a tener desajustes en la cantidad de insulina que segrega su páncreas y en cómo la utilizan sus células.

PROTEÍNAS

Las proteínas se encuentran en alimentos como la carne, el pescado, el queso, las nueces, soya o quinoa y los huevos. Mediante la digestión se convierten en *aminoácidos*, que son sus componentes esenciales. Al igual que con la glucosa, la sangre los distribuye a las células. Con estos aminoácidos las células fabrican nuevas proteínas que sirven para mantener la estructura y las funciones de los músculos, la piel y los huesos.

GRASAS

Se encuentran en alimentos como la mantequilla o el aceite. La mayoría de las grasas que comemos están compuestas por *triglicéridos*. Una de las formas en las que nuestro cuerpo almacena las grasas es en forma de triglicéridos. Mediante la digestión los triglicéridos se convierten en dos compuestos: *glicerol* y *ácidos* grasos. El glicerol y los ácidos grasos pueden ser utilizados como combustible por todas las células del cuerpo, menos por el cerebro, que necesita glucosa.

¿QUÉ ES LO QUE OCURRE CON LO QUE COMEMOS EN EXCESO Y QUE NUESTRAS CÉLULAS NO NECESITAN?

Este es un concepto muy importante para entender por qué engordamos. Lo que nuestro organismo no utiliza inmediatamente no se desecha, se guarda. Almacenar en forma de grasa los alimentos que no utilizamos inmediatamente como energía nos ha ayudado a sobrevivir durante miles de años. Desde las épocas prehistóricas, y hasta mucho tiempo después, los alimentos no estaban disponibles como ahora y podían pasar días hasta encontrar comida de nuevo. Sin embargo, las células necesitan obtener combustible de manera regular. Para proporcionar a las células este combustible cuando no hay comida disponible, nuestro cuerpo utiliza la grasa que ha almacenado previamente.

Los tres grupos de nutrientes (carbohidratos, proteínas y grasas) que hemos mencionado antes se almacenan de forma distinta. Imagínese que su hijo ha comido una hamburguesa con papas fritas. Lo que su cuerpo no use como energía en las tres o cuatro horas siguientes, lo guardará de la siguiente forma:

- Carbohidratos (el pan, la lechuga, el tomate y las papas): la glucosa que las células no utilizan inmediatamente se almacena en el hígado y en los músculos como *glucógeno*. El glucógeno es un compuesto formado por una cadena de glucosa (muchas moléculas de glucosa juntas, como las perlas de un collar) y es el primer depósito de "combustible extra" que el cuerpo utiliza cuando lo necesita. El resto de la glucosa que no se guarda como glucógeno, se transforma en grasas y va a unas células especializadas en guardar grasas que se llaman adipocitos (que también juegan un papel importante en la obesidad de los niños latinos).

- Proteínas (la carne): las células utilizan los aminoácidos de las proteínas para crear nuevas proteínas. Si a las células les sobran proteínas, estas se utilizan como energía, si es necesario, y las que no se ha usado se almacenan como grasa en los adipocitos.

- Grasas (grasa de freír las papas y de la carne): la grasa de la carne se descompone en glicerol y ácidos grasos y, a no ser que se utilice como energía, va directamente a acumularse en forma de triglicéridos en los adipocitos.

Como puede ver, todo lo que no utilizamos como energía, se guarda como grasa. Es decir, no solamente los alimentos grasos nos hacen engordar, sino todo aquello que no se utilice como energía en las horas siguientes a la comida. Si su hijo es un niño que no come muchas comi-

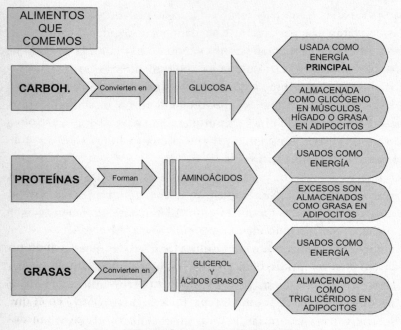

Figura 1: **Transformación de los alimentos en energía y grasa**

das grasas, pero sin embargo come porciones grandes de carbohidratos como pan, pasta o dulces, o excesivas proteínas como carnes o pollo, su cuerpo almacenará todos los excesos en forma de grasa.

Perder peso es realizar el proceso inverso. Si reducimos lo que comemos y aumentamos el gasto de energía mediante el ejercicio, nuestro organismo usará primero como energía los alimentos que comemos, pero como no tiene suficiente para cubrir el gasto de energía, comenzará a utilizar los depósitos de grasa para obtenerla. Recuerde que el nivel de glucosa en la sangre tiene que permanecer constante para que nuestro cerebro pueda funcionar y, por tanto, el resto de los órganos. El organismo utiliza primero la glucosa que tenía almacenada como glucógeno en el hígado y en los músculos y descompone los triglicéridos almacenados en los adipocitos para crear nueva glucosa y energía.

LOS ADIPOCITOS

Los adipocitos son células que están especializadas en guardar grasa. En el microscopio, los adipocitos se ven como una célula con el núcleo desplazado a un lado debido a que todo el resto es la grasa que almacenan (ver figura 2 en la página 28). Comparados con otras células, los adipocitos tienen una vida bastante larga, y no se dividen en dos como la mayoría de ellas. Cuando una persona empieza a engordar, los adipocitos acumulan grasa hasta que parece que van a estallar. Si seguimos comiendo en exceso, pero ya no hay lugar para más grasa en los adipocitos que tenemos, estos envían una señal a adipocitos de reserva que todavía no están completamente formados. Así, se forman nuevos adipocitos que siguen acumulando grasa.

Nacemos con una cantidad determinada de adipocitos. Cuando un niño engorda en sus primeros años de vida, aumenta el tamaño de los adipocitos, pero no su número. Entre los cuatro y los siete años hay un periodo normal que se denomina "rebrote de la adiposidad" en el que vuelve a aumentar el número de adipocitos. Varios estudios han demostrado que cuánto más pronto se produce este periodo, más posibilidades tiene el niño de ser obeso cuando sea adulto. Después, en la adolescencia, la grasa corporal aumenta de nuevo y se redistribuye. Las niñas tienen más tendencia a aumentar de peso en general, mientras que los niños tienden, aunque no engorden, a que la grasa se acumule en el abdomen.

Estos datos son importantes para nosotros los latinos. Lo que determina el número de adipocitos con los que un bebé nace, es el aumento de peso que este tiene dentro del vientre materno en los últimos tres meses antes de nacer. Las mujeres latinas tenemos más diabetes tipo 2 y más diabetes del embarazo que el resto de las mujeres. Uno de los riesgos de la diabetes durante el embarazo es que el bebé aumente mucho de peso (y, por tanto, nazca con muchos adipocitos). Aparte de la diabetes, las estadísticas demuestran que los bebés latinos tienen, en general, un peso al nacer mayor que el resto de los bebés.

Con respecto al periodo de rebrote de la adiposidad entre los cuatro

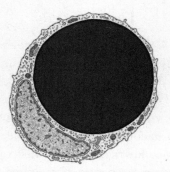

Figura 2: **Adipocito (la parte de color negro es la grasa)**

y los siete años, actualmente se están investigando los factores que lo producen y por qué aparece más temprano en unos niños que en otros. Hay un estudio que afirma que la diabetes del embarazo es una de las causas de que aparezca más temprano.

Por último, las últimas investigaciones demuestran que según el lugar donde se acumula la grasa durante la adolescencia, puede haber consecuencias para la salud. No es lo mismo la grasa acumulada en el abdomen, que la que se acumula en las caderas o en las piernas. Los adolescentes latinos varones entre doce y diecinueve años son los más obesos de todo Estados Unidos y, en la mayoría de los casos, tienen una acumulación excesiva de grasa en el abdomen.

LA FORMA DEL CUERPO: MANZANA O PERA

La grasa que se acumula en el abdomen, y que envuelve los órganos internos para protegerlos, se denomina grasa visceral. La grasa que se encuentra debajo de la piel se denomina grasa subcutánea y sirve, entre otras cosas, para protegernos del frío. En la parte inferior del cuerpo, todos los depósitos de grasa son subcutáneos (glúteos, muslos, piernas).

En los hombres, la grasa se distribuye principalmente en el abdomen, mientras que en las mujeres los depósitos de grasa suelen estar en la parte inferior del cuerpo. La forma corporal en la que la grasa está en el abdomen se conoce como forma de "manzana", mientras que si está en el bajo vientre, caderas y muslos se denomina de "pera". Hay estudios que han demostrado que la forma en que tenemos la grasa distribuida en el cuerpo tiene mucho que ver con los genes que heredamos de nuestros padres.

Tener forma de "manzana" o de "pera" no es sólo un asunto estético, sino que puede tener consecuencias para la salud. En los últimos años las investigaciones han demostrado que la grasa visceral es mucho más que una simple reserva de energía: tiene un papel muy activo en el organismo. La grasa visceral, o los adipocitos que la componen, segregan numerosos compuestos químicos, algunos de los cuales pueden tener efectos dañinos en el organismo. Los adipocitos de la grasa subcutánea aparentemente no tienen estas funciones.

La grasa visceral ha sido relacionada con riesgos para la salud como exceso de colesterol, intolerancia a la glucosa por parte de las células y exceso de insulina segregada por el páncreas.

Esto es importante para los niños latinos por dos motivos: está demostrado que los niños latinos tienen más grasa en la región abdominal que el resto de los niños. El exceso de grasa visceral está relacionado con dos de los trastornos que más afectan a los niños latinos obesos: la resistencia a la insulina y el síndrome metabólico.

Afortunadamente, algo importante que también muestran los estudios es que la grasa visceral es la que más fácilmente se elimina con el ejercicio.

Consecuencias de la obesidad para la salud física de un niño

Probablemente usted ya haya oído hablar de todos los riesgos para la salud que tiene la obesidad en los adultos: colesterol alto, diabetes, riesgos de ataques al corazón, arteriosclerosis (endurecimiento de las arterias) y problemas en las articulaciones, entre otros. Estos riesgos se conocían desde hace años. Pero lo que recientemente ha sorprendido a investigadores que han trabajado con niños latinos obesos, ha sido descubrir que estas enfermedades ya están presentes en muchos de ellos. Es decir, ser un niño obeso no sólo representa una gran probabilidad de ser un adulto obeso y de padecer todos los problemas asociados con la obesidad. Hay más: los niños obesos, y en concreto los latinos, ya estan sufriendo las consecuencias del exceso de peso. Y estas consecuencias van más allá de los problemas físicos; también afectan a los niños emocional y socialmente.

> *"Sé que mi vida sería totalmente diferente si pudiera bajar algo de peso. Me sentiría con mucha más confianza en mi apariencia. Me siento muy mal ahora. No me gusta la forma en la que me veo y prefiero quedarme en la casa que salir".*
>
> —*Laura, 14 años*

La información que leerá a continuación no tiene la intención de alarmarle, pero sí quiere llamarle la atención sobre un problema al que quizás, por razones culturales (como que gordito significa saludable) entre otras, los latinos no estemos prestando toda la atención que requiere su seriedad.

RESISTENCIA A LA INSULINA

Los problemas que desarrollan los niños hispanos suelen comenzar por algo que se conoce como "resistencia a la insulina". La insulina es una hormona o compuesto químico que segrega el páncreas. Más concretamente, la insulina la segregan unas células especiales dentro del páncreas que se denominan células beta.

Si recuerda, el trabajo de la insulina era hacer que las células abran "una puerta" para que entre dentro de ellas la glucosa que necesitan para funcionar correctamente. La resistencia a la insulina es una condición en la que las células "no escuchan" cómo la insulina llama a la célula para que abra la puerta y deje entrar a la glucosa. En vista de que las células no responden, la glucosa en la sangre no se absorbe y el nivel de azúcar sigue elevado en la sangre. El páncreas entonces produce más insulina para llamar más fuerte y que la célula lo oiga y abra la puerta.

Esta dinámica funciona durante un tiempo, pero al cabo de los años, las células beta se cansan de tener que producir tanta insulina y empiezan a fallar; es el comienzo de la diabetes del tipo 2 o diabetes causada por la obesidad. Las células beta no se pueden regenerar ni reemplazar; es decir, cuando fallan o mueren, es para siempre.

La resistencia a la insulina es hereditaria. No hace mucho se identificó un gen que causaba esta anomalía en personas de origen mexicano. El problema que presenta la resistencia a la insulina en los niños es que sus células beta, las encargadas de fabricar la insulina para toda la vida, no pueden mantener el ritmo y empiezan a fallar muy pronto.

Los niños latinos son los que más diabetes del tipo 2 padecen en todo el país. Hay estudios que han intentado explicar esta propensión a la diabetes. Los niños latinos tienen niveles de insulina más altos que los niños de raza blanca no hispanos (una indicación de que su páncreas tiene que trabajar más duro para manejar el azúcar en la sangre). Si a esta sensibilidad le añadimos el consumo excesivo de alimentos y la falta de ejercicio, hay muchas más posibilidades de que esta característica genética se manifieste. Según uno de los estudios realizados, uno de cada tres niños latinos obesos que tienen un padre/madre, abuelo/a o hermano/a diabético, ya han desarrollado resistencia a la insulina y en muchos de ellos, las células beta están empezando a fallar. La resistencia a la insulina tiene además más probabilidades de aparecer:

- En niños cuyas madres tuvieron diabetes del embarazo (muchas madres latinas la padecen).

- Cuando la grasa está acumulada en el abdomen (los niños latinos obesos tienen más grasa visceral).

- Durante la adolescencia, porque el organismo pasa por un periodo natural de desarrollo en el que hay más resistencia a la insulina de lo normal.

La resistencia a la insulina se puede medir realizando un análisis de sangre después de haber tomado una bebida con glucosa. La resistencia a la insulina es uno de los componentes de una condición que se conoce como *síndrome metabólico*, que está afectando a muchos niños latinos obesos.

Síndrome metabólico

El síndrome metabólico consiste en una serie de condiciones anormales de salud que indican un alto riesgo de desarrollar enfermedades del corazón y diabetes del tipo 2. Se considera que un niño tiene síndrome metabólico cuando tiene tres o más de las siguientes anormalidades.

- *Obesidad abdominal*. Es la obesidad que se acumula en el abdomen y que tiene consecuencias más peligrosas para la salud que la obesidad que se acumula en otras partes del cuerpo.

- *Bajo colesterol HDL*. Probablemente haya oído de personas que tienen el "colesterol alto" y que tienen que cuidarse. El colesterol es un tipo de grasa que viaja por la sangre y que interviene en muchos procesos de nuestro cuerpo. El colesterol HDL se conoce como el "colesterol bueno" porque ayuda a remover el colesterol malo, o LDL, de las paredes de las venas.

- *Triglicéridos elevados*. Los triglicéridos son una forma de grasa que también circula por la sangre y que proviene de las grasas que comemos o de la grasa que tenemos almacenada en el cuerpo. Cuando hay sobrepeso o se come más de lo que el organismo necesita, hay más triglicéridos en la sangre. Los triglicéridos también viajan unidos a una lipoproteína y por eso se les conoce por sus siglas en inglés VLDL (Very Low Density Lipoprotein).

- *Presión sanguínea alta o hipertensión.* Es la presión que ejerce la sangre sobre las paredes de las venas al ser bombeada por el corazón. La presión arterial depende de la cantidad de sangre que tiene que bombear el corazón y de la elasticidad de las arterias y venas para acomodarse a ese volumen de sangre. Cuanto mayor es la presión, más trabajo tiene que realizar el corazón para mover la sangre por el cuerpo. El tejido graso necesita mucho riego sanguíneo para mantenerse; por eso, cuanto más obesa está una persona, más sangre hay y más tiene que trabajar el corazón para bombearla por el organismo.

- *Intolerancia a la glucosa.* Cuando hay intolerancia a la glucosa, los niveles de azúcar en la sangre después de comer son altos, aunque no tan altos como cuando hay diabetes. La intolerancia a la glucosa está relacionada con la resistencia a la insulina (las células no oyen cómo la insulina llama a la puerta para que entre la glucosa y el páncreas tiene que producir más insulina para llamar más fuerte). El paso siguiente es el fallo, total o parcial, de las células beta en el páncreas que producen la insulina y la aparición de la diabetes.

Nueve de cada 10 niños obesos latinos que tienen padres, abuelos o hermanos con diabetes, sufren al menos una de las características del síndrome metabólico y tres de cada diez han desarrollado ya el síndrome. Las anormalidades que más padecen los niños latinos obesos son, en este orden: obesidad abdominal, bajo "colesterol bueno" y alta presión sanguínea.

Lo que indican estos datos es que el organismo de los niños latinos obesos *ya está* sufriendo a consecuencia de la obesidad; los niños ya tienen un exceso de grasa circulando por la sangre, tienen hipertensión y las células del páncreas ya están fallando. Es decir, la obesidad tiene un efecto directo sobre la salud de su hijo *ahora*, no es sólo la posibilidad de que cuando sea adulto tenga más o menos colesterol o probabilidades de desarrollar diabetes y todos los problemas de salud que estas condiciones pueden ocasionar (como infartos, ataques al corazón, problemas de riñones y de ojos, etc.)

Diabetes del tipo 2

La diabetes de tipo 2 es el paso siguiente a la intolerancia a la glucosa. Aquí, las células encargadas de fabricar la insulina pueden haber empezado a fallar debido al gran esfuerzo al que han estado sometidas para crear tanta insulina.

Como hemos visto, sin insulina, la glucosa no puede entrar en las células y se queda circulando en la sangre. Algunos síntomas comunes de la diabetes son:

- Orina frecuente y sed continua.

- Hambre excesiva.

- Pérdida de peso.

- Fatiga y/o irritabilidad.

Actualmente, la diabetes de tipo 2 afecta de forma desproporcionada a los niños latinos. La diabetes es una enfermedad que tienen muchos latinos adultos, y los niños hispanos con sobrepeso y con familiares diabéticos tienen más posibilidades de desarrollar esta enfermedad. Si la madre padeció diabetes del embarazo, estas posibilidades aumentan todavía más.

Hígado graso

Consiste en la acumulación de triglicéridos o grasas en el hígado. El hígado es un órgano muy importante que filtra la sangre y regula los niveles de la mayoría de las sustancias químicas en ella. Además, realiza más de quinientas funciones esenciales para el buen funcionamiento del organismo. El hígado graso generalmente no produce síntomas, pero puede degenerar en cirrosis. Cuando hay cirrosis, las células del hígado se mueren y quedan cicatrices que no dejan pasar la sangre a través del hígado. La cirrosis no tiene cura.

CÁLCULOS EN LA VESÍCULA

La vesícula es una pequeña bolsita de tejido muscular donde se almacena la bilis que produce el hígado. La bilis es una sustancia verde-amarillenta que ayuda a descomponer las grasas que comemos. Los cálculos son piedritas que se crean dentro de la vesícula porque la bilis está demasiado concentrada y que pueden obstruir el conducto por donde sale la bilis creando inflamación y dolor. Los cálculos en la vesícula son muy comunes entre las personas de origen mexicano.

APNEA

La apnea es unacondición de salud que impide la entrada de aire normal mientras se duerme. La apnea va acompañada a menudo de ronquidos durante el sueño. La grasa que se acumula en la parte de atrás del paladar hace que durante el sueño, cuando los tejidos se relajan, se obstruya la entrada de aire. Las personas con apnea dejan de respirar durante breves momentos mientras duermen, por lo que no puedan descansar adecuadamente. Esta falta de descanso puede crear todo tipo de problemas en la escuela, desde dificultad para concentrarse hasta hiperactividad. Además, la apnea puede producir presión sanguínea alta y problemas del corazón.

ANORMALIDADES EN EL PERIODO MENSTRUAL

La obesidad interfiere en la forma en que las hormonas femeninas regulan el periodo menstrual. En las niñas con exceso de peso la menstruación puede aparecer más pronto de lo normal, igual que el crecimiento de los pechos y la aparición de vello, tanto en el pubis como en otras partes del cuerpo. Además pueden tener ciclos irregulares o dolor debido a la obesidad. La obesidad también puede causar infertilidad debido a un trastorno que se conoce como ovario poliquístico. Además, las mujeres obesas, según un estudio, tienen más cáncer de útero, ovario, pecho y vesícula.

Problemas ortopédicos

Debido al exceso de peso, la parte interior de la tibia (el hueso que va desde la rodilla al tobillo), justo debajo de la rodilla, puede no desarrollarse normalmente. Las piernas se arquean y hay posibilidades de padecer serios problemas ortopédicos de niño y artritis temprana en la edad adulta.

Oscurecimiento de los pliegues de la piel (acantosis nigricans)

Son manchas oscuras y aterciopeladas que aparecen en el cuello, las axilas o en otros pliegues de la piel. Aparecen en niños obesos con resistencia a la insulina. No producen ningún trastorno en la piel, pero cuando aparecen pueden ser una indicación de que existe resistencia a la insulina.

Consecuencias para la salud mental

Si usted tiene un hijo obeso en edad escolar, probablemente ya sabrá que los niños gorditos se enfrentan a un ambiente de rechazo por su aspecto físico. Los niños con sobrepeso suelen ser objeto de burlas, bromas, motes y marginación. Eso que decimos los padres de: "No les hagas caso", "Ya se les pasará" o "Busca a otros amigos más amables" desafortunadamente no sirve para mucho. La gran mayoría de los niños y jóvenes que acuden a mi consulta viven su obesidad como un estigma, como una marca que les pone por debajo del resto de sus compañeros. Los niños obesos se enfrentan al rechazo en la escuela y esta actitud puede afectar su autoestima y en algunos casos llegar incluso a la depresión.

Baja autoestima

La autoestima se considera la forma en que una persona se ve a sí misma. Las personas que tienen una baja autoestima tienden a describirse a sí mismas con rasgos negativos y a situarse por debajo de los demás. En los años previos a la adolescencia, el cariño y la aprobación que los niños reciben de su familia es muy importante para su nivel de autoestima. Pero los primeros años de la adolescencia son un periodo crítico para la formación de la autoestima, porque en esta época es cuando la aceptación por parte de los compañeros y amigos pasa a un primer plano. Un adolescente que es rechazado por su obesidad es bastante posible que tenga problemas de autoestima en la edad adulta.

Los adolescentes con poca autoestima tienden a estar más tristes y ser más solitarios y nerviosos que sus compañeros y son más propensos a fumar cigarrillos y a beber alcohol. De acuerdo con un estudio, las niñas latinas en general tienen menor autoestima.

Imagen negativa del propio cuerpo

La sociedad de hoy en día pone un valor muy alto en el cuerpo esbelto. Nos rodean imágenes de modelos, actores y actrices con espléndidas figuras para recordárnoslo a todas horas del día. Cuando un niño obeso compara su figura con estas imágenes o con la figura de otros compañeros no obesos, que sí son aceptados, la imagen sobre el propio cuerpo se vuelve negativa: hay sentimientos de desprecio y vergüenza hacia su cuerpo, junto con un deseo de ser delgados. Nueve de cada diez niños con sobrepeso se sienten avergonzados de su aspecto físico y creen que si perdieran peso sus compañeros dejarían de burlarse de ellos. Además de influir en la autoestima, una imagen negativa del propio cuerpo es el origen de muchos trastornos alimentarios, como comer compulsivamente, anorexia (no comer) o bulimia (darse atracones de comida y luego vomitar para no subir de peso).

Depresión

En ciertos niños obesos, la tristeza y la soledad que producen la falta de aceptación por parte de sus compañeros pueden conducir a la depresión. En el caso de los niños latinos, según han demostrado las investigaciones, existe ya una tendencia más grande a la depresión, que en casos extremos, puede acabar en intentos de suicidio.

La depresión es una enfermedad seria, que implica un trastorno químico en el cerebro y que requiere tratamiento médico. Sin embargo, las enfermedades mentales no cuentan con mucha simpatía entre los latinos, y por eso la depresión no se suele reconocer como una enfermedad sino como "sentirse cansado, nervioso o triste". Lo cierto es que la depresión no es algo que un niño pueda resolver por sí mismo "intentado estar más alegre", al igual que un adulto con diabetes no puede hacer funcionar su páncreas, por mucho que lo desee. Algunos síntomas de la depresión son: tristeza, aislamiento, falta de energía, trastornos en el apetito y en el sueño y baja capacidad de concentración.

Consecuencias para la salud social

La importancia que se le da en nuestra cultura al aspecto físico hace que, desafortunadamente, esta sea una de las primeras características por las que se juzga a una persona, incluso en el terreno de los estudios. Un informe sobre la marginación por causa de la obesidad realizado por la Asociación Nacional de Educación, asegura que "los estudiantes con sobrepeso experimentan prejuicios continuos, discriminación y un acoso constante por parte de sus compañeros".

Estereotipo negativo

El rechazo social que existe hacia las personas con sobrepeso no es sólo por que no se adaptan a lo que actualmente se considera estético o bello. En general, hay ciertas ideas asociadas con la personas con sobrepeso. Se supone que alguien obeso tiene poca fuerza de voluntad, no sabe controlar su forma de comer, se deja llevar por la gula y es vago, entre otras cosas. Es decir, hay un estereotipo creado alrededor de las personas obesas que les pone barreras ya desde muy temprano. Una de mis pacientes adolescentes no quería ir al cine, ni tampoco ver televisión; el estereotipo que las películas presentan de las personas obesas como "perdedores", le hacía sentirse mucho peor por su exceso de peso. En un estudio se comprobó que los estudiantes obesos que solicitaban entrar en la universidad eran aceptados con menos frecuencia que los estudiantes de peso normal, a pesar de tener las mismas calificaciones que sus compañeros.

Discriminación

A la sociedad actual no le gustan las personas obesas y esta discriminación, que comienza en los primeros años, continúa a medida que el niño crece. En el caso de los niños latinos obesos que están intentando adaptarse a una nueva cultura y aprender un nuevo idioma, esta discriminación hace todavía más difícil su integración.

Esto quedó demostrado en una curiosa investigación científica. Se mostraron a niños de diferentes clases sociales, fotografías de niños obesos y de niños con discapacidades visibles, como pérdida de algún miembro o desfiguraciones en el rostro, para ver a quienes elegirían primero como amigos. En todos los casos los niños obesos eran los últimos a los que se elegía como amigos o compañeros de juego, por detrás de los niños con discapacidades.

Marginación social

Ser aceptado por el grupo y participar en sus actividades y juegos es una parte muy importante del desarrollo de niños y adolescentes. Entre los niños latinos, participar en los deportes que se practican en la escuela es una fuente de autoestima y bienestar, según indican las investigaciones (aparte de los beneficios que el ejercicio tiene en el control del peso). Sin embargo, debido al exceso de peso, muchos niños con sobrepeso no tienen la agilidad necesaria para participar en juegos o en actividades deportivas que requieran un esfuerzo físico, y a pesar de su deseo de participar, se quedan fuera. Aparte de la tristeza, vergüenza y soledad que estas experiencias producen en los niños, las repetidas situaciones de marginación influyen en la forma de relacionarse con los demás, que un niño obeso tendrá cuando sea adulto.

Otro dato que hay que tener en cuenta es que los niños obesos tienden a ser más altos que sus compañeros sin sobrepeso. Debido a su aspecto exterior, con frecuencia se les considera más maduros de lo que son y se espera de ellos un comportamiento que no corresponde con su edad y que crea conflictos de relación.

Consecuencias a largo plazo de la obesidad infantil

Los riesgos para la salud de una persona adulta obesa son múltiples y sobre ello se ha escrito mucho, especialmente en los últimos años ante la explosión de obesidad que hay en nuestro país. De entre estos trastornos hay un buen número que, según se ha demostrado, tienen su origen en la obesidad infantil. A continuación se muestran algunos ejemplos, pero hay muchos más:

- Las personas que han desarrollado diabetes del tipo 2 durante su infancia, tienen muchas más enfermedades en las arterias y el corazón.

- Los adolescentes que han tenido un percentil de IMC mayor de 30–40, tienen mucho más riesgo de morir por enfermedades del corazón y las arterias, incluso si pierden peso siendo adultos.

- Las personas que tuvieron índices elevados de colesterol cuando niños, siguen teniéndolos cuando son adultos.

En definitiva, la obesidad de los niños, aunque sean todavía pequeños, no es un signo de estar "saludable". Al contrario, es una indicación de que, tanto durante la infancia, como más adelante, estarán expuestos a una serie de riesgos de salud y de posibles problemas sicológicos y sociales mucho más altos que los niños con pesos normales. En el caso de los latinos, debido a condiciones genéticas y culturales, la posibilidad de desarrollar obesidad durante la infancia es mayor que en otros niños.

Sin embargo, a pesar de lo desalentador que pueda parecerle este panorama, contrarrestar y prevenir la obesidad de su hijo no es tan difícil. El primer paso, informarse sobre cuáles son los mecanismos de la obesidad y sus consecuencias, ya lo está dando al leer este libro. El segundo es poner en práctica los cambios necesarios en la alimentación y las actividades de su hijo, y para ello encontrará amplia ayuda en las páginas siguientes.

3

Por qué es importante una dieta sana en los niños: los alimentos y su función

Uno de los temores más grandes de los marineros que realizaban largas travesías en los siglos pasados no eran solamente las tormentas, sino una misteriosa enfermedad conocida como el escorbuto. Esta enfermedad mató a más marineros que todas las batallas navales juntas de la era de los barcos de vela. Entre otros síntomas, el escorbuto producía encías sangrantes, uñas amoratadas, dificultad para respirar y, finalmente, la muerte. Pasaron varios siglos hasta que un doctor inglés descubrió que si los marineros comían limones en los viajes largos, se prevenía el escorbuto. Hoy en día sabemos que esta enfermedad y otras similares son consecuencia de la dieta desequilibrada que seguían estos marineros en sus largas travesías, ya que no comían frutas ni vegetales frescos. El escorbuto se produce por la falta de vitamina C en el organismo.

Este es un ejemplo extremo de lo que puede ocurrir con una dieta muy desequilibrada, aunque la alimentación inadecuada también puede producir trastornos en el organismo, y si esta alimentación inadecuada ocurre durante las etapas de crecimiento, puede tener consecuencias serias en el desarrollo de un niño.

Una dieta balanceada nos proporciona la energía y los nutrientes que necesitamos para llevar a cabo nuestras tareas diarias, para que el cuerpo pueda realizar sus funciones y para que se regeneren los tejidos. En el caso de los niños, la dieta, además, necesita proporcionarles la energía y los nutrientes adecuados para que creen más células, más tejidos y más huesos. En otras palabras, para que crezcan y se desarrollen óptimamente.

En las páginas siguientes encontrará información acerca de para qué le sirven a su hijo los alimentos que come, así como las diferencias entre unos y otros. También sabrá en qué alimentos se encuentran las vitaminas y los minerales que su hijo necesita para desarrollarse adecuadamente.

Clasificación de los alimentos

Nuestro organismo utiliza de forma diferente los alimentos que comemos, según sus características. Hay alimentos que son los primeros que usa para obtener energía, como los carbohidratos, y otros que utiliza principalmente para regenerar los tejidos, como es el caso de las proteínas. Las grasas, por otra parte, son una importante reserva de energía. Una dieta equilibrada se compone de una proporción determinada de estos tres grupos de alimentos, de acuerdo a la edad y las necesidades de su hijo. En los capítulos siguientes encontrará las proporciones adecuadas de estos alimentos para niños y jóvenes entre los cero y los diecinueve años, así como distintos menús. Pero antes de empezar a hablar de los alimentos debemos detenernos en un componente esencial de cualquier dieta equilibrada: el agua.

El agua

El agua es un componente esencial de la vida. Si ha seguido un poco las noticias sobre la exploración de otros planetas con sondas espaciales, sabrá que la gran esperanza de los científicos es encontrar un planeta donde haya, o haya habido, agua. Esto es porque el agua es el medio donde la vida puede prosperar. El agua facilita las reacciones químicas que se llevan a cabo en los seres vivos. En nuestro organismo, las células reciben su alimento y retiran sus desechos por medio del agua, para que los órganos puedan funcionar. Las células tienen agua dentro y nuestros tejidos están bañados por agua; alrededor de un 60 por ciento de nuestro cuerpo está compuesto por agua. Mediante el agua podemos eliminar los desechos de nuestro organismo. Por otra parte, nuestro cuerpo pierde agua diariamente por medio de la orina, para eliminar los desechos que filtra el riñón y también a través del sudor, que es la forma que tenemos de regular la temperatura del cuerpo. Para mantener el buen funcionamiento de nuestro organismo necesitamos obtener todos los días una cantidad de agua suficiente. Podemos sobrevivir bastantes días sin comer, pero apenas tres sin beber; sin embargo, los niños, especialmente los bebés, se deshidratan muy fácilmente.

Parte del agua la obtenemos de alimentos que la contienen, como las frutas o los vegetales, y el resto proviene del agua o los líquidos, que bebemos, como leche, sopas o sodas, y también de alimentos que se vuelven líquidos en el organismo, como gelatina, helados o yogurt congelado. La cantidad de agua que deben tomar los niños varía según la edad (ver Apéndice).

El agua desempeña mejor sus funciones si se bebe como agua pura y simple o en bebidas compuestas por, al menos, un 90 por ciento de agua, como por ejemplo la leche, las sopas o los jugos naturales de algunas frutas. Las sodas que contienen cafeína incrementan la producción de orina, por lo que en vez de proporcionarnos agua, hacen que la perdamos. Además, las sodas y otras bebidas azucaradas contienen azúcar y otros aditivos (una lata de soda tiene de diez a doce cucharaditas de azúcar). Una de las mejores cosas que puede hacer por la dieta de sus hijos es enseñarles a beber suficiente agua desde sus primeros años.

Algo importante a tener en cuenta es que cuando sentimos sed, ya estamos empezando a deshidratarnos. La sed aparece cuando los niveles de agua en el organismo están por debajo de lo que se considera necesario. Ésta es la razón de beber agua, aunque no se experimente sed.

LOS CARBOHIDRATOS

Los carbohidratos son un grupo de nutrientes que tienen como función principal proporcionar energía a las células de nuestro organismo, para que éstas puedan llevar a cabo sus funciones. Mediante la digestión, los carbohidratos se descomponen en partículas más y más pequeñas hasta llegar a un compuesto llamado glucosa. La glucosa es un tipo de azúcar que constituye el alimento principal de nuestras células. Los carbohidratos se clasifican en dos tipos, *simples* o *complejos*, dependiendo de cuánto tarde nuestro organismo en reducirlos a glucosa. Esta diferencia es muy importante para los niños que tienen resistencia a la insulina o diabetes.

Para entenderlo mejor, imagínese que las unidades de glucosa que utilizan las células para alimentarse están unidas en una cadena, como si fueran las cuentas de un collar. Cuanto más largo sea el collar, más tardará nuestro organismo, mediante la digestión, en deshacer todos los enlaces para que las cuentas, o unidades de glucosa, queden sueltas y las puedan utilizar las células. Cuanto más corto sea el collar, todas las unidades de glucosa estarán sueltas más pronto y entrarán antes en la sangre para ser utilizadas por las células.

Carbohidratos simples:

Los carbohidratos simples están compuestos por una o dos unidades de glucosa o de otro tipo de azúcares muy parecidos a la glucosa, como la *fructosa*, que está en las frutas o la *lactosa* en la leche. La fructosa y la lactosa se convierten en glucosa con rapidez. Como son cadenas muy cortas, nuestro organismo rompe los enlaces con mucha rapidez y la glucosa entra en la sangre en pocos minutos. Eso quiere decir que, para que todo ese azúcar no se quede en la sangre, el páncreas tiene que producir insulina deprisa para que las células lo absorban. Si además comemos una cantidad grande de un carbohidrato simple, como un gran trozo de pastel o helado, el páncreas se ve forzado a producir mucha más insulina para reducir el nivel de azúcar en la sangre cuanto antes.

Para las personas que no tienen dificultades para producir insulina, esto no representa un problema. Sin embargo, hay muchos niños latinos que tienen resistencia a la insulina, es decir, que en una dieta balanceada, sin excesos de azúcar, su páncreas necesita producir más insulina de lo normal para retirar de la sangre la glucosa en la que se convierten los alimentos. Cuando hay una sobrecarga de glucosa la situación empeora. Otro punto que no hay que olvidar es que cuando entra más glucosa de la que las células necesitan para funcionar en las siguientes horas, el exceso se almacena como grasa.

Entre los carbohidratos simples se encuentran:

- *Azúcares*: como el azúcar blanco que se utiliza para endulzar bebidas o sodas, o para elaborar pasteles y golosinas. El azúcar blanco es casi glucosa pura y no tiene fibra, vitaminas ni minerales. El azúcar moreno y la miel, también son carbohidratos simples.

- *Harinas refinadas*: por ejemplo la harina blanca que se utiliza para hacer pan blanco, pasta o pasteles. Las harinas provienen de los granos, que son carbohidratos complejos, pero al refinarlas artificialmente mediante calor y otros medios, las cadenas largas se rompen y el organismo las convierte en glucosa fácilmente. En el proceso de refinamiento estas harinas pierden gran parte de su fibra, vitaminas y minerales. Los fabricantes suelen añadir artificialmente parte de las vitaminas o minerales perdidos.

- *Frutas*: también se convierten con rapidez en glucosa, pero la diferencia es que contienen fibra, vitaminas y minerales, esenciales para el desarrollo óptimo de los niños.

■ *Leche*: es un carbohidrato simple, pero al igual que las frutas contiene vitaminas y minerales muy importantes para los niños.

Carbohidratos complejos:

Están formados por cadenas muy largas de glucosa, que el organismo tarda más tiempo en deshacer. Por este motivo las unidades de glucosa van entrando poco a poco en la sangre y el páncreas no necesita realizar una gran descarga de insulina para retirar la glucosa de la sangre. Cuando comemos carbohidratos complejos el páncreas produce la insulina en pequeñas cantidades, durante más tiempo. Hay varios tipos de carbohidratos complejos.

■ *Vegetales con fibra*: todos los vegetales contienen fibra, pero hay algunos que tienen más que otros, por ejemplo las alcachofas, zanahorias, los espárragos, las espinacas, el brócoli, la lechuga romaine y las calabacitas contienen bastante fibra. La fibra está compuesta por cadenas de glucosa muy largas, que nuestro organismo no puede digerir porque no tiene un componente (o enzima) necesario para romperlas. Por eso, la fibra sale de nuestro cuerpo prácticamente tal y como entró. La fibra es una parte esencial de la dieta porque ayuda a que los alimentos se desplacen adecuadamente por el aparato digestivo y por el intestino. Por otra parte, los carbohidratos con fibra tardan más tiempo en digerirse, por lo que la glucosa entra con más lentitud en la sangre. Además de contener fibra y de convertirse en glucosa con lentitud, los vegetales contienen vitaminas y minerales que son esenciales para el buen funcionamiento del cuerpo y para el desarrollo adecuado de los niños.

■ *Vegetales con fécula*: la fécula (que también se llama almidón), son las reservas que tienen algunas plantas para nutrirse cuando germinan y todavía no han echado raíces para obtener su alimento de la tierra. Las féculas son unidades de glucosa encadenadas, que nuestro organismo sí puede romper. Pero al ser largas, necesita tiempo para romperlas y por eso la glucosa se va incorporando a la sangre con lentitud, lo que hace más fácil el trabajo de la insulina. La calabaza, la jícama, la papa o el camote son ejemplos de vegetales con fécula. Los vegetales con fécula también contienen fibra y, al igual que el resto de los vegetales, tienen vitaminas y minerales muy importantes para el crecimiento.

- *Granos*: los granos son semillas que, igual que los vegetales con fécula, tienen una reserva de almidón para poder alimentarse mientras germinan. Están formados también por cadenas largas de glucosa que nuestro organismo deshace lentamente para poder asimilar. Además, los granos integrales tienen fibra, más incluso que los vegetales. Algunos ejemplos de granos son el arroz integral, el elote o maíz, la avena o el trigo integral. Los granos contienen nutrientes y vitaminas esenciales para el crecimiento. Cuando algunos granos como el trigo se refinan artificialmente para convertirlos en harina blanca, pierden parte de sus propiedades nutricionales, además de convertirse en carbohidratos simples. Aunque en algunos casos son enriquecidos con vitaminas después de haber sido procesados, es siempre aconsejable combinarlos con productos integrales que no han sido refinados.

LAS PROTEÍNAS

Las proteínas se encuentran en alimentos como la carne, el pescado, la soya, la leche, el queso o los huevos. Las proteínas son un componente esencial en nuestro cuerpo, que necesitamos regenerar constantemente.

Dentro de nuestro organismo las proteínas actúan como unas pequeñas herramientas para hacer posibles muchas funciones esenciales, muy diferentes entre sí. Por ejemplo, la *insulina*, que permite que la glucosa entre en las células, es una proteína. Otra proteína es la *hemoglobina*, que tiene una función esencial: transportar por medio de la sangre, a todos los tejidos de nuestro cuerpo, el oxígeno que respiramos. Hay otras proteínas que son como los "ladrillos" de nuestro cuerpo. Por ejemplo, las uñas y el pelo están hechos de una proteína que se llama *queratina,* y muchos de los tejidos de nuestros cuerpo están hechos de *colágeno,* otra proteína. Como ve, las proteínas son esenciales para que nuestro organismo pueda funcionar, crecer y mantenerse adecuadamente.

Las proteínas se forman mediante la utilización de unos elementos que se llaman *aminoácidos* que se enlazan entre sí para formarlas. Cada proteína tiene que tener un número de aminoácidos diferentes, situados en un orden especial. Para entenderlo mejor, piense en las veintiséis letras del abecedario. Cada palabra que usted está leyendo en este libro tiene un número de letras determinado, ordenado de una forma determinada para que tenga sentido y usted la pueda entender. Si a una palabra le faltan letras, o tiene el orden de las letras cambiado, no la entenderá. Lo mismo pasa con los aminoácidos de las proteínas: si no hay la cantidad adecuada y no están ordenados como tienen que estar, la proteína "no tiene sentido", es como una herramienta o un ladrillo mal hecho que no puede desempeñar su trabajo dentro del cuerpo. Una dieta equilibrada nos proporciona todos los aminoácidos necesarios para que las proteínas puedan hacer su trabajo correctamente.

Muchos de los aminoácidos que contienen las proteínas los puede fabricar nuestro propio cuerpo, pero hay otros aminoácidos (que se llaman *aminoácidos esenciales*) que sólo los podemos obtener a través de los alimentos que contienen proteínas con estos aminoácidos. Por medio de la digestión, las proteínas que comemos se descomponen en los aminoácidos que las forman y nuestro organismo los utiliza para crear sus propias proteínas, con su propio número y orden de los aminoácidos. Pero si no comemos alimentos que contengan los aminoácidos que necesitamos, las proteínas no pueden fabricarse y surgen enfermedades, algunas de ellas serias. Además, tenemos que comer una cantidad suficiente de esos aminoácidos para poder fabricar una cantidad suficiente de nuestras proteínas. Por otra parte, hay que tener en cuenta que si comemos demasiadas proteínas, después de utilizar las que necesita el cuerpo almacenará el resto en forma de grasa.

Al igual que todas las células de nuestro cuerpo, las proteínas mueren al cabo de un tiempo (algunas viven minutos y otras pueden vivir meses) y necesitan ser reemplazadas. Los niños, además de tener que reemplazar las proteínas que van muriendo, necesitan una cantidad adicional de proteínas para poder crecer. Cuando los niños crecen, los huesos se alargan y aparecen nuevos tejidos que necesitan proteínas para formarse. Por eso una dieta balanceada, que contenga todos los aminoácidos esenciales, es tan importante para el desarrollo adecuado de los niños.

En el caso de los bebés, que no pueden comer todavía una dieta como un adulto, lo ideal es la leche materna que les proporciona todos y cada uno de los aminoácidos esenciales que necesitan para crecer: es un alimento ajustado a sus necesidades. La cantidad adecuada de proteínas para un niño varía con su edad. En los capítulos dedicados a la alimentación de los niños a diferentes edades, encontrará ejemplos de cantidades que se consideran adecuadas para cada edad.

Algo que a veces resulta confuso es cómo se miden las cantidades de proteína en las etiquetas de los alimentos. La cantidad de proteína que contiene un alimento no es lo mismo que lo que pesa ese alimento. Por ejemplo, 100 gramos (29 onzas) de carne de pollo equivalen a 22,5 gramos de proteína. Los 100 gramos de pollo no son proteína pura. Así, cuando se dice que una dieta balanceada para un niño debe contener 30 gramos de proteína, no es un bistec de 30 gramos, sino el equivalente a 30 gramos de proteína que podemos encontrar en los alimentos. No todas las etiquetas que llevan los alimentos dan la cantidad de proteína que contiene el alimento, porque no todos los alimentos tienen que llevar una etiqueta nutricional.

Desde el punto de vista nutricional, las proteínas se dividen en completas o incompletas:

- *Proteínas completas*: son aquellas que contienen todos los aminoácidos esenciales. En general, las proteínas que provienen de los animales se consideran una buena fuente de proteínas completas, por ejemplo: carne de vaca, carne de cerdo, carne de ave (pollo, pavo, pato etc.), pescado, leche, quesos o huevos.

■ *Proteínas incompletas*: son proteínas a las que les falta algún aminoácido esencial, como las proteínas de origen vegetal: granos (arroz, trigo), legumbres (frijoles, lentejas), frutos secos (nueces, cacahuates), entre otros. Sin embargo, algunas de estas proteínas incompletas se pueden combinar entre sí para formar una proteína completa. Este el caso de los frijoles con arroz, que aunque se clasifican como carbohidratos, cuando se comen juntos producen una proteína. Los frijoles aportan el aminoácido esencial que le falta al arroz, y el arroz aporta el aminoácido esencial que le falta a los frijoles.

Las proteínas completas, en su mayoría de origen animal, suelen contener mucha más grasa que las proteínas de origen vegetal. En el capítulo siguiente encontrará una lista de los diferentes alimentos que son fuentes de proteína.

LAS GRASAS

Se consideran grasas alimentos como la mantequilla, el tocino o el aceite. Además, las grasas forman parte, en diferentes proporciones, de alimentos como la carne, el pescado o la leche entera.

Para el buen funcionamiento de nuestro cuerpo necesitamos que nuestra dieta contenga una cierta cantidad de grasas. Las grasas están formadas por ácidos grasos que se utilizan, por ejemplo, para fabricar las membranas de las células y para crear compuestos que nos ayudan a regular la presión sanguínea, la coagulación de la sangre o el ritmo al que late nuestro corazón. Al igual que ocurre con algunos aminoácidos, hay ácidos grasos que se llaman *esenciales* y que sólo podemos obtener de las grasas que comemos, porque nuestro cuerpo no los puede fabricar. El pescado graso, el aceite de germen de trigo y los frutos secos como avellanas, nueces, almendras y semillas de calabaza son alimentos muy ricos en ácidos grasos esenciales. Además, de todas las vitaminas que necesitamos, hay algunas, como las vitaminas liposolubles, que entran en nuestro organismo por medio de la grasa, porque sólo pueden mantenerse dentro de ella. La grasa es también la principal reserva de energía que tenemos en nuestro organismo.

Hay diferentes tipos de grasas y algunos son más beneficiosos que otros para nuestra salud.

- *Grasas saturadas*: estas grasas son sólidas a temperatura ambiente o en el refrigerador. La mayoría provienen de grasas de los animales o de productos de los animales. Algunos ejemplos de grasas saturadas son: manteca, mantequilla, tocino grasa de las carnes o grasa de la leche entera y también el aceite de coco y el de palma. Las grasas saturadas hacen aumentar el colesterol en la sangre, lo que puede obstruir las arterias y causar enfermedades del corazón.

- *Grasas trans*: también se conocen como *ácidos grasos trans*. Las grasas trans se crean artificialmente. Mediante un proceso que se conoce como hidrogenación, se añade hidrógeno a los aceites vegetales para que sean más sólidos y no se vuelvan rancios. Las grasas trans o hidrogenadas se usan mucho en productos comerciales como galletas o tortas y también en alimentos fritos como las donas o las papas fritas. Al igual que las grasas saturadas, las grasas trans aumentan el colesterol en la sangre y, por tanto, el riesgo de enfermedades del corazón. Cuantas menos grasas saturadas y trans se consuman, mucho mejor. En las etiquetas de los alimentos preparados puede ver la cantidad de grasas trans que contienen. Las palabras *parcialmente hidrogenado* (*partially hydrogenated* en inglés) y también *mantequilla de pastelería* (*shortening*) indican que ese producto contiene grasas trans.

- *Colesterol*: el colesterol no es técnicamente una grasa, pero se encuentra en productos animales como manteca, mantequilla, huevos, carnes o mariscos. El colesterol es un elemento necesario, entre otras cosas, para fabricar hormonas que desempeñan funciones muy importantes; nuestro cuerpo fabrica el colesterol que necesita. Tomar alimentos altos en colesterol aumenta el nivel del colesterol malo en la sangre. Sin embargo, el consumo de grasas saturadas y de grasas trans aumenta mucho más los niveles de colesterol que los propios alimentos que contienen colesterol.

■ *Grasas monoinsaturadas*: estas grasas se mantienen líquidas a temperatura ambiente, pero pueden volverse sólidas en el refrigerador. Las grasas monoinsaturadas aumentan los niveles del colesterol bueno. El colesterol bueno, o HDL, ayuda a eliminar las placas de colesterol malo o LDL, que se adhieren a las paredes de las arterias y venas. Las grasas monoinsaturadas se encuentran principalmente en el aceite de oliva y de canola y en el aceite de cacahuate. Aunque se consideran grasas "buenas", deben consumirse en pequeñas cantidades debido a que tienen muchas calorías. Encontrará las cantidades adecuadas en la pirámide latina (capítulo cuatro).

■ *Grasas poliinsaturadas*: se mantienen en estado líquido tanto a temperatura ambiente como en el refrigerador. Al igual que las grasas monoinsaturadas, aumentan los niveles del colesterol bueno. Sin embargo, recientes estudios muestran que favorecen la alteración de las lipoproteínas (las proteínas encargadas de transportar las grasas en la sangre), por lo que es mejor no abusar de ellas, o usar grasas monoinsaturadas en su lugar. Las grasas poliinsaturadas se encuentran en los aceites vegetales como los de girasol, maíz o soya. Hay un tipo de grasas poliinsaturadas que tienen efectos muy beneficiosos para la salud: los ácidos grasos omega-3.

■ *Ácidos grasos omega-3*: son un tipo de grasas poliinsaturadas que, entre otras cosas, ayudan a reducir la placa de colesterol en las venas y arterias, protegen el corazón contra latidos irregulares y reducen la presión sanguínea. Se encuentran principalmente en pescados como el salmón, el atún, la caballa o el arenque y también en las nueces y el aceite de linaza.

■ *Ácidos grasos omega-6*: al igual que los omega-3, son grasas poliinsaturadas beneficiosas para la salud. Los ácidos grasos omega-
6 se convierten en nuestro organismo en prostaglandinas. Las
prostaglandinas son compuestos similares a las hormonas que
ayudan a regular la inflamación de los tejidos, la presión sanguínea y las funciones del corazón, el intestino y los riñones. Los ácidos omega-6 se encuentran en los granos, los huevos, las aves y
en la mayoría de los aceites vegetales. Las últimas investigaciones
sobre nutrición han descubierto que los ácidos grasos omega-3 y
omega-6 sólo tienen estos efectos beneficiosos cuando tomamos
cantidades balanceadas de los dos.

Entre los niños latinos obesos hay un gran porcentaje que tiene niveles de colesterol elevados y de triglicéridos en la sangre. Aunque la
grasa debe formar parte de una dieta balanceada, es importante saber
qué tipos de grasa debe evitar su hijo, cuáles son las más saludables y
qué cantidades son las adecuadas en su nutrición.

Las vitaminas

Seguramente su mamá o su papá le habrán dicho más de una vez en su
infancia: "Come tus vegetales, son muy buenos para ti" o "Tienes que
comer más fruta, es muy sano" o "Acaba tu carne, eso te hará crecer".
Estas palabras, que seguimos repitiendo hoy a nuestros niños, tienen
mucho de cierto, y gran parte de las propiedades de esos alimentos, se
deben a las vitaminas y minerales que contienen. Las vitaminas son
unas sustancias que nuestro organismo necesita en pequeñas dosis para
poder realizar funciones esenciales: desde crecer y desarrollarse hasta
defenderse de las infecciones.

Cada vitamina tiene un cometido específico en el organismo, por
ejemplo, el jugo de naranja que se toma por las mañanas le da la vitamina C, necesaria para que sus encías no se deterioren; o la vitamina K

que contienen las espinacas hace que no se desangre a causa de una herida. Las vitaminas son importantes para todos, pero especialmente para los niños en edad de crecimiento, porque además de no poder desarrollarse adecuadamente sin ellas, la falta de vitaminas puede producir enfermedades que les dejen secuelas para toda la vida.

Cuando se trata de vitaminas, más cantidad no significa mejores resultados, sino más bien lo contrario. El exceso de vitaminas (en forma de píldoras, hierbas o remedios caseros) puede producir trastornos en el organismo. Por ejemplo, hay un remedio casero, que puede que su abuelita o incluso su mamá hayan utilizado, que contiene tanta vitamina A que puede ser tóxico si no se usa con cuidado: es el aceite de hígado de bacalao. Aunque remedios como este, o como algunas hierbas, le puedan parecer que son naturales, es mejor consultar siempre a su pediatra o dietista antes de dar a su hijo algo que pueda tener efectos que usted no conoce. Además, los suplementos vitamínicos no pueden sustituir a una alimentación sana. No hay ningún suplemento que pueda "arreglar" una mala nutrición. Los alimentos proporcionan la mezcla ideal de vitaminas, minerales y otras sustancias.

Las vitaminas generalmente están en los alimentos en cantidades muy pequeñas y por eso se miden miligramos (mg), microgramos (mcg) o en unidades internacionales (IU). Es importante saber lo que significan estas medidas, porque así es como aparecen en la etiqueta de los alimentos. Las dosis diarias de vitaminas que las autoridades de salud recomiendan tomar diariamente, tanto para niños como para adultos, también se expresan en estas medidas y se conocen como RDA, que son las siglas en inglés de *"Recommended Daily Allowance"* o promedio diario recomendado.

Para que se haga una idea de lo pequeñas que son las dosis necesarias de vitaminas, una onza (que se ve como cuatro dados juntos) equivale a unos 28 gramos y un gramo contiene 1.000 miligramos (mg). Un miligramo, a su vez, contiene 1.000 microgramos. Los microgramos también se expresan con el símbolo "Ug". Las unidades internacionales (UI) son una medida acordada por los científicos, porque entre las vitaminas hay algunas que no se pueden comparar por la cantidad. Es decir, la misma cantidad puede producir efectos muy diferentes dependiendo de la vitamina que se trate; no es lo mismo 100 mg de vitamina A que 100 mg de vitamina C. Así, las unidades internacionales dependen de la potencia de la vitamina y no de la cantidad de la vitamina. Las mismas unidades internacionales significan igual potencia, pero tal vez sus cantidades físicas sean diferentes, según las vitaminas que se comparen.

En su gran mayoría, los alimentos contienen también dosis muy pequeñas de vitaminas y están distribuidas en muchos de ellos. Por ejemplo, los vegetales de hoja verde (espinacas, lechuga, berro, etc.) y los de color rojo (calabacitas, pimientos, etc.) contienen muchas de las vitaminas esenciales que nuestro cuerpo no puede fabricar. Por esta razón, cuanto más variada y saludable sea una dieta, más beneficiosa será para el desarrollo de su hijo.

Algunas vitaminas se encuentran disueltas en grasa (vitaminas liposolubles); por eso es importante que la dieta contenga una cantidad adecuada de grasas. Las vitaminas liposolubles se almacenan en el hígado y, en exceso, pueden resultar tóxicas (aunque lo más común es encontrar deficiencias debido a una alimentación inadecuada). Hay otro grupo de vitaminas que están disueltas en el agua que contienen los alimentos (vitaminas hidrosolubles). Estas vitaminas no se almacenan en grandes cantidades y es necesario obtenerlas regularmente a través de los alimentos que las contienen.

Ciertas vitaminas se conocen por letras, porque cuando se empezaron a descubrir se acordó utilizar el abecedario para nombrarlas. Más tarde aparecieron otras sustancias, que también eran parte de la vitamina original o que técnicamente no eran vitaminas (debido a su estructura química), pero que desarrollaban también funciones esenciales, por lo que se adoptaron otros nombres para diferenciarlas.

VITAMINAS LIPOSOLUBLES

Vitamina A
La vitamina A no es una sola sustancia, sino una familia de sustancias que se agrupan bajo este nombre. Entre ellas se encuentran:

■ *Retinol*: es una de las formas de vitamina A que mejor usa nuestro organismo y se encuentra en alimentos como el **hígado**, los **pescados grasos** o los **huevos**.

■ *Carotenos*: también se les llama provitaminas A, porque nuestro organismo los convierte después en vitamina A. Entre los carotenos, el que mejor se convierte en vitamina A es el *beta-caroteno*. Los carotenos se encuentran en abundancia en los vegetales de color oscuro y frutas como el **pimentón rojo** o **páprika**, las **espinacas**, el **brócoli**, las **zanahorias**, el **durazno** o los **tomates**.

Para qué necesitan los niños la vitamina A

■ Es imprescindible para el crecimiento de los huesos.

■ Es muy importante para tener una buena visión. Sin ella los ojos se pueden resecar.

■ Las células la necesitan para diferenciarse (cuando la célula decide si va a ser una célula de la piel o del riñón) y para dividirse.

■ Ayuda a que la piel y las mucosas estén enteras y para que no puedan pasar las bacterias o virus.

■ Ayuda a regular el sistema inmunológico, que sirve para luchar contra las infecciones.

Problemas por la falta de vitamina A

Aunque en Estados Unidos no suele haber casos de deficiencia extrema de vitamina A, como los que hay en el tercer mundo, sí que existen numerosos casos de falta de suficiente vitamina A por dietas inadecuadas. Algunos de los síntomas de la falta de vitamina A en los niños son:

■ Desarrollo lento de los huesos o disminución del crecimiento.

■ Ceguera nocturna o *xeroftalmia*.

- Infecciones respiratorias y diarrea.

- Malas defensas contra las infecciones.

Vitamina D
La vitamina D se encuentra en algunos alimentos y también puede ser fabricada por nuestra piel después de haber estado expuestos al sol o a los rayos ultravioletas. Comúnmente se conoce como "la vitamina del sol". Se encuentra también en alimentos como el **salmón**, la **caballa** o el **atún enlatado**, aunque en bajas proporciones. Las fuentes más comunes de vitamina D son alimentos que han sido fortificados con ella, como la **leche fortificada con vitamina D**.

Para qué necesitan los niños la vitamina D
- La función principal de la vitamina D es mantener los niveles en la sangre del calcio, (que ayuda al crecimiento y fortalecimiento de los huesos) y del fósforo (mantenimiento de huesos, dientes y tejidos).

- Recientes investigaciones también muestran que la vitamina D ayuda a que el sistema inmunológico funcione adecuadamente.

Problemas por la falta de vitamina D
Los niños pequeños son muy sensibles a la falta de vitamina D porque están desarrollando su esqueleto. Cuando no hay suficiente vitamina D para que los huesos crezcan y se fortalezcan puede aparecer el raquitismo. Con el raquitismo los huesos se deforman y no se desarrollan. Esta era una condición muy común a principios del siglo pasado, hasta que el gobierno de Estados Unidos inició un programa para fortificar la leche con vitamina D y el raquitismo desapareció casi por completo. Para que su hijo tenga suficiente cantidad de vitamina D tiene que:

- tomar una cantidad diaria suficiente de leche con vitamina D (encontrará la cantidad en los menús por edades). Si su hijo, al igual que algunos latinos, tiene intolerancia a la lactosa, pregunte a su pediatra o dietista cómo puede obtener suficiente vitamina D.

■ tomar el sol en la cara y los brazos al menos veinte a cuarenta minutos, tres veces a la semana.

La vitamina D no se puede fabricar a través de nuestra piel sin los rayos ultravioletas. Pero hay que protegerse de estos rayos para evitar quemaduras y daños en la piel. Después de los primeros diez minutos, proteja a su hijo con una crema de protección solar. Una vez que se pone protección solar en la piel, ya no se fabrica vitamina D porque no pasan los rayos ultravioletas. Por otra parte, la Academia Estadounidense de Pediatría no recomienda poner al sol a los bebés debido a los daños que pueden sufrir. Sin embargo, los bebés que son alimentados sólo con leche materna suelen tener deficiencia de vitamina D, por lo que si usted está amamantando es posible que su pediatra le dé un suplemento de vitamina D para su bebé.

Vitamina E
Hay varios tipos de vitamina E, pero la forma que mejor absorbe el organismo humano se conoce como alfa-tocoferol. La vitamina E se encuentra en los **aceites vegetales**, sobre todo en el **aceite de germen de trigo** y en los frutos secos como **almendras, pipas de girasol** o **cacahuates** y también en vegetales y frutas como el **brócoli**, las **espinacas**, las **fresas** y el **jugo de tomate enlatado**.

Para qué necesitan los niños la vitamina E
La principal función de la vitamina E es protegernos contra unos compuestos que se llaman "radicales libres". Los radicales libres son unos compuestos extraños, que se crean como consecuencia de las reacciones químicas de nuestro cuerpo para obtener energía y también cuando entramos en contacto con elementos externos como el tabaco o la contaminación. Estos compuestos dañan las células y acaban destruyéndolas. La vitamina E impide o reduce estos daños.

Problemas por la falta de vitamina E

La deficiencia de vitamina E es rara en los humanos, pero cuando aparece, por algún problema genético o de absorción, puede producir degeneración de los nervios de los pies y de las manos, anemia y detención del crecimiento.

Vitamina K

La vitamina K es esencial para la coagulación de la sangre. Se encuentra en los vegetales de hoja verde (**brócoli, espinacas**), en la **col** y la **coliflor** y también en el **aceite de soya**.

Para qué necesitan los niños la vitamina K

- Coagular la sangre en caso de que haya una herida.

- Fijar el calcio en los huesos para crecer.

Problemas por la falta de vitamina K

- Tendencia a las hemorragias.

- Dificultad para que la sangre coagule y anemia.

- Detención del crecimiento.

VITAMINAS HIDROSOLUBLES

Vitamina C

La vitamina C, que también se conoce como ácido ascórbico, sólo la podemos obtener de ciertos alimentos, porque nuestro organismo no la fabrica. Los marineros de la antigüedad se ponían muy enfermos y morían en las largas travesías después de varios meses sin frutas o vegetales frescos. La **guayaba** está entre los alimentos que más vitamina C contienen, seguida de las **fresas**, el **kiwi**, la **naranja**, el **limón** y el **pomelo** o **toronja**. El **pimiento verde** y el **brócoli** también son ricos en vitamina C.

La vitamina C no se almacena en nuestro organismo, y por eso es necesario tomarla todos los días.

Para qué necesitan los niños la vitamina C

- Participa en la creación del colágeno, que es como el cemento que une nuestros tejidos.

- Protege a las células de ser dañadas o destruidas por los radicales libres.

- Ayuda a que se absorba el hierro, esencial para prevenir la anemia.

Problemas por la falta de vitamina C

- Aparece el escorbuto, una enfermedad que sufrían los marineros antiguos; los tejidos se hinchan, las encías se inflaman y se caen los dientes.

- Debilidad muscular.

- Menos resistencia a las infecciones.

Tiamina

También se conoce como vitamina B_1. Es imprescindible para que las células puedan convertir en energía los alimentos que comemos. Se encuentra en la **carne** de **cerdo**, los **panes fortificados** y los **granos integrales,** al igual que en las **semillas** de **girasol**, los **frijoles** y los **guisantes.**

Para qué necesitan los niños la tiamina

- Favorece el crecimiento.

- Es esencial para el funcionamiento del corazón, los músculos y el sistema nervioso.

Problemas por la falta de tiamina

- La deficiencia grave de tiamina produce una enfermedad conocida como el beri-beri, que causa daños al corazón y al sistema nervioso.

- En niños pequeños el beri-beri puede ser muy grave.

Riboflavina

La riboflavina o vitamina B_2 tiene un papel importante en el organismo porque participa en los procesos que realizan todas las células para utilizar los alimentos que comemos. La riboflavina se encuentra en la **leche**, los **quesos**, las **carnes magras**, los **vegetales de hoja verde** y las **nueces**. Hay muchos **panes** y **granos** que se venden **fortificados** con riboflavina. La luz destruye la riboflavina, por lo que no es recomendable dejar expuestos a la luz, o en recipientes transparentes, los elementos que la contienen.

Para qué necesitan los niños la riboflavina

- Necesaria para el crecimiento.

- Mantiene en buen estado la piel, las uñas, los cabellos y las membranas mucosas (interior de la boca).

- Interviene en la fabricación de los glóbulos rojos, que distribuyen el oxígeno por el organismo.

Problemas por la falta de riboflavina

- Detención del crecimiento.

- Inflamación del interior de la boca y los labios y deterioro de la piel.

Niacina

La niacina también se conoce como vitamina B_3. Participa en los procesos de todas las células para obtener energía. Se encuentra en alimentos como los **productos lácteos**, las **aves**, los **pescados**, las **carnes magras** y los **huevos**. Hay **panes** y **granos** que vienen ya fortalecidos con niacina.

Para qué necesitan los niños la niacina

- Indispensable para la salud del cerebro y el sistema nervioso.

- Ayuda al buen funcionamiento del sistema digestivo y al mantenimiento de la piel.

Problemas por la falta de niacina

- La carencia grave de niacina produce la pelagra, una enfermedad en la que la piel y la boca se llenan de llagas escamosas.

- Su carencia también se conoce por las tres "D": dermatitis, diarrea y demencia.

Ácido pantoténico

Es también la vitamina B_5. Ayuda a que las grasas y los azúcares que comemos se conviertan en energía y es imprescindible para la creación del colesterol. Nuestro organismo necesita colesterol para que el cerebro funcione adecuadamente. Está presente en muchos alimentos, pero si han sido congelados o procesados en exceso, el ácido pantoténico se pierde. Se encuentra en los **huevos**, los **pescados**, la **leche** y sus **derivados**, y los **granos integrales,** y en el **brócoli** y los vegetales de la familia de los repollos.

Para qué necesitan los niños el ácido pantoténico

- Les ayuda a crecer porque participa en la formación de células nuevas.

- Es necesario para la fabricación de anticuerpos que defienden al organismo de las infecciones.

- Ayuda a cicatrizar las heridas.

Problemas por la falta de ácido pantoténico

- Crea una mayor sensibilidad a la insulina.

- Debilidad muscular, fatiga y depresión.

- Úlcera estomacal.

Biotina

Realiza un papel muy importante en el proceso del uso y almacenamiento de los ácidos grasos que forman las grasas. Nuestro propio intestino es capaz de sintetizarla, pero además se encuentra en muchos alimentos. Algunos de los más ricos en biotina son el **riñón**, la **yema** de **huevo**, la **levadura** de **cerveza**, **tomates** y **jitomates**.

Para qué necesitan los niños la biotina
- Ayuda a procesar las grasas y ciertos aminoácidos.

- Alivia los dolores musculares y los problemas de piel.

Problemas por la falta de biotina
- Es rara, pero la falta durante el crecimiento produce malformaciones neurológicas, pérdida de peso y pérdida del pelo, entre otros problemas.

- La clara de huevo cruda impide la absorción de la biotina en el intestino.

Piridoxina
Recibe también el nombre de vitamina B_6. Una de sus principales funciones es ayudar a la transformación de unas proteínas en otras por medio de los aminoácidos. Se encuentra en alimentos como los **frijoles**, las **lentejas**, los **garbanzos**, las **nueces**, los **huevos**, las **carnes** y los **pescados**.

Para qué necesitan los niños la piridoxina
- Esencial para el crecimiento porque ayuda a asimilar adecuadamente los nutrientes de los alimentos.

- Interviene en la formación de glóbulos rojos.

- Apoya el buen funcionamiento del sistema inmunológico.

Problemas por la falta de piridoxina
- Nerviosismo, insomnio, pérdida del apetito y debilidad.

- Daños en la boca, los labios y la lengua.

Ácido fólico

El ácido fólico, también llamado vitamina B_9, es necesario para la creación del código genético o instrucciones para la formación de las células. Se encuentra en mayor proporción en los vegetales de hojas verde oscuro (**espinaca, espárrago, brócoli**), **granos integrales** y **legumbres, carne** de **res magra** y de **ave**.

Para qué necesitan los niños el folato o ácido fólico

- Muy importante para el crecimiento porque participa en la creación del código genético para la formación de las células de los nuevos tejidos.

- Trabaja con las vitaminas B_{12} y C para ayudar al cuerpo a digerir y utilizar las proteínas de los alimentos.

- Participa en la creación de glóbulos rojos.

Problemas por la falta de folato o ácido fólico

- Anormalidades en el desarrollo.

- Mala absorción de los nutrientes y anemia.

Vitamina B_{12}

Su otro nombre es *cobalamina*, pero se conoce más como vitamina B_{12}. Es una vitamina esencial para que todas las células del cuerpo realicen su tarea correctamente. Participa en la formación de glóbulos rojos y de mielina (una materia grasa que aísla los nervios). Se encuentra en alimentos de origen animal como el **hígado**, los **moluscos marinos**, las **carnes**, los **huevos**, el **pescado graso** y la **leche**.

Para qué necesitan los niños la vitamina B_{12}

- Mejora la concentración y la memoria.

- Ayuda a la regeneración de la médula ósea y de los glóbulos rojos.

- Permite que el sistema nervioso funcione con normalidad.

Problemas por la falta de vitamina B₁₂

- Anemia e inflamación de la lengua.

- Daños en el sistema nervioso.

Los minerales

Al igual que las vitaminas, los minerales son elementos químicos imprescindibles para el buen funcionamiento del organismo. Los minerales tienen funciones tan importantes como hacer que los huesos crezcan, o que los músculos se contraigan, o conducir los impulsos a través de los nervios. Además, los minerales son los que mantienen el equilibrio de los líquidos de nuestro cuerpo, entre los que se encuentra la sangre.

Hay minerales que el cuerpo necesita en mayor concentración y por eso se llaman macrominerales. Otros sólo los necesita en cantidades muy pequeñas y se denominan microminerales. Muchos de los minerales son tóxicos para nuestro organismo en cantidades mayores a las necesarias y pueden causar trastornos graves en niños y adultos. Debe consultar con su doctor o dietista antes de dar algún suplemento mineral a su hijo.

LOS MACROMINERALES

Sodio

La principal función del sodio, junto con el potasio, es regular el equilibrio de los líquidos del organismo. Por ejemplo, a través del sodio se determina la cantidad de agua que está dentro y fuera de las células. El sodio también tiene un papel importante en la regulación de la presión sanguínea.

Casi todos los alimentos contienen sodio de forma natural, especialmente la sal. Hay productos a los que se les añade en el proceso de fabricación. Embutidos, encurtidos, salazones, conservas, salsas, botanas y cubitos de sopa contienen bastante sodio.

La falta de sodio es bastante rara; es más común que se produzcan trastornos por el exceso de sodio como hipertensión, problemas del corazón o retención de líquidos. Hay algunas personas que toman diuréticos (productos que ayudan a eliminar agua del organismo) con el fin de adelgazar. También hay hierbas y otros remedios caseros que se utilizan para lo mismo. Utilizar diuréticos sin la supervisión de un doctor es bastante peligroso, porque además de agua, se pierden minerales que no se recuperan sólo con beber agua después.

Potasio

Está muy relacionado con el sodio porque, al igual que este, participa en el control y nivelación del agua del cuerpo. El potasio es un mineral imprescindible para que nuestros músculos se contraigan y por eso es importante para mantener el ritmo de las contracciones, o latidos, del corazón.

La **fruta**, los **vegetales frescos** y las **nueces** o **frutos secos** son fuentes de potasio, al igual que las **papas**.

Cuando no hay suficiente potasio el organismo lo muestra de inmediato; debilidad muscular, náusea, fatiga y confusión son algunos de los síntomas de la falta de potasio.

Calcio

El calcio forma parte de los huesos, dientes y algunos tejidos de nuestro cuerpo y es imprescindible para su formación y regeneración. Es muy importante que los niños tengan dosis adecuadas de calcio para que puedan crecer y desarrollarse. Pero además de esta función, el calcio tiene otras misiones igualmente esenciales. Por ejemplo, el calcio es necesario para que la sangre pueda coagularse cuando hay una herida. También participa en la contracción de los músculos y en la transmisión nerviosa.

El calcio se encuentra sobre todo en la **leche** y los **productos lácteos** y también en las **sardinas enlatadas** y los **vegetales** de **hoja verde**. El contenido en calcio de los alimentos no varía aunque se congelen o se hiervan, como ocurre con otros minerales y vitaminas. Sin embargo, para absorber el calcio que tienen los alimentos es necesario que haya suficiente vitamina D; la vitamina D se obtiene, además de con una dieta balanceada, tomando el sol. Así, el ejercicio al aire libre favorece la absorción de calcio.

Cuando no hay suficiente calcio los huesos se vuelven blandos y se deforman. En los niños, la falta de calcio, o de vitamina D, produce raquitismo.

Fósforo

El fósforo es un mineral muy importante para los niños porque participa en la división de las células y, por lo tanto, en el crecimiento. Además, es necesario, junto con el calcio, para la formación de los huesos y los dientes.

Las **carnes**, los **huevos**, la **leche** y sus derivados, y los **frutos secos**, son buenas fuentes de fósforo.

Es raro que exista una deficiencia de fósforo, ya que se encuentra en bastantes alimentos, y además, se utiliza como aditivo de algunos productos (por ejemplo, las bebidas refrescantes de cola), pero los síntomas de su escasez son decaimiento, debilidad, falta de apetito y problemas respiratorios.

Magnesio

Este mineral desempeña un papel muy importante en la relajación de los músculos después de su contracción. Mantiene los huesos, los dientes y los cartílagos en buen estado, participa en el transporte de oxígeno a los tejidos y en la transmisión de los impulsos nerviosos.

El **cacao** es una de las mejores fuentes de magnesio, junto con los **frutos secos**, los **granos integrales** y los **vegetales** de **hoja verde**, entre otros alimentos.

La deficiencia de magnesio es poco común, porque este mineral se encuentra en muchos alimentos, pero sus síntomas principales son: irritación nerviosa, debilidad, hipertensión y convulsiones. El magnesio se reabsorbe por el intestino después de la digestión. Cuando hay diarrea no se puede reabsorber. Estás pérdidas pueden ser graves en los niños.

Azufre

El azufre es un componente de tres de los aminoácidos que forman las proteínas. Sin él, estas proteínas no se pueden fabricar. El azufre también está presente en las proteínas que forman la piel, el cabello y las uñas; por eso se produce ese desagradable olor cuando arde el cabello.

El azufre se encuentra en el **queso**, los **huevos**, las **legumbres**, las **carnes** y los **frutos secos**.

La falta de azufre origina un retraso en el crecimiento, porque no se pueden fabricar las proteínas necesarias para que el niño se desarrolle con normalidad.

LOS MICROMINERALES

Cobre

El cobre es necesario para fabricar la hemoglobina, que hace posible el transporte del oxígeno que respiramos, a todos los tejidos de nuestro organismo. El cobre es fundamental para el mantenimiento de los huesos y tendones.

Los alimentos más ricos en cobre son los **mariscos**, sobre todo las **ostras** y también el **hígado**, el **riñón** y otras **vísceras**.

La falta de cobre produce anemia y detiene el crecimiento, aunque estas situaciones son raras. A veces se pueden producir intoxicaciones de cobre por cocinar en recipientes de cobre o de latón que no están apropiadamente recubiertos con una capa de aluminio o de acero inoxidable. La intoxicación de este metal puede producir daños irreparables en el hígado.

Yodo

El yodo es un elemento importante para el crecimiento tanto mental como físico. Además, es necesario para que los tejidos nerviosos y musculares funcionen con normalidad.

Las mejores fuentes de yodo son los alimentos que vienen del mar, como los **pescados** y los **mariscos**, y la sal con yodo.

El yodo es abundante en el mar. Hay zonas de la tierra alejadas del mar donde hay muy poco yodo. Cuando los niños no tienen suficiente yodo se detiene el desarrollo mental y físico y aparece una enfermedad que se llama cretinismo. Actualmente se le añade un poco de yodo a la sal para evitar este problema.

Hierro

El hierro es necesario para la fabricación de la hemoglobina, una proteína que tienen las células rojas. El trabajo de la hemoglobina es llevar el oxígeno que respiramos desde los pulmones a cada una de las células de nuestro cuerpo.

El **hígado**, la **carne magra**, las **sardinas**, y los **vegetales** de **hoja verde** son fuentes de hierro.

La falta de hierro produce anemia (la anemia por falta de hierro es la más común de todas las anemias), fatiga, depresión, palpitaciones del corazón y baja resistencia a las infecciones. Debido a las pérdidas de sangre por la menstruación, a partir de la edad en la que las mujeres comienzan el periodo, necesitan una dosis diaria de hierro más grande que los hombres.

Manganeso

El manganeso es necesario para el crecimiento porque participa en la formación de los huesos y el desarrollo de los tejidos. También es importante para la secreción de insulina y para que se lleven a cabo muchas reacciones químicas esenciales en el organismo.

El manganeso se encuentra en los **frutos secos**, los **cereales integrales** y los **vegetales** de **hoja verde**. La deficiencia de manganeso es poco común, pero puede provocar defectos en la formación de huesos y disminuir la tolerancia a la glucosa.

Cromo

Es un mineral imprescindible para que la insulina pueda dejar entrar a la glucosa dentro de las células. También ayuda a reducir los niveles altos de colesterol. Tanto el funcionamiento adecuado de la insulina, como el control de los niveles de colesterol son dos factores que afectan a menudo a los niños latinos obesos.

La **levadura** de **cerveza** (que se puede encontrar en tiendas de productos de salud) es una de las mejores fuentes de cromo. Se encuentra en el **hígado**, los **chícharos** o **guisantes**, el **queso americano**, los **huevos** y los **cereales integrales**.

Cuando no hay cromo suficiente aparecen síntomas que se pueden confundir con la diabetes, como pérdida de peso y falta de insulina.

Cobalto

El cobalto es un componente esencial de la vitamina B_{12} que se encarga, entre otras cosas, de fabricar los glóbulos rojos y la capa de protección que recubre los nervios (mielina).

El cobalto se encuentra en los mismos alimentos en los que se puede encontrar la vitamina B_{12}: **hígado, moluscos marinos, carnes, huevos, pescado graso** y **leche**.

Cuando no hay suficiente vitamina B_{12} tampoco hay suficiente cobalto. La carencia de cobalto produce falta de crecimiento, anemia y problemas en el funcionamiento del sistema nervioso.

Zinc

Interviene en la creación de insulina y en la traducción del código genético (instrucciones de fabricación) de las células. También aumenta las defensas contra las infecciones por bacterias.

Las principales fuentes de zinc están en la carne, el **pescado**, las **legumbres** y los **cereales integrales**.

La carencia de zinc se manifiesta por retraso en el crecimiento, daños en la piel, caída del pelo y problemas en la cicatrización de heridas.

Selenio

Al igual que la vitamina E, nos protege contra los radicales libres, o compuestos extraños que hacen envejecer a las células. Además, protege contra las enfermedades del corazón y estimula el sistema de defensas del organismo.

El selenio se encuentra en los **pescados** y **moluscos,** las **carnes,** los **vegetales** y los **cereales integrales.**

Cuando el organismo no tiene suficiente selenio puede haber retrasos en el crecimiento e incluso enfermedades graves del corazón.

4

La dieta latina

¿Cuál es el estilo de las comidas en su casa? ¿Come usted latino, Tex-Mex, al estilo estadounidense o "americano", o una mezcla de latino y americano? Esta es una de las primeras preguntas que les hago a mis clientes. Por lo general, los padres latinos que han nacido en Estados Unidos se han alejado más de la dieta latina que aquellos nacidos en Latinoamérica y que han inmigrado como adultos a este país. Ese cambio de las comidas tradicionales latinas por una dieta más estadounidense, generalmente no suele ser beneficioso para la salud. La dieta latina, o la comida tradicional de nuestros países de origen, tiene muchos puntos positivos, en comparación con la forma actual de alimentación más americana. Entre otras cosas:

- En la dieta latina se come más fruta y jugos naturales.

- Los alimentos de la dieta latina son más ricos en fibra (frijoles, sopas de vegetales, mangos, bananas), fósforo (hígado, carne, pollo, lentejas, frijol negro) y niacina (puerco, pescado, carne, pollo, arroz blanco enriquecido). Estos elementos son importantes para el desarrollo óptimo de los niños.

- Se usan más carbohidratos complejos como papas, legumbres, arroz, camote, boniato y, especialmente, tortillas de maíz.

Las tortillas de maíz son uno de los ingredientes más básicos de la dieta latino/mexicana y tienen muchos beneficios para la salud de sus hijos. El maíz:

- No tiene grasas saturadas ni colesterol, y por eso es saludable para su corazón.

- Es bajo en sodio y le puede ayudar a mantener baja la presión sanguínea.

- Es una buena fuente de fibra que ayuda a su sistema digestivo y que puede balancear sus niveles de azúcar en la sangre.

- Es una buena fuente de vitamina C, folato, tiamina, potasio y hierro.

Sin embargo, hay dos aspectos de la dieta latina que se pueden mejorar: se comen o toman pocos productos lácteos, como la leche (y la que se toma es con grasa, y no sin grasa) y no se utilizan con la suficiente frecuencia los vegetales de hoja verde.

Entre los hispanos, el consumo de leche y de productos lácteos disminuye con la edad. La creencia es que sólo los bebés y los niños necesitan leche y que, a medida que crecen, deben pasar a "bebidas más adultas" como sodas y bebidas con cafeína. Sin embargo, varios estudios sugieren que los productos lácteos no sólo son esenciales para el crecimiento y desarrollo de los niños, sino que además, pueden ayudar a controlar el peso. De hecho, hay evidencia de que los productos lácteos pueden evitar que los adolescentes acumulen un exceso de peso. En los últimos años, paralelamente al gran incremento en la obesidad infantil, ha habido un gran aumento en la cantidad de sodas y bebidas azucaradas que consumen los niños y una disminución en los productos lácteos que toman.

A pesar de estos puntos, en general, la dieta tradicional latina es ciertamente beneficiosa tanto para los niños como para los adultos.

Después de hablar con mis clientes acerca de sus costumbres de alimentación, a menudo descubro que no es que se hayan alejado mucho de la forma de comer tradicional latina, sino que han cambiado alimentos naturales y saludables por otros que no lo son tanto. Por ejemplo, muchos niños han sustituido las tradicionales *aguas frescas*, o bebidas hechas con jugos de fruta naturales, por bebidas artificiales azucaradas con sabor a frutas o sodas. O bien, en vez de utilizar tortillas de maíz, que son carbohidratos complejos, usan tortillas de harina blanca, que aunque se conservan mejor hasta la hora del almuerzo, son carbohidratos simples.

Una buena idea para mantener la dieta latina es comprar en los mercaditos o los mercados latinos locales, donde encontrará muchos de los ingredientes latinos reales para sus platillos.

Pero las diferencias entre la dieta latina y la americana van más allá de los ingredientes. Un punto que hay que tener en cuenta son las porciones. En Estados Unidos los negocios de alimentación son muy competitivos y una forma de atraer consumidores o clientes es dar más cantidad por menos dinero. Esto se ve claramente en las porciones que se ofrecen en algunos restaurantes. Además, las porciones que son normales para un adulto, pueden ser excesivas para un niño.

Por último, un factor que es muy importante a la hora de balancear lo que comemos con lo que gastamos, es el ejercicio. Antes de que existieran las computadoras o los videojuegos, los niños salían a jugar a la calle. También era muy común ir caminando a la escuela. Por diferentes circunstancias, hoy en día los latinos somos el grupo étnico que menos ejercicio práctica en todo el país. La suma del cambio de costumbres de alimentación más la falta de ejercicio, unido a la predisposición genética a la obesidad que existe entre algunos niños latinos, son algunas de las razones por las que existen esos índices tan altos de obesidad entre nuestros niños. Afortunadamente hay formas de corregir esta situación.

La pirámide latina

Probablemente usted haya oído hablar de la "pirámide de los alimentos". La pirámide es un triángulo en el que se distribuyen, de menor a mayor, los alimentos y las porciones recomendadas para comer de forma saludable. El gobierno de Estados Unidos hace públicas cada cinco años unas directrices nutricionales en las que recomienda las formas de comer más saludables para la población. Además de estas directrices nutricionales, que se conocen como *Dietary Guidelines*, el gobierno también da a conocer una pirámide de los alimentos en la que establece las porciones y proporciones de una dieta saludable. La última, al igual que las directrices nutricionales, se dio a conocer en el año 2005.

Con el fin de ajustar las directrices del gobierno a nuestra cultura, y teniendo en cuenta la forma en la que comemos los alimentos, he creado la "**pirámide latina**". La pirámide latina le ayudará a comprender de una forma rápida y sencilla:

- Cuáles son los alimentos recomendados para su hijo.
- Cuánto es una porción.
- Qué alimentos debe consumir más que otros.

La pirámide latina comienza desde abajo, con el ejercicio físico y el agua, que son la base para tener una buena salud, ya que comer de forma saludable no es suficiente para mantener el peso adecuado. Después del ejercicio y el agua se encuentran los vegetales y las frutas, alimentos esenciales para el desarrollo de los niños debido a los nutrientes, vitaminas y minerales que proporcionan. Los frijoles, las legumbres, los granos integrales, los cereales y los vegetales con fécula están un escalón más arriba. Subiendo en la pirámide tenemos a las proteínas, como los productos lácteos y las carnes magras; y luego encontramos una selección de 'grasas saludables'. Por último, en la cúspide de la pirámide, ocupando muy poco espacio, lo que significa que hay que comer muy poca cantidad o ninguna, se encuentran los dulces, las grasas saturadas y las grasas trans. Debajo de cada uno de estos alimentos puede ver, además, qué vitaminas y minerales le proporcionan a su hijo. La forma triangular de la pirámide indica que hay que dar más prioridad a los alimentos de los niveles más bajos, pero sin quitarles su debida importancia nutricional a los de más arriba, ya que, como latinos, tendemos a sobrepasarnos en los almidones y carnes y dejamos de lado a alimentos esenciales como las frutas y los vegetales. Todos los grupos de alimentos son necesarios para una nutrición óptima, a excepción de los que se encuentran en la punta de la pirámide. Puede imprimir la pirámide latina en la página Web del libro en www.niñoslatinossanos.com.

Algunos ejemplos de comidas de cada grupo de alimentos para niños mayores de seis años son:

Lácteos y derivados: leche 2%, 1% o descremada, yogur, queso natural, queso procesado, helado de leche, pudín.

Vegetales: tomate, zanahorias, calabacitas, brócoli, espinaca, lechuga, pepinos, cebollas, cebollines, calabacitas, espárragos, jícama, apio; vegetales verdes, amarillos, rojos.

Frutas: uvas, manzana, pera, plátano, melón, sandía, fresas, naranja, toronja, kiwi, mango, papaya, carambola, granadilla, higos, guayaba (guava), tamarindo. Cualquier fruta fresca.

Granos: tortillas de maíz, arroz blanco o integral, papas, yuca, camote, boniato, malanga, panes, cereales, pastas, fideos, lentejas, frijoles, quínoa, amaranto, maíz, plátanos verdes, humus, pozole.

Proteínas: carnes magras de vacuno, cerdo, pollo, pescado, huevos, tofu, soya, nueces, mariscos.

Grasas saludables: aceite de oliva, aguacate, frutos secos, cremas para sándwiches bajas en grasa, salsas y aliños bajos en grasa.

La Pirámide Latina de Alimentos

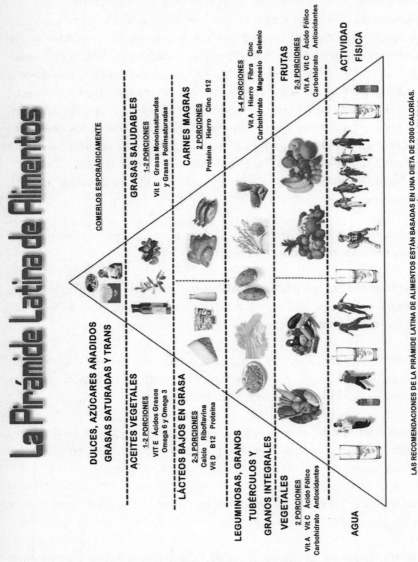

DULCES, AZÚCARES AÑADIDOS GRASAS SATURADAS Y TRANS

COMERLOS ESPORÁDICAMENTE

ACEITES VEGETALES
1-2 PORCIONES
Vit E Ácidos Grasos
Omega 6 y Omega 3

GRASAS SALUDABLES
1-2 PORCIONES
Vit E Grasas Monoinsaturadas
y Grasas Polinsaturadas

LÁCTEOS BAJOS EN GRASA
2-3 PORCIONES
Calcio Riboflavina
Vit D B12 Proteína

CARNES MAGRAS
2 PORCIONES
Proteína Hierro Cinc B12

3-4 PORCIONES
Vit A Hierro Fibra Cinc
Carbohidrato Magnesio Selenio

LEGUMINOSAS, GRANOS TUBÉRCULOS Y GRANOS INTEGRALES

FRUTAS
2-3 PORCIONES
Vit A Vit C Ácido Fólico
Carbohidrato Antioxidantes

VEGETALES
2 PORCIONES
Vit A Vit C Ácido Fólico
Carbohidrato Antioxidantes

ACTIVIDAD FÍSICA

AGUA

LAS RECOMENDACIONES DE LA PIRÁMIDE LATINA DE ALIMENTOS ESTÁN BASADAS EN UNA DIETA DE 2000 CALORÍAS.
PARA ASEGURARSE DE QUE SU HIJO COMA SALUDABLEMENTE, REFIÉRASE AL CAPÍTULO DE ACUERDO A SU EDAD.

Figura 3: La pirámide latina

Las porciones

Las cantidades de alimentos se miden por tazas y la cantidad de tazas varía según la edad de su hijo. El tamaño de las porciones es el mismo para todo el mundo, pero el número de porciones para un niño de seis años es muy diferente que para un niño de doce o de catorce. En cada uno de los capítulos por edades encontrará el número de porciones recomendadas para su hijo, así como ejemplos de menús. Pero como dice el dicho: "una imagen vale más que mil palabras". Por eso, junto con las listas de alimentos que aparecen abajo, encontrará fotografías para que se pueda hacer una idea real de cómo se ve una taza de vegetales o una de granos. En la página 80 tiene una lista que le da una idea del tamaño de una porción por cada grupo de alimentos.

LOS ALIMENTOS EN PERSPECTIVA

Otra forma de ver las porciones adecuadas es en un plato. La siguiente ilustración está diseñada para mostrarle cómo escoger los alimentos de cada uno de los grupos de la pirámide latina (vegetales, frutas, granos, carnes magras, productos lácteos bajos en grasas y grasas saludables), para obtener una dieta rica en nutrientes.

ACTIVIDAD FÍSICA

El ejercicio físico es una de las armas más poderosas tanto para prevenir como para remediar la obesidad de su hijo. Debido a la importancia que tiene, en los capítulos siguientes encontrará un apartado con la actividad física recomendada para la edad de su hijo. Actividad física o ejercicio no significa "ir a un gimnasio"; hacer ejercicio puede ser jugar en el parque, patinar, montar en bicicleta o cualquier otra actividad que le resulte agradable a su hijo y a toda su familia. Tan importante como que su hijo haga ejercicio es establecer el hábito del ejercicio; si es algo que aprende a hacer con gusto, es probable que esta sana costumbre le acompañe durante su vida y le dé muchas más posibilidades de mantenerse saludable.

¿QUÉ ES UNA PORCIÓN?

Grupo de alimentos	Comparar con
Vegetales	
1 taza de vegetales frescos mixtos	1 puño o una pelota de béisbol
Frutas	
1 taza de cualquier fruta (Ejemplo: fresas cortadas)	½ lata de frijoles (16 onzas)
1 manzana o pera o naranja pequeña/mediana	1 pelota de tenis
Granos	
1 taza de arroz integral	1 pelota de tenis
1 taza de fideos cocidos	½ toronja
2 rodajas de pan integral	2 cubiertas de CDs
2 tortillas pequeñas	2 CDs
1 papa pequeña/mediana	1 'ratón' de computadora
2 panecillos pequeños	2 barras de jabón
Lácteos	
8 onzas de leche/1 taza de leche	1 taza mediana
1 onza/4 cubos de queso	4 dados
Carnes magras	
3 onzas (cocinadas) de pechuga de pollo y/o cerdo magro	1 baraja de naipes y/o 1 casete de música
3 onzas (cocinadas) de pescado al horno	1 chequera
Grasas saludables	
1 onza de nueces	1 palma de mano
1 onza de aguacate	1 marcador fluorescente
2 cucharadas de mantequilla de cacahuate	1 bola de ping pong

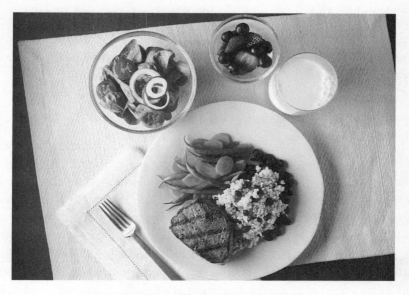

Figura 4: **Ejemplo de plato energético**

Fotografía cortesía de la National Cattlemen's Beef Association

■ Manténganse activos: jueguen afuera, vayan al parque, ayuden dentro de la casa, suban las escaleras en vez del elevador, caminen con el perro, con los hermanos pequeños, recojan sus juguetes, caminen a la tienda

■ Deportes (practicados con frecuencia)/Actividades recreativas (de forma ocasional): baloncesto, fútbol, fútbol americano, esquí, voleibol, béisbol, ciclismo, natación, saltar a la soga, correr, trotar, ballet, kárate, remo, etc.

Agua

Cada individuo necesita una cantidad específica de agua de acuerdo a su estatura, composición corporal, actividad física y la temperatura y humedad del ambiente. Para una dieta de 2.000 calorías, el cuerpo necesita de 2.000 a 3.000 mililitros de agua (8 a 12 tazas) al día. Los alimentos que comemos diariamente contribuyen unos 1.000 mililitros de agua (4 tazas); por lo tanto, las 4 a 8 tazas de agua restantes deben venir de las bebidas, y preferentemente del agua.

VEGETALES Y FRUTAS

Los vegetales y las frutas son parte de una dieta saludable desde que aprendemos a comer. Los niños comienzan a comer puré de vegetales cocidos y compotas de fruta cuando tienen sólo meses de edad por lo importantes que son para su crecimiento y desarrollo. De acuerdo con la pirámide latina, los vegetales y las frutas son los alimentos que más se deben comer a lo largo del día. El color de los vegetales también es importante: a lo largo de la semana es recomendable incluir tanto vegetales de hoja verde, como aquellos que tienen color anaranjado, amarillo o rojo, porque contienen las vitaminas A y C. Abajo tiene una lista con ejemplos de vegetales y frutas que puede elegir para el menú de su hijo. Tenga en cuenta que las frutas sólidas llenan más que las líquidas porque tienen más fibra. Por eso es recomendable elegir siempre frutas en su estado natural, en vez de en jugo.

PORCIONES DE VEGETALES

Una porción de vegetales equivale a:
- 1 taza de vegetales crudos
- 1 taza de vegetales cocidos

Nota: evite escoger vegetales con fécula (como las papas) en esta categoría

Vegetales anaranjados, rojos y amarillos
- Calabacitas
- Tomate, jitomate, jitomatillo
- Salsa pico de gallo

- Pimientos amarillos
- Pimientos rojos
- Zanahorias

Vegetales verdes

- Acelgas
- Apio
- Brócoli, brécol
- Coles de Bruselas
- Chiles
- Culantro (cilantro)
- Endivias
- Espárragos
- Espinacas
- Ejotes (judías verdes)
- Lechuga de hojas verde oscuro
- Nopal
- Pepinos/pepinillos
- Pimientos verdes
- Quelites
- Tomate verde
- Verdolaga
- Zucchini/calabacitas

Otros vegetales

- Ajo
- Alcachofa
- Berenjena
- Berro
- Betabel (remolacha)
- Brotes germinados (alfalfa, trébol rábano, etc.)*
- Cebolla
- Chayote
- Chilacayote
- Col, col morada
- Coliflor
- Corazón de palmito
- Flor de calabaza
- Flor de Jamaica
- Hongos
- Nabo
- Poro
- Soya germinada
- Xoconostle
- Xonacate

*Los brotes tienden a germinar y se deben cocinar completamente antes de comerlos para destruir las bacterias. Si decide comerlos crudos, debe comprarlos frescos, refrigerarlos y lavarlos con abundante agua fría.

PORCIONES DE FRUTAS

Una porción de fruta equivale a:

1 fruta fresca mediana (o la mitad de una grande)

1 taza de fruta fresca en pedazos o cubos

1 taza (8 onzas) de jugo de frutas (es mejor limitar los jugos de fruta a **uno** al día)

½ taza de fruta enlatada

¼ de taza de fruta seca

Nota: Escoger más fruta en su forma sólida, que jugo de fruta

Frutas

- Arándanos
- Banana pequeña (plátano)
- Cerezas
- Chirimoya
- Ciruelas
- Ciruelas secas
- Chabacanos (albaricoques) frescos
- Chico zapote
- Orejones de chabacanos (albaricoques secos)
- Orejones de durazno (duraznos secos)
- Dátil sin semilla
- Durazno (melocotón)
- Frambuesas
- Fresas
- Guayaba (guava)
- Guanábana
- Jugo de manzana
- Jugo de naranja
- Jugo de toronja
- Jugo de uva
- Kiwi
- Mamey
- Mandarinas
- Mango
- Manzana
- Maracuyá
- Melón cantaloupe
- Naranja
- Nectarina
- Níspero
- Pasas
- Papaya
- Piña fresca
- Pitahaya
- Sandía
- Tamarindo, pulpa
- Tejocote

- Toronja
- Tuna
- Uvas, negras, verdes, moradas

- Zapote
- Zarzamora (moras)

FRIJOLES, GRANOS, GRANOS INTEGRALES Y VEGETALES CON FÉCULA

En esta categoría encontrará varios alimentos que están hechos de grano integral o grano refinado. Los granos integrales son aquellos que mantienen su 'cascarón' (porque no se ha removido o se le ha añadido después de su producción). Estos alimentos o carbohidratos son absorbidos más lentamente por el cuerpo que los carbohidratos refinados, que son alimentos procesados y a base de harina blanca. En este grupo también encontrará a los vegetales con fécula, comúnmente conocidos como vegetales harinados.

Porciones de granos
Una porción de granos equivale a:

1 taza (ejemplo: 1 taza de arroz integral **cocido,** frijoles, cereal, fideos)

2 rodajas de pan

2 panecillos pequeños

2 tortillas pequeñas/medianas

1 unidad pequeña/mediana (ejemplo: 1 papa, yuca, malanga mediana)

Frijoles y granos:
La porción de frijoles y granos es de una taza (**cocinada**); sin embargo, usted puede mezclarlos entre sí y servir, por ejemplo, ½ taza de frijoles y ½ taza de arroz.

- Arroz cocido blanco, integral o salvaje cocido—*1 taza*
- Frijoles—*1 taza*

- Gandules—*1 taza*
- Garbanzos—*1 taza*
- Lentejas—*1 taza*
- Otro tipo de legumbres/leguminosas—*1 taza*
- Pasta, spaghetti, fideos—de grano integral, con sabores de vegetales—*1 taza*
- Quinoa—*1 taza*

Cereales:
- Avena—*1 taza o menos*
- Barra de cereal—*1 unidad*
- Cereal inflado—*1 taza o menos*
- Cereal para el desayuno con poco azúcar o moderado—*1 taza o menos*
- Donitas de avena (Cheerios)—*1 taza o menos*
- Granola (sin grasa)—½ taza
- Hojuelas de avena (*oat flakes*)—*1 taza o menos*
- Hojuelas de maíz (*corn flakes*)—*1 taza o menos*
- Muesli—½ *taza*

Panes y tortillas
- Arepa simple sin queso—*2 unidades, tamaño regular*
- Bagel—*1 pequeño a mediano*
- Gordita—*1 pequeña simple*
- *Croutons* (cuadraditos de pan frito, bajo en grasa)—*4 cucharadas o menos*
- *Hot cake*, panqueque—*2 unidades (4 pulgadas de largo)*
- Pan bajo en calorías—*2 rodajas*
- Pan blanco, integral, de centeno (*pumpernickel*)—*2 rodajas*
- Pan cubano, francés, italiano—*1 pieza (4 pulgadas de largo)*
- Pan de jalapeño—*1 rodaja*
- Pan de maíz—*1 unidad (2 pulgadas de largo, 3 onzas)*
- Panecillo (*English muffin*)—*1 unidad*
- Pan para *hot dogs* o hamburguesas—*1 unidad, tamaño regular*

- Pan tipo media noche—*1 unidad, tamaño regular*
- Pupusas (sin relleno)—*1 unidad, pequeña*
- Tortilla de harina o de harina integral—*1 unidad (6–8 pulgadas de largo)*
- Tortilla de maíz o de maíz azul o negro—*2 unidades (6 pulgadas de largo)*
- Tortilla para tacos—*2 unidades (6 pulgadas de largo)*

Galletas

- Galletas de animalitos—*10–12 unidades*
- Galletas Graham—*4 unidades (2 ½ pulgadas de largo)*
- Galletas integrales sin grasa—*4 unidades*
- Galletas Melba—*6 unidades*
- Galletitas redondas de aperitivo—*6–8 unidades*
- Galletas rellenas de queso o cacahuate—*3 unidades*
- Galletas tipo saladitas—*6–8 unidades, regulares*

Snacks y bocadillos

- Barras de higo—*2 unidades pequeñas*
- Mariquitas, "platanitos fritos"—*12 unidades pequeñas*
- Palomitas de maíz (ya cocinadas), sin grasa—*3 tazas*
- Pretzels—*1 onza o palma de mano*
- Tortitas de arroz inflado del tipo *rice cakes*—*3 unidades (4 pulgadas)*
- Totopos—*10–12 unidades*

Vegetales con féculas

- Arvejas verdes—*¾ taza*
- Calabaza (zapallo)—*1 unidad (4–6 pulgadas de largo)*
- Camote, boniato (papa dulce)—*1 unidad pequeña/mediana*
- Elote, choclo (maíz) amarillo o blanco—*¾ taza*
- Jícama—*1 unidad pequeña/ mediana*
- Malanga—*1 unidad pequeña/ mediana*
- Papa asada o cocida—*1 unidad pequeña/ mediana*

- Puré de papa—$^1/2$ *taza*
- Vegetales mixtos (elote, arbejas, chícharo seco, guisantes mezclados con otros vegetales)—$^3/4$ *taza*
- Yuca—*1 unidad pequeña/ mediana*

PRODUCTOS LÁCTEOS

Una porción de lácteos equivale a:
1 taza (8 onzas) (ejemplos: 1 taza de leche o yogur bajos en grasa)
1–2 onzas de queso natural o procesado
3–4 cucharadas de queso (ejemplo: feta, parmesano)

Leche y yogur:
- Leche descremada ó con 1 por ciento de grasa—*8 onzas (1 taza)*
- Leche de soya—*8 onzas (1 taza)*
- Leche en polvo, sin grasa—$^1/4$ *taza*
- Leche entera—*8 onzas (1 taza)*
- Leche evaporada—$^1/2$ *taza*
- Jocoque, kefir—$^1/2$ *taza*
- Yogur natural sin grasa, bajo en grasa—*8 onzas (1 taza)*
- Yogur descremado con sabor a frutas y edulcorante—*8 onzas (1 taza)*
- Yogur (helado/congelado) sin grasa o bajo en grasa—*8 onzas (1 taza)*

Quesos con menor contenido graso (1½–2 onzas):
- Blanco—*1 ½ onzas (3 cucharadas)*
- Feta bajo en grasa, sin grasa—*2 onzas (4 cucharadas)*
- Fresco (queso mexicano)—*1 ½ onzas (3 cucharadas)*
- De hoja—*1 ½ onzas (3 cucharadas)*
- Mozzarella—*1 ½ onzas (3 cucharadas)*
- Oaxaca—*1 ½ onzas (3 cucharadas)*
- Panela—*1 ½ onzas (3 cucharadas)*
- Parmesano rallado, bajo en grasa—*1 ½ onzas (3 cucharadas)*

- Queso crema, bajo en grasa, sin grasa—*1 ½ onzas (3 cucharadas)*
- Requesón (*cottage cheese*)—*2 onzas (4 cucharadas)*

Quesos grasos (1 onza):
- Amarillo—*1 onza*
- Americano—*1 onza*
- Asadero—*1 onza*
- Azul—*1 onza*
- Brie, Camembert—*1 onza*
- Cheddar—*1 onza*
- Chihuahua—*1 onza*
- Cotija—*1 onza*
- Monterrey Jack y Jalapeño Pepper—*1 onza*
- Provolone—*1 onza*
- Suizo—*1 onza*

CARNES, AVES Y PESCADOS

Las carnes, las aves y los pescados son proteínas. Hay carnes y pescados que contienen mucha grasa y otros que contienen menos.

Una porción de carne o pescado equivale a:

3 onzas de carne de res, pollo, cerdo, cordero

3 a 4 onzas de pescado o mariscos

2 huevos

Carnes y pescados menos grasos (3–4 onzas):
- Camarones
- Carne de res, magra
- Cerdo, magro
- Cordero
- Jamón, bajo en grasa
- Mariscos
- Pavo sin pellejo

- Pollo sin pellejo
- Pescados blancos (tilapia, lenguado, merluza etc.)
- Otros pescados (salmón, sardinas etc.)

Carnes grasas medianas a altas (1–2 onzas):
- Carnitas—*1 onza*
- Boloña—*1 onza*
- Jamón, grasa regular—*1 onza*
- Machaca—*1 onza*
- Mortadela—*1 onza*
- Menudo de res—*1 onza*
- Pancita de puerco—*1 onza*
- Pavo, pollo con pellejo—*2 onzas*
- Salchicha, salami, chorizo—*1 onza*
- Tocino—*1 onza (escoger tocino canadiense)*

Otros alimentos que se pueden utilizar como una porción de carnes o pescados:
En caso de que usted y su familia prefieran no comer tanta carne o pescado, puede usar los alimentos que aparecen a continuación como sustitutos. Sin embargo, la idea es que a su hijo le acaben gustando los alimentos saludables y que no tenga que estar buscando "sustitutos" para cuando llegue a la adolescencia. En la pirámide latina encontrará estos alimentos clasificados en otros lugares, como por ejemplo, los frijoles dentro de los granos o los quesos en los productos lácteos. Esto es porque estos alimentos forman parte de las dos categorías; en el caso de los frijoles, son granos, pero también tienen proteína, y en el del queso, son productos lácteos y al mismo tiempo contienen proteína.

- Frijoles, lentejas etc. (granos)
- Huevos (carnes, pescados)
- Nueces, cacahuates, anacardos (grasas saludables)
- Quesos bajos en grasa (lácteos)
- Requesón (*cottage cheese*) bajo en grasa o sin grasa (lácteos)

- Tofu (lácteos)
- Yogur bajo en grasa (lácteos)

Grasas saludables

Las grasas también deben ser parte de la dieta de su hijo porque las necesita para crecer. Dentro de las grasas hay algunas que son saludables y otras que no lo son tanto. No sólo el aceite y la mantequilla se consideran grasas: los aliños/aderezos de las ensaladas, como aliños de queso o las cremas agrias de los tacos, también lo son. En general las grasas vegetales son más saludables que las de origen animal. Sin embargo, los pescados grasos son una fuente importante de ácidos Omega-3 que son muy beneficiosos para la salud. Los ácidos Omega-6 también necesarios en una dieta saludable y se encuentran en los aceites vegetales. Tenga presente que la cantidad de grasa recomendada en el día debe incluir, tanto la que utiliza para cocinar, como la que usa para untar o aliñar sus alimentos.

Porciones de grasas saludables

Una porción de grasas saludables equivale a:

- 1 onza (ejemplo: 1 onza de nueces, maní/cacahuate, aguacate, semillas de girasol)
- 2 cucharadas de mantequilla de cacahuate
- 1 cucharada de aceite (ejemplo: 1 cucharada de aceite de oliva)
- 1 cucharada de margarina cremosa libre de ácidos grasos trans
- 1 cucharada de mantequilla cremosa

Grasas saludables:
- Aceite de aguacate—*1 cucharada*
- Aceite de girasol—*1 cucharada*
- Aceite de maíz—*1 cucharada*
- Aceite de oliva—*1 cucharada*

- Aderezo tipo César, francés o "mil islas", bajo en grasa, sin grasa—*1 cucharada*
- Crema agria sin grasa—*1 cucharada*
- Guacamole/aguacate—*1 onza*
- Mantequilla de cacahuate—*1 a 2 cucharadas*
- Margarina cremosa libre de ácidos grasos trans—*1 cucharada*
- Mayonesa baja en grasa—*1 cucharada*
- Nueces (cacahuate, almendras, pecanas, anacardos) crudos o tostados—*1 onza*

DULCES, GRASAS TRANS Y SATURADAS

En la parte de arriba de la pirámide se encuentran los alimentos que deben tomarse sólo ocasionalmente. Los dulces raramente aportan vitaminas o minerales, empeoran la diabetes, o la etapa previa a la diabetes, y muchos de ellos contienen grasas poco saludables. Las grasas trans y las saturadas contribuyen a elevar el colesterol. Las porciones que se debe tomar de estos alimentos son mínimas debido a su alto contenido de azúcar y/o de grasas saturadas y trans, que contribuyen a elevar el colesterol y la obesidad. Si decide ofrecer estos alimentos a sus hijos, lea la etiqueta de nutrición cuidadosamente para saber el número de porciones y las calorías.

Dulces: leer la etiqueta nutricional para la porción exacta

- Ate
- Buñuelo
- Churro
- Crema para café
- Dona (*donut*) recubierta de azúcar
- Dulce de leche, manjar blanco
- Flan
- Galletas con chispas de chocolate
- Galletas María
- Galletas rellenas tipo Oreo
- Jarabe de chocolate
- Nieve (helado) con grasa y azúcar
- Palanqueta de cacahuate
- Leche "mitad y mitad" (*half and half*)

- Leche condensada
- Mermeladas
- Pan dulce
- Panquecito de chocolate (*brownie*)

- Pie de manzana, fresa, frutas etc.
- Piloncillo
- Panecillos de canela
- Torta dulce

Grasas saturadas y grasas trans:

Las grasas saturadas se deben tomar en cantidades muy pequeñas, ya que nuestro organismo sólo necesita una mínima porción de estas sustancias para funcionar correctamente. Sin embargo, las grasas trans deben ser eliminadas de la dieta puesto que elevan los niveles de colesterol y el riesgo de enfermedades del corazón. En las nuevas etiquetas de nutrición que se están usando desde el 2006, el gobierno ha obligado a los fabricantes de alimentos a especificar la cantidad de grasas trans. Algunos ejemplos de grasas trans son: margarina que contenga aceites hidrogenados, productos comerciales fritos, productos de pastelería industrial, botanas o tentempiés de papas fritas. Hay que evitar los productos que contengan algún porcentaje de grasas trans o aquellos en los que aparezcan las palabras "parcialmente hidrogenado" o "hidrogenado".

Grasas saturadas (1 cucharada o menos):

- Aderezo de queso azul (*blue cheese*) o *ranch*
- Crema agria regular
- Manteca

- Mantequilla
- Salsa Alfredo
- Salsa holandesa
- Tocino

Las etiquetas de información nutricional de los alimentos: ¿para qué sirven?

Cuando llega a mi consulta un niño obeso con su familia, una de las preguntas que les formulo a sus padres es si usan la "etiqueta nutricional" de los alimentos en sus compras en el supermercado para controlar las calorías, azúcares y grasas en sus comidas. Muchos me responden que sí, pero que no saben si las están interpretando correctamente. Una de las metas que establezco en el tratamiento nutricional de mis pacientes, es que aprendan a beneficiarse de la información que les proporciona la etiqueta.

Las etiquetas de los alimentos son esas tablas blancas o de colores, que llevan pegados la mayoría de los alimentos bajo el título "Nutrition Facts" o "Datos Nutricionales". La información que aparece en estas etiquetas le pueden ser de gran ayuda para comprar los productos más saludables para su familia.

Tome cualquier producto que tenga en su casa con una etiqueta de nutrición, y podrá seguir con facilidad los pasos siguientes para conocer su significado.

TAMAÑO DE LA PORCIÓN (*SERVING SIZE*)

Debajo del título de la etiqueta (*Nutrition Facts* o Datos nutricionales) hay una línea que dice *Serving size* o tamaño de la porción. En nuestro ejemplo el Serving size es: 3 oz. (84g). En español es: Cantidad por ración: 3 onzas (84 gramos). En otros casos puede decir, Cantidad por ración: 1 pieza, si se trata de alimentos que se miden por piezas o unidades, o bien 3 galletas, o se puede medir por peso, como en el ejemplo. Eso quiere decir que la información sobre la cantidad de grasas, colesterol, azúcar, sodio y otros datos que leerá a continuación se refiere exclusivamente a la medida de la porción y no de la caja, bolsa o del producto entero.

Tiras de pechuga de pollo Tyson® (empacadas)

Nutrition Facts		
Serving Size 3 oz. (84g) Serv. Per Container About 7		
Amount Per Serving		
Calories 120 Calories from Fat 30		
% Daily Value*		
Total Fat	3.5g	5%
Saturated Fat	1g	5%
Trans Fat	0g	
Polyunsaturated Fat	0.5g	
Monounsaturated Fat	1.5g	
Cholesterol	60mg	20%
Sodium	500mg	21%
Total Carbohydrate	1g	0%
Dietary Fiber	0g	0%
Sugars	0g	
Protein	21g	42%
Vitamin A		0%
Vitamin C		0%
Calcium		0%
Iron		0%
*Percent Daily Values are based on a 2,000 calorie diet.		

PORCIONES EN EL PAQUETE
(*SERVINGS PER CONTAINER*)

Este es un dato muy importante que a veces se pasa por alto. En la etiqueta de la ilustración, el paquete contiene un total de siete porciones. Eso quiere decir que si su hijo se come toda la bolsa de tiras de pechugas, la información de la etiqueta habrá que multiplicarla por siete: siete veces las calorías, grasa, azúcares etc. La etiqueta le da el contenido nutricional por cada porción, no por el paquete entero.

Imagine que a usted le interesa saber el contenido de grasa de un producto determinado, lee la etiqueta un poco a la ligera y le parece que el alimento no tiene tanta grasa; pero para asegurarse de que está en lo correcto debe fijarse en:

■ La cantidad de la porción: no es lo mismo 3 onzas que 6 ó 9 onzas, al igual que no es lo mismo comerse 2 ó 3 porciones en vez de 1. La información nutricional se refiere sólo a la cantidad de la porción.

■ La cantidad de porciones que tiene el paquete: por ejemplo, al mirar la etiqueta de datos nutricionales de un paquete de papitas fritas, puede que le parezca que la grasa no es mucha. Pero si la información se refiere sólo a la cantidad de grasa que contienen 8 papitas y el paquete tiene 6 porciones, eso quiere decir que cada ocho papitas que se coma ira añadiendo las calorías, grasas, azúcares y el resto de los nutrientes que se indican en la etiqueta. Al final, la cantidad de grasas que habrá comido su hijo, será mucho mayor de la que aparece en la etiqueta.

Calorías (*CALORIES*)

Las calorías son una medida de energía. Cuantas más calorías tiene un alimento, más energía produce. La energía que consumimos al hacer nuestras tareas diarias o al hacer ejercicio, también se mide en calorías. Si comemos más calorías de las que gastamos, estas se empiezan a acumular en nuestro cuerpo en forma de grasa. No todos gastamos la misma cantidad de calorías al día; los niños pequeños necesitan menos que los adultos y cuanto más activa sea una persona, más calorías suele quemar. Por ejemplo, si su hijo se come dos tabletas de chocolate de 250 calorías cada una, tendría que nadar alrededor de una hora o montar en bicicleta por lo menos dos horas, para poder quemar esas calorías. ¡Cuesta mucho quemar calorías!

Las calorías que usted ve en la etiqueta se refieren a la cantidad de energía que contiene una porción de ese alimento. En el ejemplo, una porción de tiras de pollo equivale a 120 calorías.

Calorías de la grasa (*Calories from fat*)

Las calorías que comemos proceden de diferentes fuentes: de los carbohidratos, las proteínas y las grasas. No es lo mismo que un niño obtenga las calorías que necesita diariamente a base de comer golosinas, sodas, alimentos grasosos y fritos, que las obtenga de vegetales, frutas y granos integrales. En el primer caso, las grasas y los dulces serán las que más calorías nos aporten a la dieta.

Esta parte de la etiqueta, en nuestro ejemplo, le dice que de las 120 calorías que estará tomando con cada porción, 30 de ellas vienen de la grasa. Aunque un niño puede engordar si consume excesos de calorías sin importar de donde vienen (carbohidratos, proteínas y grasas), las calorías aportadas por las grasas son las que más pueden contribuir al aumento de peso. Definitivamente, las grasas son necesarias e importantes para el desarrollo y la salud de su hijo, pero el problema está en que las consumimos en exceso, y muchas veces vienen disfrazadas en los productos. En el caso de nuestro ejemplo, hay un balance saludable. Por eso es tan importante leer y entender los "datos nutricionales".

Grasa total, colesterol, sodio (*Total Fat, Cholesterol, Sodium*)

Debajo del número de calorías aparecen las cantidades que el alimento contiene en grasas, sodio (sal), carbohidratos, proteínas y otros componentes. Para mantener una alimentación sana, es recomendable reducir la cantidad de algunos de los componentes que aparecen en esta parte de la etiqueta. Por ejemplo, en la etiqueta de la página 95, las grasas totales son 3.5 gramos, de los cuales un gramo proviene de las grasas saturadas y cero gramos de las grasas trans.

Al lado, en la columna de la derecha, verá que aparecen unos porcentajes. Esos porcentajes se refieren a la cantidad que la persona usó de ese nutriente, basado en una dieta de 2.000 calorías. En nuestro ejemplo, una porción nos dará el cinco por ciento de la grasa recomendada para un día. El límite es de la cantidad recomendada para un día es el 100 por ciento, y después de haber comido este alimento nos queda un 95 por ciento (o menos) por usar durante ese día para llegar al límite máximo recomendado. Si su hijo se come todo el paquete, como el paquete contiene 7 porciones, habrá tomado el 35 por ciento de la cantidad de grasa del total de la recomendación de un día. Si observa las etiquetas de los alimentos y presta atención a las porciones que su hijo come, puede saber si está tomando muchas o pocas grasas.

Las grasas trans no tienen porcentaje; lo ideal es evitar consumirlas totalmente en la dieta, porque no hay una cantidad saludable de grasas trans; ellas elevan los niveles de colesterol en la sangre y aumentan el riesgo de padecer enfermedades del corazón. El colesterol y el sodio se listan en miligramos, que se abrevia como mg, y en porcentajes.

CARBOHIDRATOS TOTALES (*TOTAL CARBOHYDRATES*)

Éstos nos dicen que una porción de tiras de pollo (3 onzas) tiene 1 gramo de carbohidratos ó 0 por ciento del valor diario (basado en una dieta de 2.000 calorías). Dentro de los carbohidratos, como "subtítulos" aparecen la fibra dietética y los azúcares, para que usted sepa cuántos de esos gramos de carbohidratos provienen de los diferentes tipos de azúcar. El porcentaje de la fibra aparece para hacer énfasis, ya que hay una carencia de esta en nuestra dieta, y para ayudarle a calcular la recomendación diaria de fibra.

PROTEÍNAS (*PROTEINS*)

A continuación de los carbohidratos totales, encontrará las proteínas. Al lado de estas generalmente no aparece un porcentaje de valores diarios porque solemos comer las cantidades adecuadas. Por ejemplo, si su familia come carnes que contengan mucha grasa, lo que debe vigilar no son los gramos de proteína en sí que consume (a menos que coma mucha cantidad de carne con mucha frecuencia), sino el contenido y el tipo de grasas que contiene esa carne, o proteína. Así, cuando escoge carne para su menú, la cantidad y tipo de grasas aparecerán en los datos nutricionales, pero no la cantidad de proteína. En este caso la cantidad de proteína por porción es de 21 gramos y 42 por ciento de la proteína recomendada diariamente.

VITAMINAS A, C, CALCIO Y HIERRO
(*VITAMINS A, C, CALCIUM AND IRON*)

La última parte de la etiqueta se refiere a las cantidades de estas vitaminas y minerales que contiene el alimento. Se hace referencia a estas vitaminas y minerales, y no a otros, porque a menudo las personas que viven en Estados Unidos no obtienen suficiente cantidad de ellos.

El porcentaje le indica la cantidad de vitaminas A y C, calcio y hierro que contiene el alimento, con respecto a lo que tendría que obtener diariamente. Si por ejemplo, este alimento le da un 15 por ciento de calcio, todavía necesita comer alimentos hasta llegar al 100 por ciento, que sería la dosis diaria adecuada.

PORCENTAJES DE LOS VALORES DIARIOS
(*PERCENT DAILY VALUES*)

Cuando en la etiqueta hay suficiente espacio, debajo de las vitaminas y minerales aparecen un párrafo que señala que los porcentajes de los valores diarios están calculados para una dieta de 2.000 calorías. Esta información no le será necesariamente útil para su hijo, ya que cada niño, según su edad, consume una cantidad diferente de calorías al día. Por ejemplo, si su hijo necesita menos de 2.000 calorías al día, las cantidades de los porcentajes serán menores. Esta última parte de la etiqueta es igual para todos los alimentos.

Si queda más espacio, debajo de los valores diarios se muestran las cantidades que se consideran ideales de grasas, colesterol, sodio y carbohidratos en una dieta de 2.000 calorías y en otra de 2.500. Por último encontrará las calorías que contiene un gramo de grasa (9 calorías), un gramo de carbohidratos (4 calorías) y un gramo de proteínas (4 calorías).

Carbohidratos netos (*Net Carbs*)

En algunos productos, puede encontrarse con el término *net carbs* o carbohidratos netos. Este término ha surgido por la gran aceptación que están teniendo las dietas bajas en carbohidratos. Los fabricantes de estos productos quieren subrayar el bajo contenido en carbohidratos y generalmente sitúan etiquetas con esta información en la parte frontal del paquete. Además de como *net carbs*, está información también puede aparecer como *efective carbs* (carbohidratos efectivos) o *net impact carbs* (carbohidratos de impacto neto).

Sin embargo, no existe una normativa del gobierno, ni un acuerdo científico sobre lo que significa esta información y por ello, según el fabricante, puede significar una cosa u otra. Lo que quieren mostrar los fabricantes con estas etiquetas es que los carbohidratos que ofrece el producto son "menos carbohidratos", es decir, que en vez de tener azúcar regular en los ingredientes, contiene, por ejemplo, azúcares dietéticos o alcoholes de azúcar (compuestos naturales que se usan como azúcares). En otras palabras, la mayoría de estos productos son muy parecidos a los productos para diabéticos.

Pero no hay que olvidar que aunque sean productos con un bajo contenido en algún tipo de nutrientes, no están libres de calorías. Tanto si son productos con carbohidratos netos o bajos en grasas, hay que seguir considerando el número total de calorías.

Ingredientes (*Ingredients*)

Los ingredientes generalmente aparecen en la parte de atrás de un producto y son como los ingredientes de una receta, es decir, todo aquello que contiene el producto. Los ingredientes que están presentes en mayor cantidad son los que aparecen primero; los últimos son los que se encuentran en menor cantidad. Esta lista es muy importante para las personas con alergias o intolerancias.

El tipo y la cantidad de los ingredientes le dará también una idea de lo natural que es ese producto. Al comprar, compruebe las etiquetas para ver qué productos contienen más ingredientes naturales que artificiales. Compruebe si hay ingredientes, como los aceites parcialmente hidrogenados (también conocidas como grasas trans), que no necesitamos para nuestra nutrición.

Cómo ve, las etiquetas nutricionales contienen mucha información. No es necesario que calcule porcentajes y gramos en el supermercado; las cosas más importantes que debe tener presentes son: tamaño de las porciones y calorías.

Es muy útil poder saber, con sólo mirar la etiqueta, qué es lo que está comprando para su familia. Por ejemplo, a la hora de comprar galletas, aunque todas se vean casi iguales, el contenido en grasas saturadas y grasas trans puede variar mucho. Si consulta los datos referentes a las grasas, puede elegir las galletas que tengan menos. Lo mismo ocurre si quiere comprar un cereal que contenga más fibra, si está intentado de controlar el contenido de sal (sodio) en la dieta de su hijo. También podrá saber qué jugo tiene más vitamina C o si este ha sido enriquecido con calcio, ya que de forma natural no contienen calcio.

5

La alimentación del lactante

Durante mi carrera como nutricionista pediátrica, he asistido en numerosas ocasiones a pediatras en sus exámenes rutinarios de bebés. Recuerdo que había una escena que se repetía casi a diario en esas consultas: una madre latina llegaba a que examinaran a su bebé de menos de un año. El bebé, según las tablas de medición, estaba por encima del peso que se consideraba normal para su edad y estatura. A pesar de que el pediatra le advertía que el bebé tenía sobrepeso, en cuanto la mamá se enteraba de la noticia, una gran sonrisa se dibujaba en su rostro.

El crecimiento en los primeros meses es esencial para el desarrollo de su hijo. Durante el primer año, los niños crecen más de lo que lo harán durante el resto de su vida, pero un crecimiento sano no significa que el niño tenga que tener un exceso de peso. Sin embargo, para la gran mayoría de las madres latinas "niño gordo es niño sano", especialmente cuando son bebés.

Quizás esté pensando que le parece un poco exagerado hablar de bebés obesos o de empezar a controlar lo que come un infante con tan sólo unos meses de vida. El problema no es tanto que el bebé tenga más peso del que le corresponde durante unos meses, sino que es precisamente en esta etapa donde comienzan a aprenderse una serie de actitudes y costumbres que luego resultan muy difíciles de cambiar. Si en su familia hay *gorditos* adultos, sabrá de lo que le hablo.

Un niño no se levanta obeso de un día para otro. La obesidad de los niños es el resultado de una combinación de factores. Entre ellos, las costumbres que aprende a lo largo de su infancia sobre la alimentación, el ejercicio y la actitud ante la comida juegan un papel fundamental. Si en su familia todos son gorditos, es cierto que su hijo tendrá más probabilidades genéticas de ser gordito también, pero una probabilidad es sólo eso, la posibilidad de que ocurra algo. Si toma las medidas adecuadas, usted le puede ganar la batalla a la obesidad.

Nuestra cultura a veces tiene buenas dosis de fatalismo del tipo "Hay cosas que son como son y no se pueden cambiar". "Hijo", decimos "si tu abuelo y tu padre eran gorditos, tú lo vas a ser también, no importa lo que yo haga" o también: "Las cosas son así porque Dios nos las envió". Al menos en el caso de la nutrición de su hijo, puede olvidarse del fatalismo, porque en este capítulo le explicaremos cómo hacer que sus temores no se conviertan en realidad, le daremos las armas adecuadas para combatir esos genes que le tocaron a su bebé y le mostraremos las medidas que puede tomar si su bebé o infante ya presenta un problema de sobrepeso.

Estos primeros años son una etapa muy importante para su bebé, no sólo por el crecimiento físico que experimentará, sino porque usted puede establecer ahora las pautas de cómo se alimentará su hijo en años futuros. Cuanto más tarde se confronta el problema de la obesidad, más difícil es corregirlo. Ese dicho de "más vale prevenir que curar" es más cierto que nunca cuando se trata de la obesidad.

La obesidad de un infante comienza en el embarazo

Los riesgos de tener un bebé obeso, especialmente para las madres latinas, empiezan antes de nacer, concretamente en los últimos tres meses del embarazo, cuando el bebé acumula células grasas. Cuanto mayor es la acumulación de grasa en el bebé durante este periodo, más riesgo existe de que sea un niño obeso.

Entre los bebés latinos existe un riesgo mayor de que esta acumulación sea más grande de lo normal. Esto se debe a que las madres latinas tienen tres veces más posibilidades de padecer diabetes del embarazo, una enfermedad que altera el funcionamiento de la insulina en la madre y que hace que el bebé reciba mucha más "comida" de la habitual a través de la placenta.

Los bebés latinos en general, suelen tener al nacer un peso más elevado que el promedio. Algunos estudios han investigado que esta posibilidad se deba precisamente a la tendencia entre las madres latinas de tener problemas con la diabetes durante el embarazo. Mediante los cuidados prenatales adecuados la diabetes durante el embarazo se puede detectar y tratar sin problemas.

La alimentación, cuando se espera un bebé, es muy importante para evitar esta acumulación de peso en el niño. La idea de que es necesario "comer por dos" ha quedado descartada hace tiempo. Con tan sólo aumentar 300 calorías a su dieta, le estará dando a su bebé lo que necesita (300 calorías pueden ser un yogur "normal" o una rebanada de pan y un vaso de jugo).

También la malnutrición puede afectar al desarrollo del bebé durante el embarazo. Cuando la alimentación de la madre no es la adecuada, la placenta desarrolla una capacidad más grande de absorción de nutrientes, lo que también afectará al peso del niño en el futuro.

La alimentación durante los primeros meses del bebé: la leche materna

A poco que haya leído alguna revista sobre salud o visto algún canal de televisión en Estados Unidos, se habrá dado cuenta de la importancia que se da hoy en día al amamantamiento o lactancia. Estudio tras estudio ha quedado demostrado que el alimento más adecuado para un recién nacido es la leche de su mamá. La leche materna tiene exactamente todos los nutrientes que su bebé necesita para crecer sano. No hay ninguna leche infantil preparada o fórmula en el mercado que haya podido reproducir la composición exacta de la leche materna. Algunas de las ventajas de la leche materna, demostradas científicamente, son:

- Protege al bebé contra infecciones gastrointestinales y diarreas.
- Protege contra infecciones de oído y respiratorias.
- Ayuda al desarrollo neurológico del bebé.
- Protege al bebé contra alergias.

Además, la composición de la leche materna cambia según cambian las necesidades nutricionales de su bebé. En la tienda no le van a vender fórmula para, por ejemplo, bebés de tres meses y una semana o de cuatro meses y medio. Sin embargo, la leche materna sí se adapta a cada etapa del crecimiento del bebé.

El amamantamiento también es beneficioso para usted, porque ayuda a evitar hemorragias después del parto, hace que el útero vuelva antes a su tamaño normal y la protege contra el cáncer de seno y de ovario.

Pero aparte de todo esto, la leche materna se recomienda por otra razón: según muestran recientes investigaciones, los niños que han sido amamantados tienen menos posibilidades de ser obesos. Tan sólo dos meses de lactancia constituyen una diferencia en el futuro con respecto a la obesidad. A medida que se aumenta el tiempo de la lactancia, disminuyen las posibilidades de la obesidad.

Las madres latinas
y la lactancia

Probablemente sus abuelitas, tías u otras mujeres de generaciones pasadas en su familia, amamantaron a sus bebés, con mayor o menor éxito. Antes no había muchas más alternativas. Pero a mediados de 1940, con la aparición de las leches infantiles y la incorporación de muchas mujeres a trabajos regulares, esto cambió. Al menos en Estados Unidos, tan sólo una de cada cuatro mujeres decidía por aquellos años amamantar a su bebé. Entre las madres latinas eran incluso menos común dar el pecho a sus bebés; eran pocas las mujeres hispanas en Estados Unidos que optaban por la lactancia. Afortunadamente, a partir de los años 60 las cosas empezaron a cambiar con el descubrimiento de todos los beneficios de la leche materna.

En los últimos años el gobierno y otras instituciones han realizado numerosas campañas para fomentar la lactancia entre las madres latinas. Y han tenido éxito, porque desde hace diez años ha habido un gran aumento de mamás latinas que optan por la lactancia (un incremento del 48 por ciento). Hoy en día siete de cada diez madres latinas le dan el pecho a sus bebés recién nacidos.

Idealmente, según las recomendaciones de la Asociación Estadounidense de Pediatría y otros especialistas, habría que dar el pecho a los bebés durante un año. En la realidad, de las siete madres latinas que comienzan a dar pecho a sus bebés desde el momento en que nacen, tan sólo tres continúan haciéndolo pasados los seis meses de edad del bebé.

Para las mamás latinas, la decisión sobre si dar o no el pecho al bebé está muy marcada por la actitud del marido o pareja y por la opinión de la madre y otros familiares. Si al hombre, por las razones que sean (como, por ejemplo, que su esposa o su pareja muestre los senos en público), no le gusta este método para alimentar al bebé, o si la abuela tuvo una mala experiencia con ello, es bastante probable que la mamá se decida por la fórmula. Ya saben la fuerza que tiene en nuestra cultura la opinión de nuestros seres queridos. Además, cuantos más años haya vivido la madre en Estados Unidos, menos probable es que se decida por amamantar.

Sin embargo, a pesar de que haya apoyo familiar, hay pocas mujeres latinas que sigan amamantando más allá de los seis meses. Una de las razones más comunes por las que nosotras abandonamos la lactancia en los primeros meses, y que es el inicio de los problemas de obesidad de muchos niños latinos, es la percepción sobre la cantidad y la calidad de leche que está lactando el niño y sobre si está engordando de forma adecuada.

MI BEBÉ NO ESTÁ ENGORDANDO LO SUFICIENTE

En el primer mes me angustié mucho. Se me hacía que Pedrito no estaba engordando lo que debía. Le veía las piernas bien flaquitas. Mi madre me decía también que al niño le faltaba alimento y cuando me apretaba los pechos yo no veía que saliera leche suficiente, así que comencé a darle fórmula. Así por lo menos sabía cuanto comía.

—*Leticia Pérez, veintinueve años*

Pedrito, el bebé de Leticia, estaba en su peso normal según el pediatra, pero Leticia, al igual que otras madres latinas, tenía una percepción del peso de su bebé que no se correspondía con la realidad.

Lo que suele hacer una madre latina cuando decide que su bebé no está engordando lo suficiente, es comenzar a darle suplementos de fórmula. Se inicia así un ciclo que, por una parte, hace que disminuya su producción de leche y, por otra, hace que el bebé reciba más alimento del que probablemente necesita. A veces incluso se introducen cereales y otras comidas sólidas antes de los cuatro meses o seis meses, para ayudar a que el niño engorde (o para que duerma más horas seguidas). Está demostrado científicamente que esta práctica puede crear la aparición de asma y otras alergias en el futuro.

No tengo suficiente leche

Otro factor que influye en el miedo de que el bebé no esté comiendo lo suficiente durante la lactancia es la dificultad para medir la leche que el niño realmente tomó. Muchas madres temen no estar produciendo suficiente leche. A no ser que la leche se extraiga con un sacaleches, es difícil medirla igual que se hace con la fórmula que se da en una mamadera.

La leche materna aparece a los dos o tres días del nacimiento (más tiempo si ha habido una cesárea). Muchas madres se angustian pensando en que el bebé no está comiendo nada, porque no ven que de sus pechos fluya la leche todavía. Sin embargo, aunque usted no lo vea, de sus pechos salen pequeñas cantidades de un líquido transparente-amarillento que se llama calostro y que son exactamente las cantidades que su bebe necesita en esos primeros días. Recuerde que el aparato digestivo de su bebé apenas está empezando a funcionar y sólo puede manejar pequeñas cantidades de alimento.

Yo le recomiendo que confíe en su cuerpo y en *la madre naturaleza*. Si no hay enfermedades ni otras complicaciones, su bebé y usted están perfectamente ajustados el uno al otro para sobrevivir. Es normal que al principio los bebés pierdan un poco de peso. Ya vienen con reservas preparadas para ese periodo inicial de ajuste de sus aparatos digestivos.

Además, hay formas de saber si un bebé se está alimentando bien o no, sin tener que medir su leche, según demostró un estudio realizado en niños de dos y tres días de nacidos. En este estudio se pesó a los bebes en una báscula electrónica de alta precisión antes de que fueran amamantados. Después se registraron todos los signos de que el bebé estaba lactando, como si había succión, ruido de tragar, etc. Finalmente, se volvió a pesar a los bebés en la báscula de precisión. En todos los casos en los que había habido indicios de que el bebé se estaba alimentando, la báscula registró que habían tomado entre 0,9 onzas y 1,3 onzas de leche. Así que puede estar tranquila, aunque crea que tiene poca leche. Todo marcha bien si su bebé:

- Se agarra correctamente al pezón.
- Succiona.
- Le oye tragar.
- Ensucia entre 1 y 4 pañales al día con deposiciones.
- Moja entre 5 y 6 pañales al día con orina.

Por otra parte, si se saca la leche con una pompa sacaleches, no la compare con lo que sacan otras madres. Aunque usted tenga menos leche, eso no quiere decir que no le esté dando suficiente alimento a su bebé. Si su bebé está creciendo adecuadamente de acuerdo con su pediatra, no tiene por qué preocuparse.

Mi leche no es de buena calidad

Otro motivo de preocupación entre las madres latinas es la "calidad" de la leche. La leche de todas las mujeres tiene la misma composición. Es más, hasta las mujeres de países donde no hay una dieta equilibrada o donde no se toma mucho calcio, tienen leche con niveles de calcio y otros componentes muy similares. No hay madres que produzcan leche de mejor calidad que otras. Lo que ocurre es que la leche pasa por diferentes etapas para ajustarse al crecimiento de su bebé. Incluso dentro de una misma sesión de amamantamiento la leche es diferente. En el Apéndice encontrará números de teléfono y direcciones donde podrán contestar a las dudas que usted tenga con respecto a la cantidad y calidad de su leche.

Lo que sí está demostrado que afecta a la producción de leche es darle fórmula a un bebé cuando usted cree que lo necesita, y en realidad, no lo necesita. Cuánta más fórmula le dé, menos lactará el bebé y, como consecuencia, menos leche producirá la madre.

Con todo esto no le quiero decir que amamantar sea para todo el mundo. Hay situaciones tanto personales cómo médicas que hacen que esto no sea posible. Pero en circunstancias normales, usted debe sentirse tranquila y confiada sobre su capacidad de alimentar a su bebé.

Mitos latinos sobre la lactancia

Nuestra cultura es rica en tradiciones ancestrales y mitos de todo tipo. La lactancia no es una excepción y es normal que las mamás, sobre todo las primerizas, reciban todo tipo de advertencias y consejos de familiares y amigos. Aunque hoy en día está demostrado que no tienen ninguna base científica, pueden crear mucha inquietud, e incluso problemas, entre las mujeres que comienzan a amamantar. Algunos de los mitos más comunes son:

- *Los enojos y disgustos hacen que la leche se dañe o se seque.* Los disgustos, afortunadamente, no cambian el sabor de la leche materna. Si la madre está muy ansiosa por algún motivo, es posible que le cueste un poco más producir la leche, pero esta no "desaparece". En el momento que la madre se relaje, sus pechos la volverán a producir. Además, amamantar a su bebé la relajará. El cuerpo de una mujer se relaja de forma natural cuando está amamantando.

- *Cuando la leche "se agua" hay que dejar de amamantar porque ya no tiene calidad.* Este es uno de los motivos más frecuentes para que las madres latinas empiecen a dar complementos de fórmula a sus bebés.

Al principio mi leche tenía un color blanco denso, pero después de unas semanas empezó a aclararse. Tenía un aspecto aguado. Mi tía me dijo que la leche se me estaba aguando y me dio miedo que mi bebé no estuviera teniendo suficiente nutrición.

—*Ángela, veintitrés años*

La leche no siempre tiene el mismo aspecto. La primera leche que produce la madre tiene menos grasa y por eso se ve diferente, incluso durante un solo amamantamiento la leche cambia; la que sale durante los primeros minutos tiene más agua y azúcar y menos grasa, para así calmar la sed del bebé, y después va aumentando la cantidad de grasa para darle la nutrición necesaria. No compare el color de la leche materna con la fórmula, porque son diferentes. El aspecto natural de la leche materna es más acuoso y transparente que el de la fórmula.

■ *Hay que tomar avena con leche, malta, hojas de higo o cacahuates para producir más leche y evitar alimentos "fríos".* No hay estudios que prueben esta creencia, ni tampoco ningún problema por consumir estos alimentos durante la lactancia. El problema es dejar de hacer una dieta nutritiva y basar la alimentación en alimentos que supuestamente favorecen la producción de leche. Las madres que amamantan, al igual que las embarazadas, necesitan alimentarse de la forma más sana posible. En muchas culturas latinas también existen creencias sobre el equilibrio entre el "frío" del cuerpo y el "calor"; el posparto se considera una etapa "caliente" en la que hay que alejarse de los alimentos "fríos". El peligro de estas tradiciones es dejar de consumir frutas, vegetales u otros alimentos que se consideren "fríos", pero que son necesarios para una alimentación equilibrada durante el amamantamiento. Por otra parte, comer en exceso durante la lactancia no aumentará la calidad de la leche, pero sí aumentará su peso. Lo que incrementa la producción de leche es el acto de amamantar: cuanto más amamante a su bebé, más leche producirá.

■ *No se deben comer frijoles, jalapeños ni chocolate cuando se amamanta.* Puede comer prácticamente de todo mientras amamanta. Si cree que a su bebé le afecta algún alimento, pruebe a dejarlo unos días para ver como reacciona. Hay bebés que son sensibles al sabor de la leche cuando su madre toma ajo o coles. La forma de averiguarlo es tomar un alimento cada vez y observar la reacción en su bebé.

■ *Cuando los pechos se "ablandan", ya no se está produciendo tanta leche.* Después de dos o tres semanas amamantando, hay madres que se preocupan porque sus pechos ya no están tan llenos como en los primeros días. Esto se debe a que en los primeros días después del parto (sobre todo en las madres primerizas), es normal que se produzca cierta inflamación, pero a medida que pasan las semanas esta desaparece. La producción sigue siendo la misma, pero sin la congestión sanguínea.

■ *No se debe dar al bebé el líquido amarillento que sale de los pechos en los primeros días tras el parto.* Afortunadamente, este mito ya no está muy extendido porque muchas madres saben que ese líquido amarillento, el calostro, es lo mejor que le pueden dar a su bebé. El calostro es una sustancia rica en proteínas de fácil absorción para el bebé, sales minerales y vitaminas, entre otras cosas; justo lo que el pequeño estómago de su bebé necesita en los primeros días. No sólo eso, a través del calostro usted le está pasando a su bebé sus anticuerpos, las defensas que usted ha adquirido contra muchas de las enfermedades que tuvo hasta ahora.

■ *Mi mamá no tuvo leche y yo tampoco.* Todas las mujeres, a no ser que haya un problema específico con los senos, tienen leche para sus bebés. Probablemente su mamá no tuvo a nadie que le aconsejara sobre cómo amamantar a su bebé o que es lo que podía esperar los primeros días.

Mi mamá me dice que ella no me pudo amamantar porque no tenía suficiente leche y por eso tuvo que darme fórmula. Ahora que estoy amamantando a mi bebé, me pregunto si me pasará lo mismo.

—*Ana, treinta y dos años*

Afortunadamente hoy en día existen consultoras de lactancia en casi todos los hospitales que la ayudarán a comenzar a amamantar con éxito.

Los anteriores son sólo algunos ejemplos de mitos sobre la lactancia; es probable que usted conozca otros, puesto que las culturas latinas tienen infinidad de ellos. Consulte a su pediatra antes de empezar a dar suplementos a su bebé si cree que su leche no es buena o no es suficiente. La mejor medida de lo adecuado de su leche es cómo está creciendo su bebé y eso el pediatra lo puede comprobar fácilmente mediante un examen.

Dificultades durante la lactancia

Pero a pesar de los mitos de nuestra cultura y de que amamantar a su bebé sea algo natural y recomendado por pediatras y especialistas, eso no quiere decir que sea fácil. Hay madres que tienen una buena experiencia desde el principio y otras que tienen que enfrentarse con dificultades a lo largo del camino. Aunque sea algo natural, amamantar requiere un aprendizaje, tanto por parte de la mamá, como por parte del bebé.

Yo he amamantado a todos mis hijos, igual que Lourdes, coautora de este libro. Y créanos que no fue fácil, especialmente con nuestros primeros bebés. Sin embargo, sabíamos que era lo mejor que podíamos hacer por nuestros niños, así que perseveramos. Después de las primeras semanas, cuando ya teníamos un horario más o menos regular, las cosas fueron mucho más fáciles. Y no sólo mereció la pena, sino que nos ahorró mucho dinero. Amamantar le puede ahorrar hasta $1.500 al año.

Antes, cuando las familias vivían más cerca, siempre había una abuelita, tía, prima o hermana dispuesta a ayudar a la madre durante los primeros días de la lactancia. Incluso, si la madre tenía muchas dificultades, existían "amas de cría", señoras que tenían leche disponible para dar el pecho al bebé. Hoy en día, las mujeres que experimentan dificultades con la lactancia y que no tienen a su familia cerca, pueden sentirse muy solas. Las buenas noticias son que afortunadamente hay ayuda disponible. En la Guía de recursos, al final del libro, encontrará teléfonos de contacto y direcciones de expertos en lactancia que pueden ayudarle de forma gratuita. Es muy posible que en su comunidad haya grupos de apoyo para madres que quieren amamantar a sus hijos. Estas reuniones suelen ser muy útiles; además de darle consejos prácticos sobre la lactancia, compartir los buenos y los malos ratos de esta etapa con madres en su misma situación es un gran alivio.

¿Durante cuánto tiempo debe lactar mi bebé?

La Academia de Pediatría Estadounidense recomienda amamantar al bebé durante un año, para obtener todos los beneficios de la leche materna. A lo largo de los meses las necesidades de crecimiento del bebé van variando y, con ellas, las veces que necesita lactar durante el día y la noche.

Cada sesión de lactancia puede estar entre diez y veinte minutos en cada pecho. En los primeros días o semanas, el bebé puede necesitar ser amamantado cada dos o tres horas, pero a medida que crece y controla mejor como succionar, tardará menos y dejará que pase más tiempo entre tomas. En las primeras semanas el bebé puede necesitar amamantarse de siete a diez veces durante el día y de una a dos veces por la noche o más. Es normal amamantar cada hora y media a tres horas. Los bebés recién nacidos comen poquito, pero muy a menudo. Abajo encontrará un cuadro con las veces aproximadas que amamantará a su bebé a medida que pasen los meses.

Meses	Numero de amamantamientos al día
0–2	8–12 veces o más
2–4	8–10 veces o más
4–6	4–6 veces o más
6–8	4–6 veces
8–10	3–5 veces
10–12	3–4 veces
12 y más	1–3 veces

No le dé agua a su bebé si está amamantando (hasta los 4 ó 6 meses de edad); con la leche materna están suficientemente hidratados, pero consulte a su pediatra si vive en un lugar muy caluroso.

Para asegurarse de que su bebé está recibiendo el alimento que necesita, observe si tiene de 1 a 4 pañales con deposiciones y de 5 a 6 pañales mojados. En las primeras semanas no debe dejar pasar más de cuatro horas sin amamantarlo. Despiértelo si está dormido. Hable con su pediatra si no se está despertando para comer.

En resumen, amamantar requiere cierto trabajo y compromiso por su parte. Hay madres a las que les resulta más fácil, y otras que tienen más dificultades, pero recuerde que es un aprendizaje. Las primeras semanas pueden resultar difíciles; los pezones duelen o arden, es pesado ponerse al bebé al pecho cada dos horas, se siente cansada . . . pero si consigue pasar ese periodo, verá cómo se le hace menos difícil después.

Cuando amamantar no es una opción

En ocasiones, a pesar de que una madre tenga la intención de amamantar a su bebé, pueden surgir complicaciones o impedimentos que hagan que esto no sea posible. Para empezar, amamantar requiere tiempo y dedicación. Hay mujeres que tienen que volver al trabajo en unas semanas y que allí no cuentan con el apoyo o las instalaciones necesarias para seguir sacando su leche de forma regular para no perderla. Otras veces hay problemas durante el amamantamiento que hacen muy difícil para la madre el continuar. Algunos de los problemas más comunes son:

- Dolor en los pechos, pezones agrietados o sangrantes.
- Infecciones en el pecho.
- Dificultad para que el bebé agarre el pezón.
- Fatiga de la madre, por tener que amamantar día y noche.
- Cirugía anterior en los senos que impida amamantar.

En ocasiones estos problemas se pueden resolver con el tratamiento adecuado o con los consejos de una experta/o en lactancia (vea la Guía de recursos para saber dónde encontrar ayuda). Otras, a pesar de todos los esfuerzos, no es posible continuar.

De verdad que lo intenté, pero no fue posible. Mis pezones estaban sangrando, el bebé no quería tomar el pezón correctamente y tenía hambre todo el tiempo. Quería comer cada hora y yo estaba completamente exhausta. Cuando se me infectó el pecho, ya no pude. ¡Deseaba tanto amamantar a mi bebé! Aún me siento mal por no haber podido hacerlo.

—*Guadalupe, treinta y seis años*

No se sienta culpable si no puede seguir adelante con su plan de amamantar a su bebé o si ha decidido no hacerlo desde el principio. Usted sabe cuándo ha llegado a su límite y una mamá feliz y descansada, en ocasiones, es la mejor opción. Aunque la leche materna es lo mejor, hay muchos bebés que se han criado sanos y fuertes con fórmula infantil.

Tipos de fórmula

Hoy en día hay una gran variedad de fórmulas en el mercado: con hierro, sin hierro, de soja, sin lactosa, en polvo, listas para dar (líquidas) y últimamente, con ácidos grasos que imitan los de la leche materna.

Consulte con su pediatra el tipo de fórmula más adecuado para su bebé. Generalmente los pediatras suelen recomendar fórmulas con hierro, especialmente después de los cuatro meses. Estás fórmulas, en teoría, no deben causar estreñimiento ni cólicos en el bebé.

Con respecto a las nuevas fórmulas con ácidos grasos, suelen ser más costosas que las normales. Los fabricantes aseguran que este tipo de fórmulas mejoran el desarrollo cerebral de su bebé y su visión. Es cierto que la leche materna contiene esos ácidos grasos (dependiendo también de la alimentación de la madre, ya que los ácidos grasos se encuentran principalmente en el pescado, las carnes rojas y los huevos). Pero no hay ningún estudio concluyente con respecto a estas nuevas leches que pruebe que esas fórmulas mejorarán la vista o el cerebro de su bebé.

¿Cuánta fórmula debe tomar un bebé?

Su pediatra es quien mejor le podrá indicar la cantidad que debe tomar su bebé, pero aquí tiene un cuadro aproximado sobre lo que come un bebé en los doce primeros meses.

Edad	Cantidad	Número de tomas en 24 horas
1 semana	2–3 onzas	7–10
1 mes	2–4 onzas	6–8
2 meses	5–6 onzas	5–6
3–5 meses	6–7 onzas	5–6
6–8 meses	6–8 onzas	4–5
8–10 meses	6–8 onzas	4–5
10–12 meses	6–8 onzas	3–4

Nota: los bebés que toman fórmula a menudo necesitan agua. Consulte con su pediatra.

Cuando los bebés entran en etapas de crecimiento, puede que quieran comer con más frecuencia y en más cantidad. Generalmente después de uno de estos periodos de crecimiento vuelven a su patrón de alimentación habitual.

Cómo saber si su bebé está saciado

En los primeros días o incluso semanas de la vida del bebé, es común no distinguir si el bebé llora por hambre o por otro motivo e intentar amamantarlo o darle fórmula para calmarlo. Pero aunque es difícil interpretar estas señales al principio, aprender a reconocer cuándo su bebé llora por hambre y cuándo lo hace por otras causas, es una de las mejores formas de comenzar a evitar la obesidad. No sólo porque usted no lo estará sobrealimentando, sino también porque el bebé aprenderá que la inquietud, el aburrimiento o cualquier otro tipo de molestia no se calman comiendo. Estudios realizados en personas obesas indican que tienen más dificultades para reconocer cuando una sensación es hambre o cuando es otra cosa y tienden a comer en cuanto se sienten molestos por algo.

Un recién nacido sano sabe cuándo ha comido suficiente y empezará a mostrar signos que significan que ya no quiere más leche. Algunos de estos signos son:

- Soltar la succión del pezón o de la mamadera.
- Apartar la cabeza del pezón o de la mamadera.
- Cerrar la boca.
- Arquear la espalda.
- Mostrar interés en otras cosas que no sean el pecho o la mamadera.
- Devolver/vomitar los excesos de leche.

Es especialmente relevante observar y respetar estas señales en bebés que están siendo alimentados con fórmula. Con la fórmula, usted tiene más control sobre lo que come su bebé, no sólo porque puede ver en la mamadera cuánto tomó el niño, sino porque al niño le es más difícil rechazarla. Para el bebé es mucho más fácil tomar de la mamadera que aprender a sacar la leche del pecho. En la lactancia el bebé participa activamente para que salga la leche del pecho, y cuando no quiere lactar es casi imposible que lo haga. Con la mamadera es diferente. Aunque el bebé también tiene que succionar algo para que salga la leche, su papel es más pasivo y con ciertas mamaderas prácticamente sólo tiene que tragar. Por eso usted debe estar más pendiente de las señales que le indiquen que su bebé ya comió suficiente.

Recuerde que el tamaño del estómago de un bebé en las primeras semanas es como su manita encogida en un puño, y es posible que antes de acabarse las dos onzas esté ya saciado.

De igual forma es importante prestar atención a cuáles son los signos de que el bebé tiene hambre, para alimentarlo cuando lo pide y poder distinguirlos de otros. Algunos de estos son:

- Abre la boca y busca el pecho o la mamadera.
- Succiona.
- Se chupa la mano o el puño.

No espere a que el bebé llore de hambre. Es bueno establecer un horario, pero con flexibilidad e individualizado. Si su bebé tiene hambre antes de las tres horas, no espere y déle de comer. A veces cuando tienen hambre se enfadan tanto que es difícil calmarlos para que empiecen a comer.

La etapa de la lactancia es definitivamente un periodo muy importante en lo que respecta a establecer los primeros hábitos de alimentación de su hijo. En los próximos años, el niño aprenderá a comer con su ayuda. Si usted le ofrece las opciones de alimentos adecuadas, permite que su hijo regule su propio apetito y establece un ambiente familiar que apoye la actividad física, estará dando los primeros pasos para prevenir la obesidad y sus consecuencias.

6

De la lactancia a los dos años

El periodo que comprende desde poco antes de cumplir un año hasta el segundo cumpleaños, es una de las etapas más activas en la vida de su hijo. No existe durante el resto de la vida un periodo que se pueda comparar a este en cuanto al aprendizaje. Durante este tiempo su hijo dirá sus primeras palabras, dará sus primeros pasos y también aprenderá a comer por sí solo. Adquirir unos hábitos alimentarios sanos durante esta etapa le ayudará a mantener una dieta saludable en los años siguientes.

Este periodo, en lo que a alimentación se refiere, pondrá a prueba su paciencia como pocos. Su hijo está explorando y aprendiendo y todavía no sabe que la taza es para beber. Es muy probable que la leche acabe en el cabello y el arroz por las paredes.

Recuerdo que mi primer hijo, Carlos, fue un bebé más o menos tranquilo. Claro que cuando nació Carolina, se me acabó la tranquilidad. Cuando Carolina tenía seis meses, Carlos había cumplido veintiuno y fue un reto compaginar la alimentación de dos bebés en esas edades. Le daba papillas a Carolina, mientras Carlos experimentaba con sus menús "normales". A Carolina había que darle de comer, pero Carlos ya quería comer sólo. Llevé a la práctica todos mis conocimientos; me gradué como dietista tanto en la universidad como en casa. Lourdes, coautora de este libro y madre de cuatro hijos, también recuerda las primeras comidas de sus bebés, en las que había trozos de alimentos en todas partes, menos en el plato.

Tengo una fotografía de Adriana que todavía me hacer reír. Había puré de camote por todas partes; en su cabello, orejas, nariz . . . incluso en la pared. Pero la verdad, ¡entonces no me hacía reír!

—*Lourdes, cuarenta y dos años*

Alrededor del momento en el que su hijo deje el biberón, también puede ocurrir que se niegue a comer ciertos alimentos o insista en comer sólo otros. La clave aquí es la paciencia. Su hijo no va a tener problemas de desnutrición ni de desarrollo por no comer todo lo que usted le ha servido. Sin embargo, sí que puede empezar a crearse un patrón no recomendable en las comidas si usted lo presiona para que coma. En esta edad se calcula lo que un niño come teniendo en cuenta las comidas que ha hecho a lo largo de una semana y no sólo fijándose en lo que comió en un día. De manera que ármese de paciencia y de un buen trapeador para pasar por esta etapa de la manera más tranquila posible.

De los cuatro a los seis meses: los cereales

A partir de los cuatro o seis meses es cuando el bebé puede estar ya listo para tomar un nuevo alimento: los cereales o papillas infantiles. La Academia Estadounidense de Pediatría recomienda que los bebés amamantados que estén satisfechos con la leche materna no deben tomar sólidos hasta los seis meses de edad. Sin embargo, debe hablar con su pediatra si antes de los seis meses su bebé no parece satisfecho sólo con la leche. Pero recuerde siempre que nunca debe darle cereales u otros alimentos sólidos a su bebé antes de los cuatro meses de edad o antes de que su pediatra se lo indique, porque no está preparado todavía para digerirlos. Su pediatra observará en las visitas de control, entre otras cosas, si ya tiene la cabeza lo suficientemente erguida y si el reflejo de chupar del bebé ha cambiado al de tragar. Su bebé empieza a producir más saliva a partir del segundo mes, pero el babeo típico de los bebes de esta edad indica que todavía no saben tragar.

Si le da cereales u otros alimentos sólidos a su bebé cuando todavía no esté listo, aparte de poder dañar su sistema digestivo, existe un alto riesgo de que desarrolle asma u otras alergias en el futuro. Esta recomendación es muy importante, porque hay muchos padres que no la siguen. Según un estudio, casi tres de cada diez padres les dan a sus bebes comidas sólidas antes de la edad recomendada de cuatro a seis meses de edad. Tampoco es recomendable dar jugos demasiado pronto. De acuerdo con la Academia Estadounidense de Pediatría, los jugos deben ser introducidos en la dieta del bebé a partir de los seis meses.

Existe un mito muy extendido entre las madres latinas: si el bebé toma cereal por la noche, dormirá más tiempo. Es una idea tentadora, después de semanas y meses de levantarse dos o más veces cada noche para alimentar al bebé, pero no es cierta. Los cereales deben darse en forma de papilla y no añadidos a la mamadera. Entre algunas madres latinas existe la costumbre de añadir, además de cereales, azúcar u otras cosas para darle sabor a la leche. Esto es peligroso por varias razones:

- Se puede producir obesidad por el exceso de calorías.
- No se le está enseñando al niño a comer (los bebés prefieren los sabores dulces. Los hábitos y gustos por la comida se aprenden muy temprano y pueden empezar a desarrollarse ahora patrones no saludables).
- Se pueden producir caries.

Si el cereal se toma en forma de papilla, el bebé controla cuando está saciado y se evitan las calorías extras que traga cuando lo bebe mezclado con la leche. Si el cereal se mezcla con la leche, las calorías extra se tragan; su bebé no puede rechazarlas como lo hace cuando lo alimenta a cucharadas.

Cuando su pediatra le diga que ya puede empezar a darle cereales, comience con uno sólo, como cereal de arroz, y más tarde ofrézcale cereal de avena o de cebada que esté fortificado con hierro, pero no use todavía cereales mezclados, porque llevan elote o maíz y el aparato digestivo de su bebé no está aún preparado y/o puede desarrollar alergias. Es normal que al principio su bebé rechace las papillas, algo nuevo que se parece poco a la leche. No lo fuerce, no se desanime y ofrézcasela más tarde, pero no las añada a la leche de la mamadera. Tampoco le dé de comer recostado, sino sentado en una sillita comedora.

Si está amamantando, no debe dejar de hacerlo porque le empiece a dar papillas (la Academia Estadounidense de Pediatría recomienda amamantar durante el primer año). Su leche tiene todos los nutrientes que su bebé necesita y los cereales son el complemento perfecto de la leche materna a partir de los cuatro o seis meses de edad. A esta edad los bebés suelen lactar entres cuatro y seis veces al día o más. Además, para evitar las calorías extra, utilice su propia leche o fórmula para mezclar el cereal y hacer la papilla, pero no le añada azúcar, miel u otros ingredientes.

De los cinco a los siete meses: purés de vegetales y frutas

A partir de los cinco o seis meses, si su bebé ya ha aprendido a tragar de una cuchara, y controla los movimientos de la cabeza, quizás su pediatra le indique que ya puede darle purés de ciertos vegetales.

Los purés de vegetales que se recomiendan para empezar, porque son más fáciles de digerir, son los amarillos, como puré de papa dulce, de calabacita o de zanahoria (pero evite el elote, choclo o maíz porque puede producir gas) y los verdes como de judías verdes, arvejas o guisantes. Debe alternar entre los amarillos y los verdes, porque los amarillos son dulzones y es importante que también le gusten y pruebe otros sabores. Déle solo un tipo de vegetal a la vez y deje pasar dos o tres días. Así podrá saber si el bebé desarrolla alguna reacción alérgica a ese alimento. Si todo va bien con los vegetales, al cabo de unas semanas puede comenzar a darle frutas como manzanas, bananas, durazno o peras, también dejando pasar unos días entre cada alimento. Puede hacer sus propios purés o comprar los que ya están hechos, pero en ningún caso les añada azúcar o sal. El azúcar les añade calorías vacías y no es bueno para sus dientes y el organismo de los niños no está todavía preparado para procesar demasiada sal.

Con respecto a los jugos, la Academia Estadounidense de Pediatría recomienda no empezar a darlos hasta los seis meses, pero es una buena idea ser precavida con ellos. En esta etapa estamos enseñándole al niño a comer, y el jugo, aunque saludable, no le enseña el hábito de comer fruta. Además, es muy importante diferenciar el jugo, de la bebida de jugo azucarada. De acuerdo con un reciente estudio, los jugos azucarados y bebidas azucaradas son los mayores contribuyentes a las calorías en las dietas de los bebés. Por otra parte, los niños latinos tienen el índice de caries más elevado de todo Estados Unidos y el uso excesivo de jugos procesados y otras bebidas azucaradas son gran parte del problema. Ante todo, no le dé jugos a su bebé en la mamadera, espere a que su bebé aprenda a beber en una taza apropiada para su edad.

PORCIONES Y ALIMENTOS ADECUADOS PARA LA EDAD

Si está amamantando a su bebé, este debe seguir tomando pecho de cuatro a seis veces al día o más y si le da fórmula, entre 24 y 36 onzas diarias.

Al principio cuando esté introduciendo nuevos alimentos, puede darle su horario regular de leche y un par de comidas al día. Más adelante, cuando su bebé tenga ya seis o siete meses y tolere bien las papillas de cereales, las vegetales y las frutas, puede darle tres comidas al día con la leche entre comidas. Mida el puré en cucharadas en un recipiente pequeño y use una cucharita de plástico de bebé para dárselo. A continuación, tiene un ejemplo de menú para bebés entre cinco y siete meses de edad, pero usted puede organizarlo según le sea conveniente. Si está amamantando no podrá medir la cantidad de leche, pero debe seguir amamantándolo entre cuatro y seis veces al día o más.

Ejemplo de menú para un bebé entre cinco y siete meses:

	Grupo	**Cantidad**	**Alimento**
Desayuno	Leche	6–8 onzas	Fórmula o amamantamiento
	Cereal	1–3 cucharadas	Papilla de avena
	Fruta	1–3 cucharadas	Compota de manzana
Media mañana	Leche	6–8 onzas	Fórmula o amamantamiento
	Cereal	1–3 cucharadas	Papilla de cebada
Almuerzo	Vegetal	1–3 cucharadas	Puré de papa dulce
	Fruta	1–3 cucharadas	Compota de durazno
Merienda	Leche	6–8 onzas	Fórmula o amamantamiento
	Cereal	1–3 cucharadas	Papilla de arroz
Cena	Vegetal	1–3 cucharadas	Puré de zanahoria
	Fruta	1–3 cucharadas	Compota de plátano
Merienda	Leche	6–8 onzas	Fórmula o amamantamiento

Los purés de vegetales y frutas entre los que puede elegir son los siguientes:

Vegetales: papa dulce, calabacita, zanahoria, arvejas (guisantes) y judías verdes.

Frutas: manzana, durazno, pera, plátano, albaricoque.

A esta edad puede darle pequeñas cantidades de agua (4 a 8 onzas), dependiendo del clima en el que viva, pero hágalo en una taza. A pesar de que al principio se mojará, es mucho mejor que aprenda ahora, a que siga con la mamadera después de haber cumplido un año.

Ante todo, nunca fuerce a su bebé a comer. El bebé sabe cuándo ha comido suficiente. No use nunca la comida como castigo o recompensa. Estas asociaciones pueden traer más tarde trastornos en la alimentación. Y recuerde que su bebé no tiene que estar gordito para estar sano. Su pediatra es la mejor referencia para saber si su hijo tiene un peso adecuado y está creciendo como debe.

De los siete a los nueve meses: comidas blandas

A partir de los siete meses u ocho meses, puede empezar a reducir los purés y a introducir en la dieta de su bebé otro tipo de alimentos con textura blanda, como por ejemplo:

- Puré de papas o lentejas.
- Vegetales y frutas cocidas hasta que estén blandas.
- Carnes blandas muy bien cocidas (pollo, pavo o res).
- Queso Cottage o yogurt.
- Pan o pedacitos de tortilla de harina.

No le ofrezca todavía cítricos como la naranja o el limón, huevos, chocolate o tomates. Espere al menos hasta los nueve meses. No le dé a su bebé perros calientes, frutos secos pasas, uvas u otros alimentos con los que pudiera atragantarse.

En esta etapa debe tener mucha paciencia, porque es probable que el bebé pase más tiempo jugando con la comida que comiendo. Además, si es usted una madre muy pulcra con la limpieza de su casa, necesitará doble ración de paciencia. Los espaguetis suelen acabar en el suelo, en la pared o en cualquier otro lugar donde no deben estar. Afortunadamente, esto es solo una etapa; es la forma en la que su bebé está aprendiendo a comer.

PORCIONES Y ALIMENTOS ADECUADOS PARA LA EDAD

Los bebés amamantados lactan ahora entre tres y cinco veces al día y los que toman fórmula entre 24 y 32 onzas al día. También puede darle entre 6 y 8 onzas de agua al día en taza. Aunque los jugos no son necesarios a esta edad, puede darle de 4 a 6 onzas al día, pero asegúrese de que son jugos naturales sin azúcar añadido y no se los dé en la mamadera, sino en una taza.

Lo normal a esta edad es tomar unas cinco cucharadas entre vegetales y frutas en una comida, pero es su bebé quién le dirá cuando está saciado. No lo fuerce a comer. Ofrézcale alimentos nuevos y deje que los tome con los dedos, que experimente con ellos y que decida cuándo no quiere más.

Ejemplo de menú para un niño de siete a nueve meses:

	Grupo	Cantidad	Alimento
Desayuno	Leche	6–8 onzas	Fórmula o amamantamiento
	Cereal	3–5 cucharadas	Papilla de avena
	Fruta	2–4 cucharadas	Compota de manzana

	Grupo	Cantidad	Alimento
Media mañana	Leche	6–8 onzas	Fórmula o amamantamiento
	Cereal	3–5 cucharadas	Papilla de cebada
Almuerzo	Legumbre	3–6 cucharadas	Puré de lentejas
	Proteína	2–5 cucharadas	Pollo cocido muy blando
	Fruta	2–4 cucharadas	Compota de durazno
Merienda	Leche	6–8 onzas	Fórmula o amamantamiento
	Fruta o grano	2–4 cucharadas	Galletitas para bebé o pan
Cena	Vegetal o fruta	3–5 cucharadas	Zanahoria cocida blanda
	Proteína	2–5 cucharadas	Queso Cottage
Merienda	Leche	6–8 onzas	Fórmula o amamantamiento

Recuerde que si está amamantando su bebé seguirá lactando entre tres y cinco veces al día. Los alimentos entre los que puede elegir en estos meses son:

Cereales: arroz, avena, cebada o mixtos.

Granos y legumbres: puré de lentejas, chícharos (guisantes), fideos, tostada, galletas, cereales secos con poco a moderado azúcar (como, por ejemplo, los Cheerios).

Vegetales en puré o muy blandos: zanahorias, papas, papas dulces, calabacitas, judías verdes.

Frutas en puré o cocidas muy blandas: manzana, naranja, pera, durazno, plátano, ciruela.

Proteínas: pollo, pescado (no mariscos), carne molida, yema de huevo cocida, queso cottage, yogurt.

De los nueve a los doce meses: comidas más consistentes

Entre los nueve meses y el año, el apetito de su bebé puede disminuir, porque ya no está creciendo tan rápido como antes. Es frecuente que sólo coma una vez al día una comida completa y que el resto sean comidas más pequeñas. Sin embargo, debe seguir estableciendo un horario de comidas y evitar que el niño esté comiendo un poquito de esto y un poquito de aquello todo el día.

Se trata de una etapa en la que muchas madres se preocupan porque les parece que su hijo o hija "no come nada". Otros bebés le agarran "manía" a ciertos alimentos y sólo comen ciertas cosas una y otra vez. Relájese. Si su bebé está aumentando el peso necesario con comidas adecuadas y nutritivas, se ve contento y tiene energía durante el día, no hay motivo para que se preocupe. Es simplemente otra etapa y lo único que usted puede hacer es ofrecerle alimentos nutritivos durante sus horarios de comidas. No caiga en la tentación de darle alimentos como galletas, o bebidas azucaradas "con tal de que coma algo". Los alimentos dulces u otros preferidos por los niños generalmente no están en la categoría de lo que debe comer un niño; esto no quiere decir que su bebé nunca pueda comer una galleta dulce, sino que no la debe considerar como parte de sus "comidas". Aunque su bebé no coma mucho, si no está enfermo y hay alimentos nutritivos a su alrededor, esté tranquila porque no se morirá de hambre.

¡No entiendo cómo puede tener tanta energía si comiendo tan poco! Antes comía mucho mejor. Ahora me preocupa que su crecimiento se vea afectado por esta falta de apetito.

—Nuria, treinta y dos años

Es difícil para una madre latina ver que su hijo "no come" en esta etapa. Se nos pasan por la cabeza todo tipo de preocupaciones sobre si el bebé se estará desarrollando bien y las consecuencias que tendrá esa falta de apetito en futuras enfermedades. Pero es importante que comprenda que esto es sólo una etapa y que, como tantas otras cosas, pasará con el tiempo. Muchos hábitos de alimentación poco saludables se inician en este periodo, porque es duro negarle a un bebé golosinas u otros caprichos cuando nos parece que no han comido nada en todo el día. Sin embargo, cuantas más meriendítas o caprichos tenga entre comidas para compensar por lo que no comió, menos comerá a la hora de la comida porque no tendrá apetito, y así sucesivamente. Así, quizás sin querer usted pueda estar propiciando una sobrealimentación por exceso de calorías. Algunos consejos a tener en cuenta sobre la alimentación de su hijo a esta edad son:

- Siente al bebé para que coma con el resto de la familia en su sillita. Ahora puede empezar a enseñarle a manejar una cuchara infantil, o por lo menos dejar que la agarre mientras le da de comer, y compartir algún plato que se haya cocinado para el resto de la familia.

- No le dé miel hasta que no cumpla un año (puede producirle una enfermedad llamada botulismo) ni cacahuates o mariscos por las posibles alergias que estos alimentos ocasionan.

- Tenga cuidado con alimentos como las uvas, pasas, maíz, frijoles, caramelos, perros calientes o cualquier otro tipo de comida que pueda causar atragantamiento. Esté siempre cerca de su bebé cuando coma, para poder asistirle rápidamente si se atraganta.

■ Siempre que pueda, use cenas cocinadas en casa frente a las preparadas, ya que éstas suelen contener más calorías, sodio y conservantes y en esta etapa su bebé puede disfrutar casi del mismo tipo de alimentos que el resto de la familia.

■ Para beber, ofrézcale siempre agua en una taza (de 4 a 8 onzas al día).

Una de las actitudes más comunes que veo con las madres de todas las edades, es que no les ofrecen a sus hijos alimentos saludables simplemente porque a ellas no les gustan. Muchas de mis clientas me dicen que no ponen en la mesa espinaca, zanahoria o remolacha (por mencionar algunos), porque a ellas no les gustan. Sin embargo, no debe dar por hecho lo que a su hijo le pueda o no le pueda gustar. A pesar de que a usted no le gusten ciertos alimentos (o no le enseñaron de niña a comerlos), no debe cometer el error de no enseñarle a su hijo a comer de forma balanceada. El gusto por los alimentos se aprende.

Y sobre todo, deje que su bebé regule lo que quiere comer. No convierta las comidas en una batalla, ni fuerce comida en su bebé. Aunque a usted (o a la abuelita y la tía) le parezca que su bebé nos está lo suficientemente gordito, si su pediatra le dice que el peso es el adecuado, todo está bien. Tomando una actitud relajada, estará ayudando a su bebé a aprender a regular su propio apetito y a evitar la obesidad en el futuro.

PORCIONES Y ALIMENTOS ADECUADOS PARA LA EDAD

Algunos de los alimentos que su bebé puede empezar a comer ahora con los dedos son:

■ Manzanas peladas y cortadas en ocho.
■ Quesos blandos.

- Pasta o fideos bien cocidos.
- Tiritas o palitos de pescado, pollo o pavo.

Ejemplo de menú para un niño entre nueve y doce meses:

	Grupo	Cantidad	Alimento
Desayuno	Leche	6–9 onzas	Fórmula o amamantamiento
	Cereal	¼–½ taza	2–4 onzas de cereal frío con poco o moderado azúcar (Cheerios, etc.)
	Fruta	½ taza	4 onzas de manzana cortada en cubos
Media mañana	Leche	6–9 onzas	Fórmula o amamantamiento
	Fruta o cereales	¼–½ taza	2–4 onzas de cereal frío con poco o moderado azúcar ó melón Cantaloupe en cubos
Almuerzo	Granos/ legumbre	¼–½ taza	2–4 onzas de arroz
	Proteína: carne, pollo, pescado etc.	1–2 cucharadas	Pollo cocido muy blando
	Fruta	¼–½ pieza	Plátano
Merienda	Leche	6–9 onzas	Fórmula o amamantamiento
	Fruta o cereales	¼–½ taza	2–4 de cereal frío con poco o moderado azúcar o manzana o pera a cubos

	Grupo	Cantidad	Alimento
Cena	Vegetal	½ taza	4 onzas de calabacitas cocidas
	Proteína: pollo, pescado, queso etc.	1–2 cucharadas	Queso cottage
	Fruta	¼–½ taza	Pera en cubos
Merienda	Leche	6–9 onzas	Fórmula o amamantamiento

Si está amamantando su hijo, todavía lactará entre tres y cuatro veces al día.

Los alimentos que puede ofrecerle a un bebé de esta edad son:

Cereales: ya no es necesario dar cereal en papilla, puede ofrecerle cereal frío con poco a moderado azúcar como hojuelas de maíz, Cheerios, etc.

Granos y legumbres: tortillas de harina o maíz, tortilla integral, pan integral, fideos, arroz, purés de lentejas o frijoles.

Frutas: manzana, pera, plátano, melón, sandía, naranja y en general cualquier fruta. Si le da a probar uvas o pasas tenga cuidado de que no se atragante. Pele las uvas y quíteles las semillas. También debe tener cuidado con la intolerancia a las frutas ácidas como fresas o kiwi.

Vegetales: zanahoria, calabacitas, chícharos, brócoli, judías verdes, etc. Cualquier vegetal cocido, blando y picado.

Proteínas: carne magra de vacuno, cerdo, pollo, pescado (no mariscos), yema de huevo, quesos blandos blancos, tofu, etc.

El menú entre uno y dos años: ya come de todo

Si ha seguido amamantando, probablemente lo haga ya sólo tres veces al día o menos. A esta edad ya se puede dejar de amamantar o dar fórmula y empezar a tomar leche de vaca, pero con grasa. No utilice leche descremada, porque su niño necesita este tipo de grasa para crecer, al menos hasta los dos años. Los niños entre uno y dos años toman 16 a 24 onzas de leche diarias. En caso de que no esté bebiendo en taza todavía, intente darle la leche en una taza. Es importante que dejen la mamadera a esta edad. A los dieciocho meses es cuando puede dejar de darle papillas fortificadas con hierro. En esta etapa ya toman cereal frío o caliente sin problemas, pero intente evitar el cereal con mucho azúcar añadido.

Lo normal para un niño entre uno y dos años es comer tres veces al día (desayuno, almuerzo y cena) con dos meriendas entre comidas. Sin embargo, no todos los niños comen cada día tres comidas y es normal que en esta edad el apetito sea irregular. Más que preocuparse por si come o no come en un día, fíjese en la calidad de los alimentos que come durante una semana. La visita al pediatra es la mejor medida para saber si su hijo está creciendo.

Es recomendable que tengan una comida familiar al menos una vez al día. Los niños aprenden de lo que hacen los mayores y si ven que ustedes están comiendo lo mismo que él o ella, es más fácil que se animen a probarlo. También verán como ustedes usan los cubiertos. Anímele a que use sus cubiertos de plástico para comer.

¿TIENE SU HIJO INTOLERANCIA A LA LACTOSA?

Si su doctor le indica que su hijo tiene intolerancia a la lactosa (intolerancia al azúcar natural de los productos lácteos), su hijo puede disfrutar de todas formas de los beneficios nutricionales de estos alimentos:

- Ofrézcale yogur: el yogur con cultivos activos contiene menos lactosa.

- Añada queso en sus sándwiches o ensaladas y en otras comidas: los quesos son bajos en lactosa de forma natural.

- Haga que beba pequeñas porciones de leche con sus comidas favoritas; puede tomar leche durante su almuerzo o su cena. Los otros alimentos mejoran la capacidad de su hijo de asimilar la lactosa.

- Considere ofrecerle a su hijo leche baja en lactosa o con menos lactosa y otros productos lácteos.

Recuerde hablar siempre con su pediatra o nutricionista si sospecha que su hijo tiene una intolerancia o alergia a algún alimento.

PORCIONES Y ALIMENTOS ADECUADOS PARA LA EDAD

Ahora ya puede ofrecerle nuevos alimentos como huevos, vegetales crudos o nuevos tipos de legumbres. Preséntele estos alimentos al principio de la comida, cuando tenga más hambre e intente que pruebe un poquito para ver si le gusta, pero sin forzarle.

Ejemplo de menú para un niño de uno a dos años:

	Grupo	Cantidad	Alimento
Desayuno	Leche	½ taza	4 onzas de leche de vaca entera
	Cereal	¼–½ taza	2–4 onzas de cereal frío, bajo en azúcar (Cheerios, etc.)
	Fruta	½ taza	Melón cortado en cubos

	Grupo	Cantidad	Alimento
Media mañana	Lácteo	½–¾ de taza	4–6 onzas de yogurt con grasa
	Grano	½ rebanada, 3 galletitas	Pan o 3 galletitas integrales
Almuerzo	Vegetal	½ taza	4 onzas de zanahorias crudas con tomate en cubos
	Proteina: carne, pollo, pescado etc.	1–2 cucharadas	Pollo cocido muy blando
	Fruta	¼–½ taza	Plátano
Merienda	Lácteo	½–¾ de taza o 1 onza	4–6 onzas de yogurt con grasa (no de dieta) o 1 onza de queso natural
	Fruta o cereales	¼–½ taza	Manzana o pera a cubos o cereal frío bajo en azúcar
Cena	Vegetal	¼–½ taza	2–4 onzas de brócoli
	Proteína: pollo, pescado, huevo etc.	1 huevo	1 huevo en omelete
	Legumbre/ grano	⅓–½ taza	3–4 onzas de arroz o pasta

Su hijo puede comer ya de todos los alimentos, pero tenga cuidado con las palomitas, uvas, trozos de salchichas y otros con los que podría atragantarse. Esté siempre con él o ella cuando coma. Algunos ejemplos recomendados en cada grupo de alimentos son:

Leche y derivados: leche de vaca con grasa, yogur con grasa, queso Cottage con grasa, quesos blandos.

Vegetales: brócoli, judías verdes, lechuga, espinacas, zanahorias, elote o maíz, calabacitas, pimientos o cualquier otro vegetal.

Frutas: manzana, naranja, pera, plátano, durazno, frutas en conserva con poco azúcar o cualquier otra fruta.

Granos: lentejas, frijoles, garbanzos, chícharos, arroz, pasta, tortillas, pan o cualquier otra legumbre o grano.

Proteínas: carne, pollo, pescado, huevo (con clara), queso.

¡Adiós a la mamadera!

Una costumbre muy arraigada en las familias latinas es dar la mamadera a los bebés hasta pasado el año, a veces incluso hasta los cuatro o cinco años. Algunas madres piensan que si les quitan la mamadera, ya no van a tomar su leche diariamente y no se beneficiarán de sus nutrientes.

> *La única forma en que puedo hacer que Cristina se tome su leche es en la mamadera. Yo sé que quizás es un poco grande ya para la mamadera, pero no quiero que deje de tomar su leche.*
>
> —*Susana, veintinueve años*

Los pediatras no recomiendan dar la mamadera pasado el año por varios motivos:

- *Obesidad*: según un estudio, los niños de más de dieciocho meses que toman varias mamaderas de leche u otros líquidos dulces al día tienen más posibilidades de ser obesos. Esto es porque una mamadera de leche son al menos 180 calorías, o más, si siguiendo la costumbre latina, se le añaden cereales, azúcar, miel u otros ingredientes. Si a las calorías de las mamaderas se le añaden las de las comidas, el niño está comiendo mucho más de lo que necesita. Además, las mamaderas pueden quitarle el apetito al niño, lo que a su vez origina conflictos con los padres que quieren que coma también la comida que le sirven.

- *Anemia*: las mamaderas a esta edad tampoco son recomendables, porque ese exceso de calcio que se toma en la leche interfiere con la absorción de hierro y puede producir anemia. En el estudio, los niños que tomaban varias mamaderas al día tenían más posibilidades de ser anémicos.

- Caries: algo que hay que evitar especialmente con la mamadera es darla por la noche, cuando esté acostado en la cuna o en la cama. Los restos de leche que quedan en la boca atacan los dientes y pueden producir caries. Por eso, es necesario cepillar los dientes de los niños, aunque sean de corta edad. Los niños latinos tienen el índice de caries más alto de todo Estados Unidos. Añadir azúcar o miel a la leche para que al niño le guste más, o para que engorde más, no es nada recomendable. La miel puede producir alergias y el azúcar, al igual que la miel, los cereales con alto contenido en azúcar u otros alimentos son calorías extra que harán que su hijo esté comiendo más de lo que necesita (además de dañar sus dientes). Recuerde que la leche tiene su propio azúcar natural, que es la lactosa, y por eso no necesita agregarle nada más para hacer que tenga mejor sabor. Además, es mejor enseñarles desde pequeños a que les gusten los azúcares naturales de los alimentos y no los agregados.

A medida que los niños crecen, es más difícil quitarles la mamadera, especialmente si se han acostumbrado a ella para irse a dormir. Por eso, cuanto antes les enseñe a beber su leche en taza, más fácil le será retirársela y antes se le olvidará.

Recuerde que si ha estado amamantando a su bebé hasta el año, no debe darle después fórmula, sino pasar directamente a la leche de vaca en su vasito. No necesita darle fórmula a su hijo después de los doce meses de edad.

El infante obeso

Puede que después de haber leído todo esto se esté preguntando si su bebé tiene un exceso de peso o no. La mejor persona para determinar si su hijo está obeso es su pediatra. Los pediatras tienen unos cuadros que definen cuando a un niño le sobra peso de acuerdo con su edad y su estatura. Estos cuadros se dividen en unas áreas llamadas "percentiles". Si su hijo se encuentra entre el percentil 85 y 95 o más, se considera que tiene un problema de obesidad. En el apéndice encontrará ejemplos de estas tablas.

Si usted tuvo diabetes durante su embarazo o aumentó mucho de peso en el último trimestre, o si en su familia hay una historia de obesidad, entonces debe estar más pendiente del desarrollo de su bebé, ya que tiene más posibilidades de ser obeso en el futuro.

Este periodo desde el nacimiento a los dos años es una etapa en la que hay que poner especial atención con respecto a la obesidad por varios motivos:

- Es un periodo en el que tradicionalmente los latinos consideramos que un "bebé gordo es un bebé sano" y es más fácil no darle importancia al hecho de que un niño esté obeso o tenga sobrepeso.

- Los niños que a esta edad son obesos, tienen más posibilidades de ser adultos obesos.

- Es el periodo ideal para empezar a establecer hábitos sanos de alimentación, porque es cuando el niño está aprendiendo a comer.

En caso de que su pediatra determine que su bebé esté obeso, no debe buscar enseguida una dieta milagrosa. No se puede poner a dieta a un niño en esta etapa de desarrollo porque puede afectar a su crecimiento. La Asociación Médica Estadounidense recomienda que los niños de menos de dos años de edad obtengan la mitad de las calorías diarias de grasa a través de diversos alimentos, para crecer sanos y tener un buen desarrollo cerebral. En vez de centrarse solamente en la **cantidad** de alimentos que su hijo come, debe enfocarse también en la **calidad**. Las pautas de alimentación que se dan arriba para las diferentes etapas hasta los dos años son un buen modelo a seguir para darle una estructura a las comidas de su hijo y para utilizar alimentos que sean saludables y le ayuden a crecer sin aportarle un exceso de calorías.

Costumbres latinas a vigilar con el infante obeso

Además del tipo de comidas que se le da a un niño, también es importante vigilar ciertas actitudes con la comida. Por ejemplo, es muy común entre nuestras familias que los abuelos les den a los niños caprichos de dulces u otros alimentos grasos como, papas fritas o comidas rápidas que sólo son apropiadas de forma ocasional, tanto para el niño obeso como para el niño normal.

> *Pedro es mi único nieto, ¿cómo puedo decirle "No" cuando me mira con esa sonrisa de gordito lindo y me dice "Abuelita quiero un dulce"? Mi hijo dice que le estoy consintiendo pero, ¿no es para eso para lo que estamos las abuelitas?*
>
> —Nora, sesenta y tres años

Aunque a veces es difícil que las personas de generaciones anteriores entiendan que usted quiere limitar ciertos alimentos en la dieta de su hijo, hable con ellos. Explíqueles que está trabajando junto con su pediatra o nutricionista para que su hijo tenga un futuro más saludable. Lleve a su mamá o a su tía con usted al pediatra para que el doctor pueda explicarle por qué es peligroso que su bebé acumule un exceso de peso.

Otra actitud que hay que vigilar, es el calmar con dulces o con comida a un niño que está llorando, o utilizar la comida como un premio o como un castigo. En estos casos le está dando a la comida una función que no le corresponde y enseñando a su hijo a confundir la frustración o el enojo con la necesidad de comer. Usar la comida como premio o como castigo también le creará confusión.

Actividad física

El movimiento y el ejercicio es algo natural para los niños de esta edad, porque es ahora cuando están desarrollando todas las habilidades que necesitan para poder caminar; por esta razón es importante favorecer el movimiento de su bebé y no impedirlo. Las carriolas, asientos y otros lugares donde ponemos a los bebés para evitar que se muevan, aunque son muy prácticas para tenerlos controlados (y darnos unos momentos de paz), también restringen los movimientos. Lo mejor es crear una zona segura para su hijo donde pueda moverse y explorar sin peligro. Cuanto más tiempo pasen en un espacio seguro en el que se puedan mover libremente, mejor será para su desarrollo físico.

Por otra parte, animar al ejercicio físico desde edades muy tempranas es una excelente forma de establecer patrones saludables para el futuro. Al igual que los niños más mayores, los niños pequeños tienen a sus papás como referencia de su actividad física. Por ejemplo, si los niños ven que en su casa por las tardes salen al parque a jugar o a pasear, considerará esto como "lo normal". Sin embargo, si en su casa por las tardes ven televisión, lo que para él será poco común es salir a hacer ejercicio.

Cambiar nuestros hábitos de ejercicio puede ser difícil, especialmente si llegamos a la casa cansados después de trabajar todo el día.

Sin embargo, un niño pequeño es un motivo perfecto por el que empezar a introducir cambios en la rutina, ya que la forma en la que ellos aprenden es viendo lo que hacen sus padres. Salir a pasear con su hijo le proporcionará, tanto a usted como a él, tiempo al aire libre (ambos necesitan el sol para poder sintetizar la vitamina D), ejercicio para quemar calorías y la oportunidad de socializar con otros niños o con otros papás.

Los gimnasios para bebés y niños pequeños no son necesarios para que su hijo se desarrolle adecuadamente, es decir, no tiene que gastarse dinero para que su hijo haga ejercicio. Sin embargo, estos lugares son una buena idea para conocer a otros padres y madres con hijos de su edad que también estén interesados en la actividad física de sus niños.

Y no se olvide de jugar mucho con su hijo pequeño; hágale cosquillas, haga que ruede por el suelo o póngale un objeto un poco lejos para que tenga que llegar hasta él. Asociar el ejercicio con diversión es una de las mejoras formas de comenzar a desarrollar el gusto por la actividad física.

7

La nutrición entre los dos y los cinco años

E n mi consulta recibo a menudo padres con niños entre los dos y los cinco años que no vienen porque sus hijos tengan un exceso de peso. Vienen a verme porque consideran que "su hijo ha dejado de comer" y no entienden por qué.

Nunca tuve problemas con sus comidas. ¡Tenía un gran apetito y comía todo lo que le daba! Ahora no quiere probar ninguna comida nueva. Algunos días me parece que no come nada. ¿Qué le está pasando a mi bebé?

—*Jacqueline, veinticuatro años*

Lo que le ocurre a este "bebé", y a otros muchos, es precisamente que están dejando de serlo. El rápido crecimiento que su hijo experimentó durante los dos primeros años de vida ha empezado a disminuir. Aunque el periodo comprendido entre los dos y los cinco años está marcado por un crecimiento rápido, en el aspecto social, intelectual y emocional, el crecimiento físico es más lento; esto ocasiona un menor interés por los alimentos y una disminución del apetito. Este periodo de los años preescolares es especialmente importante para establecer unos hábitos de alimentación sanos en sus hijos y para prevenir la obesidad, por varias razones.

La capacidad que los niños tienen para autorregular su propio apetito a esta edad se pierde si los padres, o las personas que les cuidan, los presionan para que coman aunque no tengan hambre.

Según han demostrado varios estudios, los niños entre tres y cinco años saben calcular de forma instintiva lo que comen durante un día para obtener las calorías que necesitan cada 24 horas con el fin de mantener su organismo y crecer, pero sin acumular grasa innecesaria. Si, por ejemplo, comen bastante a mediodía, entonces por la noche no cenarán tanto. Sin embargo, este mecanismo natural de regulación con el que cuentan los niños de esta edad desaparece cuando los padres deciden las porciones que deben comer, en vez de permitir que sus mecanismos internos de hambre determinen lo que necesitan comer. Es decir, es muy importante respetar el apetito de su hijo. Si este le dice que no quiere comer más, no lo fuerce, porque estará interfiriendo con su capacidad para regular su apetito. Tampoco debe sustituir el menú saludable que usted haya planeado para él, por golosinas u otros platillos simplemente para que su hijo "se calle" o "coma algo". Si su hijo pierde su capacidad natural para regular su propio apetito, comerá en los años futuros sin saber realmente cuándo debe parar, con el peligro que esto supone para desarrollar obesidad. De hecho, en un estudio conducido entre niños en edad preescolar se descubrió que los niños con más sobrepeso tenían menos capacidad para determinar cuando ya no tenían hambre y, por tanto, para parar de comer.

Lo mejor es dividir las responsabilidades. Es decir, usted como madre o padre es responsable de presentarle a su hijo una serie de alimentos variados y saludables (como los que encontrará en los menús más adelante) y su hijo es responsable de decidir cuánto quiere comer. Pero esta forma de enfocar las comidas puede resultarle difícil a una madre o padre latino que considere que *gordito* equivale a saludable. Es más, como le ocurría a la madre al principio de este capítulo, la supuesta "falta de apetito" durante esta edad puede crear preocupación en los padres y una necesidad de presionar a sus hijos para que coman lo que ellos consideren que deben comer. Como nutricionista pediátrica le aseguro que puede estar tranquila: en circunstancias normales y si usted le ofrece a su hijo una cantidad y variedad de alimentos saludables, aunque su hijo no quiera comer lo que usted piensa que debe comer, ni se va a morir de hambre, ni va a sufrir carencias nutricionales que vayan a afectar a su desarrollo. Piense que en estas últimas décadas ha habido un gran avance en las ciencias de la nutrición. Por ejemplo, en la mayoría de los países industrializados antes se pensaba que era mejor alimentar a los bebés con leche de fórmula que con leche materna. Hoy esa idea ha quedado totalmente descartada. De igual forma, hoy se sabe que forzar a los niños a que se acaben sus platos interfiere con sus mecanismos naturales de autorregulación y les va a producir a la larga más daños que beneficios.

En el periodo entre los dos y los cinco años se definen los gustos por los diferentes alimentos; la influencia de la familia es la más importante a la hora de determinar estos gustos.

Con excepción del gusto por los alimentos dulces y los alimentos salados, un gusto con el que ya nacemos, el resto de nuestras preferencias por los alimentos las aprendemos. Los niños desarrollan un gusto por las comidas que les son conocidas, es decir, por las comidas que ven comer a sus padres, hermanos, familiares o compañeros de escuela. Por eso predicar con el ejemplo tiene mucho sentido. Si usted y su esposo o compañero, u otros miembros de la familia, comen habitualmente alimentos fritos, carnes grasas y dulces, es bastante probable que su hijo no desarrolle una preferencia por los vegetales o los granos integrales. Comer de forma saludable es una cuestión de familia.

Por otra parte, los niños también tienen preferencia por los alimentos que se presentan como premios. Los dulces y las comidas grasas, favoritas de muchos niños, se suelen utilizar como recompensa por el buen comportamiento o como premio por haber comido otro alimento que se considere más saludable. Es común decirle a un niño que podrá comer el postre si termina de comerse sus vegetales, pero esta táctica lo que suele conseguir es que el niño prefiera siempre el postre a los vegetales, además de perder la idea de que los alimentos son para nutrir, y no un juego o una competencia. Lo más recomendable es darle solamente el orden en que comerá los alimentos (ej: primero comerás los vegetales y después el postre), en vez de hacer que la condición para comer el postre sea acabar los vegetales. Por otra parte, es una idea muy latina el pensar que la comida debe terminar con un flan o una torta. El postre no es necesario a menos que sea una forma de proporcionar frutas o yogur, alimentos dulces, pero saludables.

Usted puede ser una gran influencia en las preferencias alimenticias de su hijo por medio de:

- La disponibilidad y el acceso que su hijo tiene a los alimentos.
- El horario de sus comidas.
- Los alimentos que él ve comer a los padres o cuidadores.
- La forma en la que usted usa la comida (como premio, como castigo, en celebraciones).

Hacia el final de esta etapa se produce un periodo conocido como "rebrote de la adiposidad"; el adelanto de este periodo se ha relacionado con la obesidad en la edad adulta.

Alrededor de los cinco años, la masa corporal (el peso), baja, para luego empezar a incrementarse de nuevo; este hecho se conoce como el periodo de rebrote de la adiposidad. Se ha demostrado que cuanto antes se produzca el rebrote de la adiposidad, más posibilidades tiene un niño de ser obeso en el futuro. Es más, en las niñas, cuando este periodo de rebrote de la adiposidad se adelanta, el aumento de peso posterior se produce de forma más rápida. No se conocen con exactitud las razones por las que este periodo aparece antes, pero se cree que se debe a una relación entre los genes y el medio ambiente. El adelanto del periodo de rebrote de la adiposidad depende de los genes del niño, pero es también el momento más efectivo para cambiar los patrones de conducta que conducen a la obesidad.

Uno de los factores que predicen el adelanto del rebrote de la adiposidad en los niños es que uno de los padres sea obeso. Si este es su caso, debe estar en contacto con su pediatra o su nutricionista para poder observar si el rebrote de la adiposidad se produce antes de lo esperado y qué medidas tomar en caso de que así sea. Consultar con su pediatra o nutricionista a menudo durante estos años es especialmente importante para algunos padres latinos, puesto que la percepción de la obesidad infantil, a veces no se corresponde con la realidad.

De los dos a los tres años: la época del ¡no!

A partir de los dos años los niños empiezan a descubrir que son personitas independientes y ¡qué mejor forma de expresar esa independencia que hacer lo contrario de lo que se les dice!

Parece que ¡NO! es la única palabra que tiene en su vocabulario últimamente. Las comidas solían ser un rato agradable para todos, pero eso ya es historia . . .

—*Antonio, treinta y un años*

Pero no debe olvidar que aunque su hijo se comporte de forma testaruda, eso no quiere decir que su personalidad futura vaya a ser así. Esta es una etapa normal y necesaria de su desarrollo como persona.

Es bastante común que los niños de esta edad se nieguen a probar cualquier alimento nuevo (y a veces los que ya conocen), especialmente los alimentos saludables como frutas y vegetales. Además, es durante este periodo cuando los niños suelen dejar de usar pañales. Esto puede causarles cierta a ansiedad a los pequeños e influir en su apetito. De la misma forma, es común que alrededor de esta edad nazca un hermanito pequeño. La llegada de un nuevo miembro a la familia también puede afectar su actitud ante la comida; a veces los niños expresan sus conflictos emocionales rechazando la comida.

Todo lo anterior, sumado al hecho de que su apetito disminuye de forma natural debido a que el crecimiento no es tan intenso como en los primeros dos años, puede crear tensiones alrededor de la comida.

LAS BATALLAS EN LA MESA

Aunque la falta de interés de su hijo por la comida o la negativa a probar nuevos alimentos sea parte normal de su desarrollo, esta etapa puede acabar con la paciencia de cualquier padre. Es importante tener presente que este periodo pasará y no olvidar quién de los dos es el adulto. Ante todo, intente evitar las batallas en la mesa; no conducen a nada y pueden crear patrones perjudiciales de relación con la comida.

Evite las amenazas. Según un estudio realizado entre padres latinos con hijos en edad preescolar, algunas de las amenazas más comunes utilizadas para que coman son:

- Te pondremos una inyección.
- Necesitarás un laxante.
- Tu padre te pegará cuando venga.
- Te dejaremos en casa solo.
- Querré más a tu hermano(a) que a ti.

Recuerde que si usted le ofrece un menú variado y saludable, aunque su hijo no coma todo lo que a usted le gustaría, no se va a "morir de hambre" ni a sufrir una desnutrición. Lo mejor que puede hacer por él es dejar que coma la cantidad que quiera y respetar sus mecanismos internos de regulación del apetito.

EL RECHAZO A LOS NUEVOS ALIMENTOS

Hay un cuento muy popular entre los niños, escrito por el Dr. Seuss, que se llama "Huevos verdes y jamón". En el cuento, un gato le insiste al protagonista durante páginas y páginas que pruebe los huevos verdes con jamón. El protagonista se niega una y otra y otra vez. Finalmente, después de hacerse mucho de rogar, acepta probar un poquito. En ese momento su actitud cambia totalmente: le encantan los huevos verdes con jamón y se convierten en uno de sus platos favoritos.

Esta época del ¡no!, suele ir acompañada por un rechazo a cualquier alimento nuevo que aparezca por la mesa, especialmente a los vegetales. Su estrategia debe ser muy similar a la del gato del cuento; perseverar con paciencia y con humor. De hecho, esta forma de tratar el rechazo a los alimentos de su hijo es más que un cuento. Según un estudio realizado al respecto, hay que ofrecer a un niño un nuevo alimento al menos entre ocho y diez veces, para que empiece a aceptarlo.

Cuando le presente algo nuevo, dígale que sólo quiere que dé un mordisco para ver si le gusta, no le insista en que lo termine. Y no se olvide de halagar a su hijo si lo prueba. La mejor forma de introducir estos alimentos nuevos es conjuntamente con otros alimentos que ya le gusten a su familia. Recuerde que si ustedes no comen vegetales o alimentos que quieren que su hijo coma, será difícil que él los acepte.

Para los niños de esta edad, familiarizarse con estos nuevos alimentos conlleva tocarlos, desmenuzarlos con las manos o hacer figuritas con ellos. Tenga un poco de paciencia porque esto es normal y, además, les ayudará a aceptar con más facilidad la novedad de los sabores y texturas.

HORARIOS Y LÍMITES

Una de las características del comportamiento de los niños de esta edad es explorar hasta dónde pueden llegar. Establecer donde están los límites y crear una estructura, o unos horarios durante el día, son bases esenciales para su desarrollo que se reflejarán en su comportamiento ante la comida. Las costumbres rutinarias le ayudaran a sentirse seguro. Por ejemplo, las horas de la comida y del sueño están estrechamente relacionadas. Si su hijo tiene una hora fija para acostarse (y descansa las horas suficientes) se levantará todos los días más o menos a la misma hora y desayunará también alrededor de la misma hora. El resto de sus comidas también estarán ajustadas a este patrón. Así, podrá prepararle un menú diario con tres comidas principales y de uno a tres bocadillos o *snacks*. Sin embargo, si su hijo se acuesta cada día a una hora diferente, no se levantará a la misma hora (o si lo hace estará muy cansado). Esto afectará su apetito en la mañana y, por consiguiente, será difícil que lleve un horario regular en el resto de sus comidas, o que sienta hambre a las horas que le toque comer.

Cuando establezca reglas, procure ser consecuente con ellas, porque su hijo las probará una y otra vez para ver si "la regla sigue en pie". Por ejemplo, si en su casa sólo se come sentado en la mesa y sin ver la televisión, manténgase firme cada vez que su hijo le pida que quiere ver sus dibujos animados favoritos a la hora de comer. Si cada vez decide una cosa diferente, esto le creará confusión.

Una forma de no tener que decir tantas veces "no" es darle opciones entre las que elegir. Por ejemplo, si insiste en comer parado: "Ya sabes que hay que comer sentado: ¿quieres comer en la mesa de la cocina o en la de la sala?". O si quiere ver televisión mientras come: "Ya sabes que mientras comemos no se ve televisión, pero yo te acompaño a comer. ¿Quieres que platiquemos de cómo te fue en la escuela o prefieres que te cuente un cuento?". Siempre que su hijo haga algo que espera de él, no se olvide de elogiarle. Esta es una de las cosas que mejor funciona para educarle.

Ahora que empieza a marcar límites y a crear patrones saludables, hay algunas conductas que debe empezar a establecer, aunque su hijo sea todavía chiquito. En niños de mayor edad, estos son algunos de los comportamientos que contribuyen a combatir la obesidad:

- Limite las horas que ve televisión y las horas que juega en la computadora. Más de dos horas diarias no es recomendable.

- No lo acostumbre a las sodas. Las sodas son uno de los mayores contribuyentes a la obesidad en niños y adolescentes. El agua es siempre la mejor bebida. Los niños de esta edad que consumen nueve o más onzas de soda al día tienen muchas probabilidades de tomar menos de ocho onzas de leche diariamente, según demostró un estudio. Menos leche equivale a menos calcio, un mineral muy importante para ellos.

- Acostúmbrelo a que se lave los dientes después de cada comida y antes de acostarse. Los niños latinos son los que más caries tienen de todo Estados Unidos.

LAS GUARDERÍAS: ¿LLEVAR LA COMIDA DE CASA O COMER ALLÍ?

Más de la mitad de las mujeres que trabajan hoy en día tienen niños pequeños, según los datos del censo, y una gran mayoría de estos niños pasan buena parte del día en las guarderías. Hay guarderías en las que es necesario traer la comida de casa, otras que, por un precio adicional, ofrecen almuerzo a los niños, y otras en las que se puede escoger una u otra opción.

Si su hijo lleva la comida preparada de la casa usted puede tener más control sobre lo que come, y también le resultará más económico, aunque tendrá que invertir algún tiempo en preparar la comida. Puede planificar un menú para la semana, o para dos semanas, con los menús que se ofrecen en este capítulo, y tener así la comida preparada de antemano. Hay muchos platillos saludables y sabrosos que se pueden preparar en gran cantidad previamente y después congelarlos en porciones, listos para descongelar. Sólo tendrá que añadir vegetales, frutas frescas y lácteos. Para saber cómo se alimenta su hijo en la escuela pregunte a los maestros con regularidad cómo está comiendo, si deja mucha comida o si "comparte" su menú con otros amiguitos. Infórmese también sobre si existe alguna regla o recomendación sobre lo que los niños deben llevar de la casa. Por ejemplo, si no hay control sobre la cantidad de dulces o sodas que puedan llevar otros niños, o sobre si los "comparten" o "intercambian" entre ellos golosinas.

En el caso de que su guardería ofrezca un servicio de almuerzo, puede que esté indecisa sobre si es mejor llevar la comida de casa o que su hijo coma en la guardería. El primer paso para decidir si quiere que su hijo se lleve su comida preparada de la casa o no, es saber qué tipo de menú ofrecen. La guardería tiene la obligación de proporcionarle un menú en el que se especifique qué es lo que comerá su hijo y a qué horas. Compare el menú de la guardería con el menú que se ofrece más adelante para ver si hay suficientes frutas, vegetales, granos y lácteos. También debe asegurarse de que no se ofrezca un exceso de alimentos y bebidas azucaradas o con alto contenido en grasas.

Finalmente, es importante recordar que aunque su hijo coma en la guardería, es nuestra responsabilidad como padres enseñarles a comer adecuadamente. Si no está muy feliz con el menú que ofrecen en la guardería, pero no le queda más remedio que su hijo coma allí, intente balancear el menú diario con la comida que le ofrece en la casa.

Hable a menudo con su hijo sobre por qué es necesario comer vegetales, frutas y granos y por qué es mejor evitar las bebidas azucaradas o golosinas. Explicándoselo en un lenguaje que él pueda entender, estará estableciendo las bases de una buena alimentación.

El menú entre dos y tres años

Un niño de esta edad generalmente necesita unas 1.000 a 1.200 calorías al día, es decir, la mitad de lo que probablemente usted come diariamente. En esta etapa su hijo necesita nutrientes específicos como calcio, proteínas, vitamina A y hierro para poder desarrollarse de forma adecuada. Concentrarse en una dieta variada es más fácil que enfocarse en que su hijo coma un alimento específico. Por ejemplo, si a su hijo no le gustan los camotes o boniatos, puede darle un pedazo de melón *cantaloupe*, ya que los dos alimentos contienen vitamina A. Si la leche no es de su agrado, puede darle otros alimentos ricos en calcio, como los quesos y el yogur.

La leche entera o regular se debe dar sólo hasta los veinticuatro meses de edad. Después de los dos años cualquier leche baja en grasa es adecuada ("low fat" de 2 por ciento, 1 por ciento o incluso la descremada), siempre y cuando su hijo reciba las calorías adecuadas de otros alimentos. Aunque su hijo le pida que le endulce la leche, evite hacerlo, pues la leche ya contiene su propio azúcar, la lactosa, y esto son calorías añadidas que generalmente no aportan nutrientes. Si su hijo toma actualmente la leche endulzada, empiece a disminuir los endulzantes poco a poco hasta que tome la leche en su forma natural. Pero no lleve las cosas a los extremos. Su hijo puede tomar la leche chocolateada de vez en cuando, porque se beneficiará igual del calcio y los nutrientes de la leche. La idea es evitar que su hijo dependa de los endulzantes para tomar un alimento tan común y sano como la leche "simple".

A continuación tiene un ejemplo de menú diario para un niño de dos a tres años. Las porciones están de acuerdo con la pirámide latina en el capítulo cuatro y están distribuidas a lo largo del día. Es decir, 1 taza de vegetales puede ser dividida en ½ taza de vegetales en el almuerzo y ½ en la cena y lo mismo con los demás grupos de alimentos.

PORCIONES DIARIAS PARA NIÑOS DE DOS A TRES AÑOS
Calorías: 1.000 a 1.200 divididas de la siguiente forma:

Grupo de alimentos	Cantidad
Granos, legumbres	2–2½ tazas/unidades
Vegetales	¾ de taza o más
Frutas	1–1½ tazas/unidades
Lácteos bajos en grasa	1½–2 tazas
Carnes magras	3–4 onzas
Grasas saludables	1 cucharada

Algunos ejemplos recomendados en cada grupo de alimentos son:

Lácteos y derivados: leche 2 por ciento, 1 por ciento o descremada, yogur, queso natural, queso, helado de leche, pudín.

Vegetales: zanahorias, calabacines, brócoli, espinaca, lechuga "romana", vegetales verdes, amarillos, rojos. Cualquier vegetal tolerado cocido o crudo y en pedazos pequeños.

Frutas: manzana, pera, plátano, melón, sandía, naranja, kiwi, mango, papaya, carambola. Cualquier fruta tolerada fresca o cocida y en pedazos pequeños.

Granos: tortillas de maíz, arroz blanco o integral, papas, yuca, camote, boniato, malanga, panes, cereales, pasta, fideos, lentejas, frijoles, quinoa.

Proteínas: carnes magras de vacuno, cerdo, pollo, pescado (no mariscos), huevos*.

EJEMPLO DE MENÚ PARA UN NIÑO DE DOS A TRES AÑOS (ENTRE 1.000 Y 1.200 CALORÍAS)

	Grupo	Cantidad	Alimento
Desayuno	Lácteo	½ taza	4 onzas de leche 1%
	Granos	½ taza	4 onzas de cereal listo para comer
	Fruta	½ unidad	½ plátano mediano

*Si sospecha un tipo de alergia a ciertos alimentos (huevos, cacahuates, miel, fresas, pescado), debe consultar con su pediatra inmediatamente.

	Grupo	Cantidad	Alimento
Media mañana	Grano	½ unidad	½ tortilla de maíz o harina integral
	Grasa	½ cucharadita	Margarina "light" o aceite de oliva
	Fruta	½ taza	4 onzas de jugo natural
Almuerzo	Carne	2 onzas	Pollo desmenuzado
	Granos	1 unidad	1 rebanada de pan de grano integral
	Vegetal	½ taza	4 onzas de brócoli cocido
	Grasa	½ cucharadita	Salsa "ranch" baja en grasa para vegetales
	Lácteo	½ taza	4 onzas de leche 1%
Merienda	Fruta	½ taza	4 onzas de duraznos de lata, bajos en azúcar o de fruta fresca
	Grano	½ taza	6 galletas de animales
Cena	Grano	½ –1 taza	4–8 onzas de espagueti
	Carne	1 onza (2 cucharadas)	Carne molida baja en grasa
	Vegetal	2 onzas (4 cucharadas)	Zanahoria rallada
	Lácteo	½ taza	4 onzas de yogur bajo en grasa
	Fruta	¼ taza	2 onzas de fresas en pedazos en yogur

A primera vista esta cantidad de comida puede parecerle excesiva; sin embargo, este menú de ejemplo incluye las porciones adecuadas para todos los grupos, distribuidas a lo largo del día. Deje que su hijo decida cuánto necesita comer. Refiérase al Apéndice para las recomendaciones de calorías diarias de acuerdo con la actividad física.

De los cuatro al final de los cinco: quiero ser mayor

Aunque al principio de los cuatro años todavía quedan restos de la revolución independiente de los dos y los tres años, se inicia ahora una etapa más tranquila en la que el niño empieza a adquirir comportamientos algo más adultos, lo que es ciertamente un respiro para los padres. Además, aparece un deseo de comprender el por qué de las cosas, de aprender y de colaborar. Les encanta observar a los mayores y hacer lo mismo que ellos hacen. Es un momento excelente para explicarles más acerca de las cualidades de los alimentos y el por qué comer vegetales y frutas es bueno.

Los niños de cuatro años todavía necesitan algo de ayuda para comer, pero a medida que transcurren los cinco cada vez se les hace más fácil comer solos. Sin embargo, a muchos les gusta tanto tener conversación en la mesa, como hacen los adultos, que se pueden retrasar mucho para acabar sus platos.

A esta edad el apetito está más o menos estabilizado, aunque puede haber días que no tengan hambre, y por eso sigue siendo adecuado calcular lo que comen de forma semanal, y no necesariamente de forma diaria.

NIVELES DE HIERRO, ZINC Y CALCIO

Las vitaminas y minerales son componentes esenciales para la salud y el buen desarrollo de su hijo (ver capítulo tres). Pero en esta edad hay tres minerales en los que debe poner especial atención debido a que influyen decisivamente tanto en el crecimiento como en el rendimiento de su hijo en la escuela.

La anemia por falta de hierro es bastante común en niños de edad preescolar y los niños latinos, en general no tienen una cantidad de hierro adecuada en sus dietas. Por otra parte, existe una relación entre el sobrepeso en los niños y la anemia por falta de hierro.

Además, sin hierro no se pueden fabricar glóbulos rojos, y sin glóbulos rojos no se puede repartir suficiente oxígeno por el cuerpo y en el cerebro. Por eso es muy recomendable incluir en la dieta de su hijo alimentos ricos en hierro, como cereales y panes fortificados con hierro, frijoles, lentejas, pasas o duraznos secos, ahora que ya los puede masticar. El hierro se absorbe mucho mejor cuando va acompañado de vitamina C, como la que contiene el jugo de naranja natural, fresas, brócoli, tomates o mangos. Generalmente, los niños que tienen una deficiencia de hierro aunque no siempre—son aquellos que raramente comen carnes, no les gustan los cereales fortificados con hierro, y no consumen vegetales ricos en este mineral. Para aumentar el consumo de alimentos ricos en hierro en su hijo, ofrézcale hígado, carne de res, frijoles, frutos secos (vigilando que no se atragante), papas horneadas, cereal de avena (*oatmeal*) y cereales fortificados con hierro. Si el pediatra descubre que su hijo tiene anemia, seguramente le recetará un suplemento de hierro.

Con el zinc ocurre algo similar. Hay niños latinos en edad preescolar que no obtienen suficiente zinc en sus dietas. El zinc tiene una función principal en la creación de insulina y el correcto funcionamiento de la insulina es un factor muy importante para evitar la diabetes, una enfermedad que afecta a la población hispana mucho más que al resto. El zinc se encuentra en el pescado, las legumbres, los cereales integrales, las carnes rojas, las nueces, el tofu y el huevo.

Según un estudio realizado a propósito del calcio en las dietas de los niños en edad preescolar, las niñas latinas son las que tienen los niveles de calcio más bajos. El calcio es un mineral esencial para el desarrollo de los niños porque participa en el crecimiento y regeneración de huesos, dientes y otros tejidos. Además de los productos lácteos como la leche, el yogur o el queso, los vegetales de hoja verde como las espinacas o el brócoli, o los pescados como la sardina enlatada o el salmón enlatado con huesos, contienen también calcio. Es importante asegurarse de que su hijo, y especialmente su hija, tiene suficientes alimentos ricos en calcio en su dieta.

LOS BOCADILLOS, MERIENDAS O *SNACKS*

El apetito de los niños entre cuatro y cinco años puede variar según los días. Mantener una estructura de comidas le ayudará a evitar que coma a horas desiguales. Es conveniente no caer en la tentación de darle más bocadillos o *snacks* de los planeados porque usted considere que no ha comido suficiente a la hora de la comida. Si el bocadillo le quita el hambre para la siguiente comida, entonces no comerá los alimentos, como vegetales o legumbres, que usted vaya a servirle y que son necesarios para su desarrollo.

Procure que los bocadillos que le dé a su hijo entre comidas sean naturales y nutritivos. Evite los dulces prefabricados o los fritos que contienen muchas grasas saturadas, como las donas o las botanas (tentempiés) fritas. Es mucho más saludable ofrecerle un pequeño sándwich integral, una bolsita de zanahorias ya peladas y listas para comer o fruta natural troceada. La fruta natural es siempre una mejor opción que los zumos preparados, ya que satisfacen más por ser sólidos.

Hace unos cincuenta años el jugo de naranja era el más consumido. Ahora, el jugo favorito entre los niños de menos de cinco años es el de manzana. Aunque el jugo es una bebida baja en grasa y nutritiva, la mezcla de azúcares que hay en los jugos empaquetados puede elevar mucho las calorías. Además del contenido de azúcar, un problema añadido de los jugos es que están sustituyendo otras bebidas como la leche, que es tan necesaria para el desarrollo de los niños. Por eso, siempre que pueda utilice fruta natural en lugar de jugos empaquetados, y si tiene que usar los que están empacados, asegúrese de que son 100 por ciento jugo. Acostumbrarlos desde pequeños a la fruta natural y a otros bocadillos naturales le ayudará en el futuro. Más adelante, las máquinas dispensadoras de sodas, galletas y dulces que hay en muchas escuelas pueden ser una gran tentación. Desarrollar un gusto por los bocadillos naturales, les ayudará a realizar elecciones más saludables en el futuro.

LAS COMIDAS EN FAMILIA

Esta es la mejor edad para empezar a comer en familia, si es que no ha empezado todavía. Entre los cuatro y los cinco años el niño ya puede sentarse en una silla, con un elevador, o elevada al nivel de la mesa con un cojín. No necesita una sillita especial para comer.

Aunque a veces resulte más fácil darles de comer por separado o a horas distintas que las del resto de la familia, comer todos juntos es una gran oportunidad para que aprendan, tanto a comportarse en la mesa, como a acostumbrarse al menú familiar. Además, presentar nuevos alimentos es más fácil en la mesa familiar cuando su hijo ve que usted y otros adultos y/o niños los comen. Si su hijo no se anima a probarlos a la primera, no le dé importancia; comente que se está perdiendo algo muy rico, y ofrézcaselo de nuevo en otra ocasión. Recuerde que a los niños hay que ofrecerles nuevos alimentos entre ocho y diez veces para que los acepten en su menú.

Un aspecto importante de la comida en familia es evitar que la televisión sea el centro de la reunión. La televisión es una distracción de la atención que debemos poner en los alimentos y en las relaciones con los demás. La comida familiar es un momento para compartir las experiencias del día y disfrutar de la compañía de los demás miembros de la familia, al tiempo que consumimos alimentos. El hecho de que los niños asocien la hora de la comida con compartir y disfrutar la compañía de otros, creará en sus hijos un patrón saludable de relación con los alimentos.

Cuando era una niña mi padre era muy estricto con las comidas familiares. Todo el mundo tenía que estar sentado a tiempo en la mesa con las manos y la cara limpia. No había televisión, sólo plática familiar. Esas comidas familiares son uno de los mejores recuerdos que tengo de mi infancia y quiero que mis hijos los disfruten también.

—Margarita, *treinta y ocho años*

Una última razón en apoyo de las comidas familiares: los niños que tienen una comida familiar diaria tienen una dieta de mejor calidad que aquellos que no la tienen. Estos niños comen más vegetales y frutas y tienen mejores niveles de calcio, hierro, ácido fólico y vitaminas B_6, B_{12}, C, y E.

EL COMPORTAMIENTO EN EL RESTAURANTE

Comportarse como personitas en un restaurante les empieza a resultar más fácil a los niños de esta edad, pero de todas formas no hay que olvidar que son todavía niños muy pequeños.

Algunas precauciones que le ayudarán a hacer que las comidas fuera de casa sean más agradables para todos son:

- Intente evitar que los niños lleguen hambrientos al restaurante. Un pequeño *snack* saludable previamente les ayudará a esperar con más calma su comida.

- Lleve unos lápices de colores y algún pequeño cuaderno para que dibujen mientras esperan la comida o pídale al restaurante si tiene alguno disponible.

- Explíqueles que ya son niños mayores que están comiendo en restaurantes de personas mayores y que por eso tienen que cumplir con ciertas reglas de comportamiento y educación.

El menú entre los cuatro y los cinco años

A partir de esta edad las necesidades de grasa de su hijo continúan disminuyendo (aunque tomar una cantidad de grasas adecuada sigue siendo importante durante toda la vida). Los niños menores de dos años necesitan que la mitad de las calorías de sus dietas vengan de las grasas, pero a partir de los dos años esta cantidad se reduce al 30 por ciento. Es posible que ahora su hijo ya tome leche con un porcentaje menor de grasa, como la leche descremada o con un contenido graso del uno por ciento o dos por ciento. Sin embargo, también tiene que reducir la grasa de otros alimentos. Algunas formas de hacerlo son:

- Añadir más pescado a la dieta, junto con el pollo y la carne de res.
- Remover la piel del pollo y sacar las grasitas de las carnes y del pollo.
- Usar grasas más saludables como el aceite de oliva y margarinas libres de grasas trans, en lugar de la manteca.
- Use métodos para cocinar "bajos en grasa" como hornear, cocer a la parrilla, hervir en agua o al vapor.
- Servir alimentos ricos en fibra, incluyendo panes de grano integral, cereales, frijoles, legumbres, frutas, y vegetales.

A partir de los tres años es importante tomar la cantidad adecuada de fibra, ya que esta puede reducir el riesgo de enfermedades del corazón y cáncer en su hijo cuando sea adulto. Pero el incremento de fibra tiene que ser paulatino; si su hijo no está acostumbrado a comer alimentos ricos en fibra, éstos le pueden producir gases o hinchazón del vientre repentina.

Algo que no hay que olvidar es que los niños necesitan tomar cantidades adecuadas de agua, no sólo porque es esencial para el buen funcionamiento del organismo, sino porque reduce los síntomas iniciales de una dieta rica en fibra.

El calcio es otra prioridad de la nutrición a esta edad, porque obtener suficiente calcio ahora, significa tener huesos fuertes después. Los niños de esta edad requieren una cantidad superior de calcio al día. Buenas fuentes de calcio son los lácteos bajos en grasa (como la leche o el queso), el tofu, el salmón (cocinados con sus huesos), jugos y bebidas fortificadas con calcio, sardinas, espinacas y helados (aunque estos servidos sólo ocasionalmente).

Los dulces y golosinas puede que sean una de las predilecciones de su hijo en esta edad. Prohibírselos totalmente no es una opción, ya que de una u otra forma van a estar expuestos a ellos (y además este tipo de prohibiciones suelen producir el efecto contrario), pero es importante ponerles un límite. Los niños que consumen golosinas diariamente, o con mucha frecuencia, suelen tener una nutrición inadecuada. Las golosinas las puede dejar para los cumpleaños, fiestas o salidas especiales.

La cafeína tampoco debe formar parte de su dieta a esta edad, ya que es un estimulante que puede interferir con su capacidad para concentrarse y para dormir. Evite las sodas y bebidas que contengan cafeína y, por supuesto, los cafés. Actualmente hay muchas bebidas fabricadas expresamente para los niños que contienen cantidades grandes de cafeína. Esta es otra de las razones por las que es importante leer la etiqueta nutricional de los productos para conocer sus ingredientes.

Si usted le ofrece a su hijo una dieta variada, probablemente no necesitará un suplemento vitamínico, pero es importante asegurarse con el pediatra de que su hijo no padece una anemia, algo bastante común en estas edades. Si es así, su doctor o su nutricionista le recomendarán un suplemento.

PORCIONES DIARIAS PARA
NIÑOS DE CUATRO A CINCO AÑOS
Calorías: 1.300 a 1.400 divididas de la siguiente forma:

Grupo de alimentos	Cantidad
Granos, legumbres	2½–3 tazas/unidades
Vegetales	1½ tazas o más
Frutas	2 tazas/unidades
Lácteos bajos en grasa	2½–3 tazas
Carnes magras	4–6 onzas
Grasas saludables	1–1½ cucharadas

Algunos ejemplos recomendados en cada grupo de alimentos son:

Lácteos y derivados: leche 2 por ciento, 1 por ciento o descremada, yogur, queso natural, queso procesado, helado de leche, pudín.

Vegetales: tomate, zanahorias, calabacines, brócoli, espinaca, lechuga "romana", pepinos, cebollas, cebollines, vegetales verdes, amarillos, rojos. Cualquier vegetal que la familia coma fresco o cocido y en pedazos pequeños.

Frutas: manzana, pera, plátano, melón, sandía, naranja, kiwi, mango, papaya, carambola, granadilla, higos, guayaba (guava). Cualquier fruta tolerada fresca o cocida y en pedazos pequeños.

Granos: tortillas de maíz, arroz blanco o integral, papas, yuca, camote, boniato, malanga, panes, cereales, pastas, fideos, lenteja, frijoles, quinoa, maíz, plátanos verdes, hummus, pozole.

Proteínas: carnes magras de vacuno, cerdo, pollo, pescado, huevos, tofu, mariscos*.

---

*La Academia Estadounidense de Alergia, Asma e Inmunología recomienda los mariscos a partir de los tres años.

EJEMPLO DE MENÚ PARA UN NIÑO
DE CUATRO A CINCO AÑOS

	Grupo	Cantidad	Alimento
Desayuno	Lácteo	½ vaso	4 onzas de leche 1%
	Grano	1 unidad	1 rebanada de pan integral
	Grasa/	1 cucharadita	1 cucharadita mantequilla de cacahuate
	Proteína Carne (opcional)	1 unidad	1 huevo hervido
Media mañana	Fruta	½ taza	4 onzas de melón Cantaloupe en cubos
	Grano	½ unidad	½ taza de cereal Cherrios
Almuerzo	Carne	2 onzas	pollo horneado
	Vegetales	½ taza	4 onzas de tomate, pepino en cuadritos
	Grasa	½ cucharadita	½ cucharadita de aliño para ensalada bajo en grasa
	Grano	½ unidad	½ papa horneada con ketchup
	Lácteo	1 vaso	8 onzas de leche chocolateada 1%
Merienda	Fruta	1 vaso	8 onzas de jugo de piña natural
	Grasa	1 onza	2 cucharaditas de semillas de girasol*

	Grupo	Cantidad	Alimento
Cena	Carne	2 onzas	Pescado frito con la grasa bien escurrida
	Vegetales	½ taza	4 onzas de vegetales mixtos cocidos
	Grano	1 unidad	1 panecillo pequeño (opcional)
			4 onzas de arroz blanco o integral
	Lácteo	½ taza	4–8 onzas de yogur bajo en grasa
	Fruta	½–1 unidad	1 plátano en rodajas con el yogur

A primera vista esta cantidad de comida puede parecerle excesiva; sin embargo, este menú de ejemplo incluye las porciones adecuadas para todos los grupos, distribuidas a lo largo del día. Deje que su hijo decida cuánto necesita comer. Refiérase al Apéndice para las recomendaciones de calorías diarias de acuerdo con la actividad física.

A pesar de que su hijo a esta edad puede prácticamente comer alimentos con todo tipo de texturas y tamaños, no debe dejar de vigilarlo para evitar atragantamientos.

El niño obeso entre dos y cinco años

Los niños que acuden a mi consulta a esta edad con sus padres, lo hacen en su mayoría por indicación del pediatra. Esto se debe a que en general, entre los padres latinos, un niño entre dos y cinco años con sobrepeso no se percibe como un niño obeso, sino como un niño "que se está criando muy bien", "que se ve muy sano", o "que se ve muy lindo, tan gordito". Por otra parte, en los años preescolares es posible que los niños todavía no hayan experimentado las burlas y comentarios que son típicos contra los niños gorditos, unos años más adelante.

Sin embargo, si su pediatra o su nutricionista le han indicado que su niño tiene un exceso de peso, las medidas que tome durante este periodo serán más efectivas y con más probabilidades de ayudar a su hijo en el futuro, que las que adopte durante cualquier otro periodo (aunque nunca es tarde para llevar una vida y alimentación saludable).

Un punto muy importante a tener en cuenta si su hijo ha sido diagnosticado con un exceso de peso, es que *nunca* se debe poner al niño a dieta. Un niño entre dos y cinco años está en pleno desarrollo y restringir su alimentación puede afectar su crecimiento. La base de su estrategia para tratar el problema debe basarse en dos puntos:

- El niño no tiene que "adelgazar", sino simplemente puede que necesite mantenerse en su peso hasta que su propio crecimiento ponga en equilibrio su peso con su altura, una vez que comience a comer una dieta sana y balanceada.

- El cambio de las costumbres de alimentación y opciones favoritas de alimentos que el niño tenía hasta ahora debe ser lento, pero seguro. Las cosas no cambiarán de la noche a la mañana, pero con perseverancia, puede conseguirlo.

Debido a la temprana edad en la que se empiezan estos cambios, las posibilidades de éxito en el futuro son grandes. Algunos ejemplos de conductas que ayudarán a su hijo a enfocar la alimentación de otra forma son:

- Enséñele que para comer, aunque sea un bocadillo, debe sentarse a la mesa. Le puede proporcionar un pequeño mantelito de colores con un plato y una taza que él pueda siempre situar en la mesa cuando vaya a comer.

- Muéstrele que no debe comer viendo la televisión. Si tiene hambre puede ir a la mesa. Frente a la televisión se consumen muchas más calorías porque no se presta atención a lo que se está comiendo y, además, a menudo hay muchos comerciales de golosinas y alimentos que incitarán al niño a comer más.

- Sustituya poco a poco los alimentos con muchas calorías y poco nutritivos, por opciones sin grasa y naturales. Por ejemplo, en vez de palomitas de maíz con mantequilla, sírvale palomitas sin grasa. En vez de donas, ofrézcale magdalenas o panecillos integrales, o en vez de helado, yogur con fruta.

- Su hijo está ahora muy interesado en conocer el "por qué" de las cosas. Háblele de por qué es mejor tomar zanahorias frescas que papas fritas o por qué el yogur es más beneficioso para él que un helado. Si comienza ahora a comprender los alimentos desde el punto de vista nutritivo, estará sentando las bases para que se alimente mejor en el futuro.

- Llévelo a comprar con usted al supermercado y déjele que elija las frutas que comerá o el aderezo que usará para su brócoli o sus espinacas. Explíquele cómo los alimentos están separados en diferentes secciones y para qué es bueno cada uno.

- Halágüele cuando escoja una buena opción para comer y explíquele por qué es bueno. A los niños de esta edad les encanta complacer a sus padres.

Con todo lo anterior no quiero decir que nunca se vaya a poder comer dulces o golosinas en su casa, pero lo que debe quedar claro ante su hijo es que su familia opta primero por los alimentos saludables, y que en algunas ocasiones, se dan ciertos gustos.

Pero sobre todo, recuerde que más importante que el hecho de que su hijo no coma hoy helado o galletas, son los cambios de actitud ante los alimentos que usted pueda enseñarle. Los cambios de comportamiento son la clave del éxito a largo plazo.

Actitudes de los padres ante la obesidad de los más pequeños

Al igual que su hijo necesita poner en práctica nuevas formas de utilizar la comida, ustedes, como padres, y también otros familiares, necesitan cambiar también ciertas actitudes ante él para poder ayudarle. Como le explicaba antes, los hábitos de alimentación se aprenden. Quizás su hijo tenga una tendencia genética a ganar peso, pero también es muy posible que ciertas actitudes ante la comida que haya aprendido en la casa, no le estén beneficiando, aunque a otros miembros de la familia no les afecte. Por ejemplo:

- Si hay un gordito en la familia, no lo trate de forma diferente. Trate a todos los miembros de su familia por igual; no solamente el que tiene un problema de peso debe comer de forma saludable.

- Aprenda sobre nutrición. En los capítulos tres y cuatro de este libro encontrará explicaciones fáciles y sencillas de cómo funciona nuestro organismo y por qué son esenciales ciertos nutrientes.

- Enseñe a su hijo cómo alimentarse correctamente. La nutrición debe ser enseñada igual que se enseñan otras actividades en la casa, como la hora de irse a dormir, que no hay que pintar los sillones y que hay que cumplir con las tareas de la escuela. Nadie nace con conocimientos sobre alimentación.

- No practique delante de su hijo actitudes que no quiera que él repita, como comer delante de la televisión, comer golosinas, dulces o botanas fritas. Si quiere comer estos alimentos, hágalo ocasionalmente o fuera de la casa.

- No compre alimentos que no quiera que él coma. Evítele las tentaciones. A su hijo le será más fácil escoger una fruta o un yogur para merendar, si no tiene que decir que no a un helado o a unas galletas de chocolate.

Y sea paciente. Los cambios en la alimentación no se producen de un día para otro. Se trata de un aprendizaje que requiere tiempo, como enseñarle a usar el baño o a vestirse solo. Siempre les comento a los padres de mis pacientes más pequeños: "Imagínese cómo quiere ver a su hijo cuando sea adolescente; ¿lo ve como a una persona que escoge alimentos saludables y/o tiene control de su alimentación y se mantiene en un peso adecuado? Si ése es su sueño, tiene que empezar ahora para lograr los resultados más adelante".

Actividad física

Uno de sus mejores aliados para prevenir la obesidad de su hijo, y especialmente para combatirla, es el ejercicio. Generalmente a esta edad los niños están muy activos por sí solos; es cuando están descubriendo el mundo y no paran (ni la dejan parar a usted) ni un minuto. No es necesario que los apunte a un gimnasio, pero sí es aconsejable realizar con ellos actividades agradables al aire libre, como pasear o jugar a la pelota, para establecer las bases del gusto por el ejercicio en el futuro.

Su hijo aprende por imitación: si en su familia hay afición por el ejercicio y el deporte, él o ella también se aficionará. Si ustedes son más sedentarios y prefieren ver televisión o realizar otras actividades en la casa, su hijo probablemente seguirá sus pautas. Es difícil cambiar las costumbres de un adulto, pero su hijo no puede aprender si no tiene a quien imitar, y si, además, su hijo tiene un exceso de peso, el ejercicio es un elemento esencial para ayudarle a mantenerse hasta que llegue su próximo "estirón".

Por otra parte, una de las mejores cosas que puede darle a su hijo para toda su vida, es el gusto por la actividad física. El ejercicio es la mejor prevención contra muchas de las enfermedades a las que genéticamente tenemos tendencia los latinos, desde la diabetes hasta las enfermedades cardiovasculares. Y al igual que con los hábitos alimenticios, esta edad es la mejor para introducir cambios en el comportamiento.

Un paseo familiar antes o después de cenar es una forma excelente de ejercicio tanto para él como para ustedes. Otras actividades físicas apropiadas para esta edad son:

- Proporciónele pelotas grandes y pequeñas para que les dé patadas y corra detrás de ellas.

- Enséñele a saltar desde el primer o segundo escalón de una escalera.

- Déle un pequeño carrito con ruedas en el que pueda cargar cosas y llevarlas de un lado a otro.

- Déjele que trepe por sitios seguros. Las estructuras de juego en los parques son los sitios perfectos para esto.

- Dibuje una línea en el suelo y anímele a que camine por ella. Es una forma excelente de practicar el equilibrio.

- Láncele una pelota para que la atrape y se la vuelva a lanzar. Esto le ayudará a desarrollar su coordinación.

- Proporciónele ropa para que se disfrace. Además de que a esta edad les encanta, ¡ser bombero, bailarina, astronauta o princesa requiere mucho ejercicio!

- Póngale música de ritmo latino. Ya sabe que la salsa es una música que invita a bailar.

Como ve, no es necesario gastar dinero para que un niño se mantenga activo. Es más cuestión de imaginación.

La Asociación Nacional de Deportes y Educación Física (National Association of Sport and Physical Education, NASPE) recomienda que

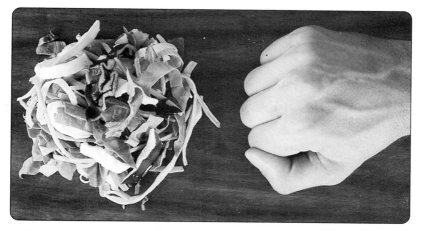

Una porción de vegetales mixtos debería ser del tamaño de tu puño.

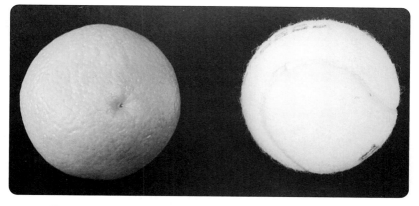

Una naranja mediana es del tamaño de una pelota de tenis.

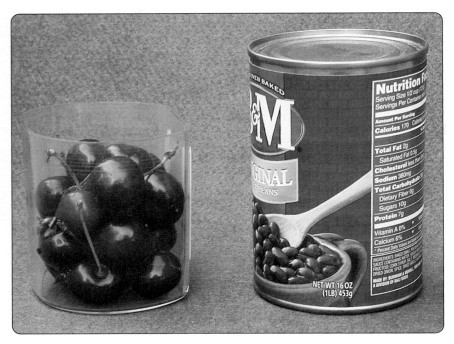

Una taza de cerezas debería ser la mitad de una lata de frijoles.

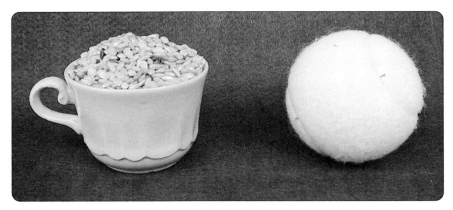

Una taza de arroz de grano integral es del tamaño de una pelota de tenis.

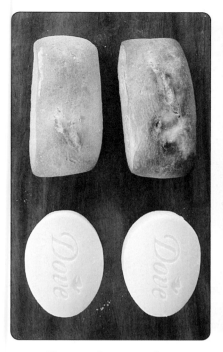

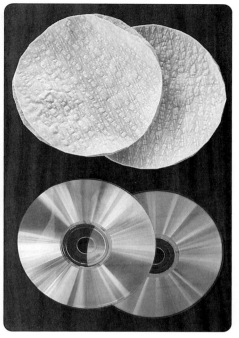

Dos pancitos pequeños deberían ser del tamaño de dos barras de jabón.

Dos tortillas pequeñas deberían ser del tamaño de dos discos compactos (CDs).

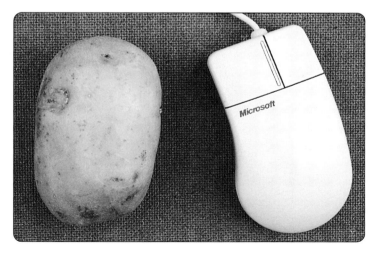

Una papa pequeña/mediana debería ser del tamaño de un ratón de computadora.

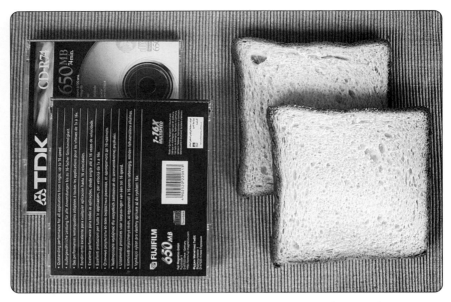

Dos rebanadas de pan deberían ser del tamaño de dos estuches
de discos compactos (CDs).

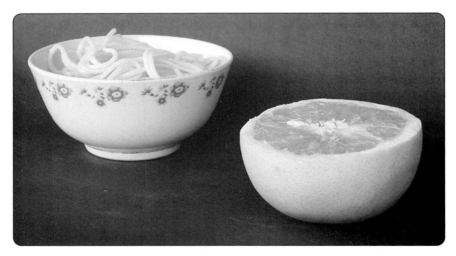

Una taza de pasta es del tamaño de la mitad de una toronja.

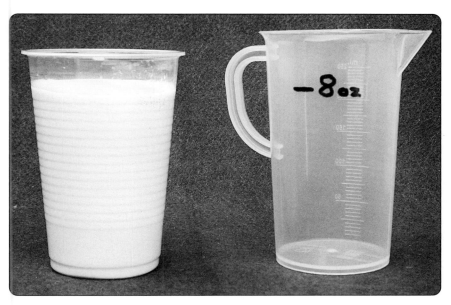

8 onzas de leche.

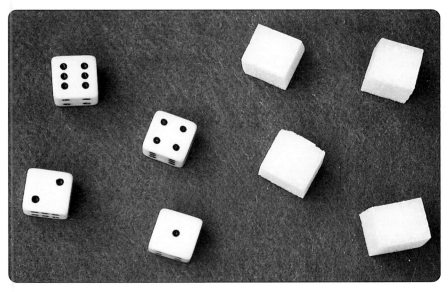

Cuatro cubitos de queso (1 – 2 onzas) deberían ser del tamaño de cuatro dados.

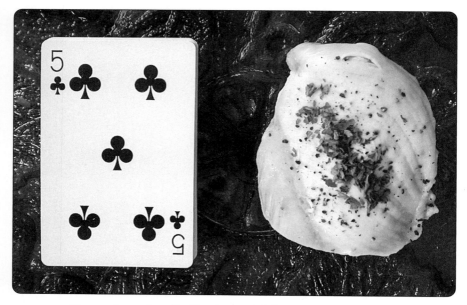

Una pechuga de pollo (3 – 4 onzas) debería ser del tamaño de un mazo de barajas.

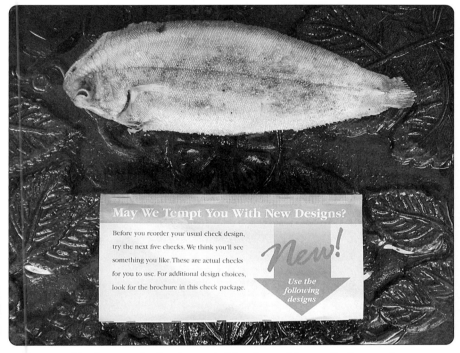

Una porción de pescado (3 – 4 onzas) debería ser del tamaño de una chequera.

1 onza de nueces
debería caberte
en la mano.

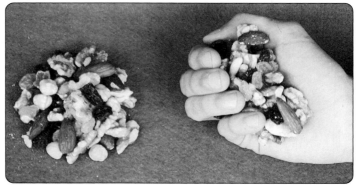

Dos cucharadas
de mantequilla
de maní equiv-
alen al tamaño
de una pelota de
Ping-Pong.

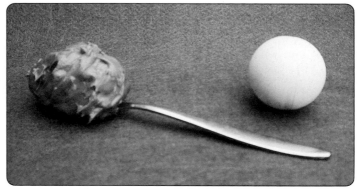

1 onza de
aguacate tiene
aproximada-
mente el tamaño
de un marcador
de color.

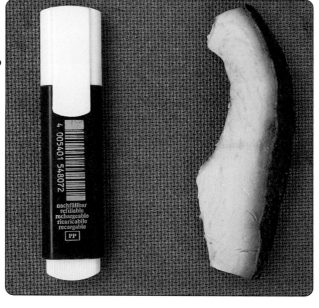

los niños de estas edades tengan entre media hora y una hora de ejercicio planeado al día, así como varias horas de actividad física libre diariamente. En la Guía de recursos encontrará la dirección de ésta y otras organizaciones que proporcionan asesoramiento sobre el ejercicio para niños.

8

La nutrición entre los seis y los once años

A partir de los seis años, su hijo va a entrar en una edad en la que se producen grandes cambios. En el aspecto físico, entre los seis y el final de los once su hijo crecerá de uno a dos pies más y prácticamente duplicará su peso. Para el final de este periodo habrá entrado en la prepubertad, una etapa en la que se iniciarán nuevos e importantes cambios.

En lo que a alimentación se refiere, es un periodo en el que el apetito de los niños, por lo general, aumenta considerablemente. La mayoría de mis clientes vienen a verme por primera vez a esta edad. Cumplidos los seis años el sobrepeso de los niños comienza a percibirse entre las familias latinas como algo no tan *lindo*. Ya no se ve como el niño *gordito* y bien criado de los dos, tres o cuatro años. Además, suele ser en esta etapa cuando los niños con sobrepeso empiezan a sufrir las burlas de sus compañeros.

Hay dos factores, según demuestran varios estudios, que tienen influencia en el exceso de peso de los niños de esta edad, y especialmente en los niños latinos: el consumo excesivo de sodas y demasiadas horas frente al televisor. En estos años su hijo empieza a adquirir más independencia y es importante establecer límites a ciertos comportamientos, sin que eso se convierta en una batalla, así como proporcionarles información sobre cuáles son las mejores opciones a la hora de alimentarse. Su hijo ahora comprenderá mucho mejor las ideas sobre una nutrición saludable. Además, al menos al principio de esta etapa, usted cuenta con un poderoso aliado para educar o reeducar a su hijo con respecto a su alimentación y actividad física, ya que se trata de un periodo en el que, por naturaleza, les encanta la información, así como conseguir objetivos.

En este sentido tendrá que tener un poco de "sicología", porque la idea de que este alimento "es bueno para ti" no suele tener mucho impacto entre los niños. Las influencias principales para que se decidan a escoger un alimento en lugar de otro son:

- *El sabor.* Los niños escogen ciertos alimentos porque les gusta su sabor y porque les hace sentirse bien.

- *Influencias familiares.* Lo que se coma en su casa y cómo se coma es uno de los grandes determinantes del gusto de su hijo por unos alimentos u otros.

- *Las preferencias de sus amigos.* A esta edad los amigos tienen un papel muy importante en la vida del niño. Vestirse de forma similar, jugar a los mismos juegos o comer las mismas cosas les hace sentirse parte del grupo.

- *Programas de educación sobre nutrición en la escuela.* Esta información les resulta muy valiosa a la hora de tomar decisiones sobre lo que van a comer. Sin embargo, es importante que aquello que se presenta en las clases se vea reflejado en la cafetería de la escuela para que los niños puedan escoger los alimentos saludables sobre los que les acaban de hablar.

■ *Comerciales de televisión*. Los alimentos y restaurantes que ven anunciados en la televisión, también son un factor importante a la hora de determinar sus gustos.

En definitiva, se trata de otra etapa con nuevos retos y nuevas satisfacciones en la que usted, como padre, tiene una gran influencia en cómo se definen los gustos, la actitud ante la comida y la actividad física de su hijo.

De los seis a los ocho años: una etapa de cambio

Los seis años es la edad en la que se inicia la escuela formal y también la edad en la que su hijo empezará a interpretar el mundo desde una perspectiva diferente. Hasta ahora su hijo había creído que él era el centro del universo. A partir de ahora se dará cuenta de que hay otras cosas que ocurren fuera de él y que sus padres, familiares y amiguitos pueden tener otros intereses o sentimientos diferentes a los suyos. En el aspecto físico, se empiezan a caer los dientes de leche, salen las muelas de los seis años y hay nuevos impulsos debido al desarrollo que se está produciendo en el sistema nervioso.

Una característica típica de esta edad es que les gustan mucho las rutinas establecidas, como saber que van a encontrar a la misma maestra todos los días, que van a repetir los mismos horarios de juegos y los mismos horarios de trabajo y que en la casa por la noche habrá un orden de tareas a seguir. Una rutina a seguir les proporciona seguridad. Por eso éste es un buen momento, si no lo ha hecho ya, de establecer unas reglas y unos horarios para las comidas. Cuando cumpla ocho años podrá situar estas reglas, horarios o tareas que su hijo deba hacer, en un cuadro en la pared. Le ayudará a recordarlas y le facilitará el cumplirlas.

Por lo general, a esta edad los niños suelen tener un buen apetito y es normal comer más "con los ojos que con el estómago" o pedir porciones más grandes de las que puede comer. Sus gustos están bien definidos; lo que les gusta, "les gusta mucho", y lo que no les gusta, "no les gusta nada". No se desespere y siga ofreciéndole alimentos saludables, a pesar de que los rechace una y otra vez.

Recuerdo que cuando mi hija menor, Cassandra, tenía esa edad me costó muchos meses que probara otros platillos que no fueran el arroz blanco con salsa de soya, cuando salíamos a cenar a algún restaurante. Después de haberle preguntado decenas de veces si quería ordenar unos vegetales o cualquier otro platillo saludable, finalmente ella sola decidió un día hacerlo... ¡y hasta hoy, que come de todo! De todas formas, también debe saber que hacia los siete años, ese rechazo por los alimentos nuevos comienza a desaparecer y son capaces incluso de comer cosas que "no les gustan demasiado".

Durante esta etapa el comportamiento en la mesa va mejorando, pero debido a que están siempre en movimiento, es normal que estén balanceando las piernas cuando comen y que el compañero de mesa se lleve alguna que otra patada involuntaria. Comer sin zapatos en la casa puede ser una solución más fácil que intentar que se estén quietos, porque a menudo, simplemente, no lo pueden evitar. Hablar con la boca llena es también normal, como lo es que se les olvide dos minutos después de haberles dicho que "no se habla con la boca llena". Comer a toda velocidad es también parte del programa y es frecuente que terminen antes que nadie.

Castigar a un niño a que coma solo le puede hacer sentir muy mal, porque ahora son bastante sensibles a sus fracasos. Aunque a veces comer en familia con niños pequeños es toda una prueba de paciencia para los padres, los beneficios que su hijo obtendrá de ello merecen la pena con creces. Según un estudio, los niños que cenan con sus familias en casa tienen una dieta de mejor calidad que aquellos que no lo hacen; toman más frutas y vegetales y menos grasas saturadas.

Además, para el final de este periodo, cuando vaya a cumplir los nueve, su hijo probablemente sabrá manejar los cubiertos y la servilleta y, a pesar de que estará deseando acabar para salir corriendo a jugar, comer en familia será ya otra experiencia para todos.

Para empezar bien el día: ¡un buen desayuno!

Aunque pueda parecer un poco irónico en un libro que trata sobre la obesidad de los niños latinos, uno de los mayores problemas es precisamente que no comen suficiente por las mañanas. Muchos niños latinos no desayunan de forma saludable, y otros tantos ni siquiera desayunan. La importancia del desayuno en los niños va más allá del equilibrio nutricional: está demostrado que los niños que desayunan bien tienen un mejor rendimiento escolar.

Estos descubrimientos tienen sentido, porque el desayuno es la comida que nos va a proporcionar energía y nutrientes durante toda la mañana, hasta la hora del almuerzo. Cuando los niños no desayunan, o no desayunan de la forma adecuada:

- No disponen de la energía necesaria para el funcionamiento "normal" del organismo. Es decir, al no haber obtenido el alimento necesario para las funciones vitales de todos los órganos, el cuerpo tiene que conseguirlo de sus reservas.

- No obtienen las vitaminas y minerales necesarios para su desarrollo. Los niños están en edad de crecimiento y para seguir desarrollándose de forma óptima necesitan obtener todos los días cierta cantidad de minerales tan importantes como el calcio.

- Hay estudios que demuestran que los niños que desayunan cada mañana tienen una mejor variedad y calidad en la dieta que los niños que no lo hacen. (Los niños que participan en programas de desayuno escolar, *School Breakfast Program* o SPB, es decir, los niños que desayunan de la forma más adecuada, toman muchas más vitaminas y minerales que aquellos niños que no desayunan en casa adecuadamente o que no desayunan).

- Un niño que no ha desayunado, cuando llega la hora del almuerzo está tan hambriento que come mucha más cantidad y mucho más rápidamente de lo que haría en caso de haber desayunado.

- Los niños que no desayunan generalmente se pasan doce horas sin alimento, considerando que la última comida que hicieron fue el día anterior y que la siguiente que harán será a la hora del almuerzo.

Un desayuno adecuado para un niño de esta edad debe tener:

- *Frutas o jugos naturales*. Por ejemplo un ½ a ¾ de vaso de jugo de naranja natural o una pieza mediana de fruta. Es mucho mejor utilizar jugos naturales que jugos artificiales azucarados.

- *Lácteos*. Su hijo necesita el calcio que contienen los lácteos para que sus huesos y dientes continúen creciendo y fortaleciéndose. Los lácteos incluyen un vaso de leche (8 onzas), un yogur (6 a 8 onzas) o un pedazo de queso (1 a ½ onzas).

- *Granos, panes o cereales*. Los cereales (¾ de taza) deben tener el mayor contenido posible en fibra. Esto lo sabrá si lee las etiquetas. En el supermercado, busque los cereales que contengan al menos 2 ó 3 gramos de fibra por porción, aunque lo ideal es 4 o más gramos por porción. "Alto en fibra" no quiere decir necesariamente "integral". Si a su hijo no le gustan (por ahora) los cereales, que son una buena fuente de fibra, no se desanime y siga ofreciéndoselos. Hay muchas opciones de cereales sabrosos y saludables que les gustan a los niños y que ofrecen un equilibrio entre fibra y azúcares. También pueden tomar una porción de pan tostado (y si es integral, mejor todavía) o incluso un panqueque con mantequilla (libre de grasas trans) y jalea.

- *Proteínas y/o grasas saludables*. Puede añadir al pan integral un huevo cocido, un pedazo de jamón bajo en grasa o mantequilla de cacahuate (1 a 1½ cucharadas).

Este desayuno contiene varios grupos de alimentos; trate de darle a su hijo al menos tres de ellos. Si sólo se come dos en la casa, déle el tercero para que se lo lleve en el camino y lo termine antes de llegar a la escuela. Créame, que el que su hijo salga de casa todos los días después de haber tomado un desayuno saludable es un gran paso para establecer las bases de una alimentación saludable; su hijo dispondrá de todos los nutrientes que necesita para trabajar adecuadamente en sus horas escolares y para cubrir sus necesidades de desarrollo.

PROGRAMA DE DESAYUNO ESCOLAR (SBP) Y PROGRAMA NACIONAL DE ALMUERZOS ESCOLARES (NSLP)

Estos son programas federales de comidas que se ofrecen en escuelas públicas y en escuelas sin ánimo de lucro. Las escuelas que escogen participar en el programa reciben subsidios de dinero del Departamento de Agricultura de Estados Unidos por cada comida que sirven. A cambio de ello deben servir comidas que cumplan con las Directrices Nutricionales para los Estadounidenses y deben ofrecer estas comidas de forma gratuita, o por una pequeña cantidad de dinero, a los niños que son elegibles.

Cualquier niño en una escuela participante puede comprar el desayuno o la comida a través de este programa, pero las familias con ingresos que sean iguales, o estén por debajo del 130 por ciento del nivel de pobreza federal, pueden optar por comidas gratis. Aquellos con ingresos entre el 130 y el 185 por ciento del nivel de pobreza pueden comprar las comidas a precios reducidos. Los niños de familias con ingresos por encima del 185 por ciento del nivel de pobreza, pagan el precio completo. Estos programas proporcionan comidas cada día para 27 millones de niños en Estados Unidos.

Para que se haga una idea de si es elegible, en el año 2004–2005, el 130 por ciento del nivel de pobreza era un ingreso de $24.505 por año, para una familia de cuatro y el 185 por ciento era de $34.873.

En la Guía de recursos encontrará cómo solicitar la participación en este programa, o también puede pedir más información en la escuela de su hijo.

La comida en la escuela

Puede que durante la etapa de guardería de su hijo no se tuviera que enfrentar al dilema sobre si es mejor la comida de casa o la que ofrecen en la escuela, pero probablemente tenga que hacerlo ahora. El primer paso para tomar una decisión acerca de si prefiere que su hijo lleve su propia comida de la casa o coma en la escuela, es averiguar el menú que ofrecen. En caso de que su escuela forme parte del Programa Nacional de Almuerzos Escolares, los almuerzos deberán seguir las Directrices Nutricionales para los Estadounidenses.

Algunos de los requerimientos establecidos son:

- Añadir más vegetales, frutas y granos integrales al menú escolar.

- Crear comidas más balanceadas seleccionando alimentos de cada uno de los cinco grupos siguientes: granos, vegetales, frutas, lácteos y carnes o proteínas vegetales.

- Reducir el contenido de las grasas usando menos carnes grasas y ofreciendo platos principales a base de vegetales.

- Servir menos alimentos fritos.

- Introducir más comidas étnicas para incrementar la variedad.

Ante el problema actual que supone la obesidad infantil, hay muchas escuelas que, aunque no participen en este programa, ofrecen mostradores de ensaladas y frutas para fomentar el consumo de estos alimentos. Es importante saber entre qué alimentos va a poder escoger su hijo, ahora que va a tener más libertad para hacerlo, y es igualmente importante que esté acostumbrado a comer vegetales y frutas (aunque sólo sean unos pocos). Según un estudio al respecto, los niños que tienen la opción de escoger lo que van a comer en la escuela, toman menos frutas, vegetales y jugos que aquellos que no tienen tantas opciones porque se les sirve ya un menú predeterminado.

En cualquier caso, usted siempre puede compensar el menú de la escuela con el que sirve en su casa. Si por ejemplo los viernes son día de pizza y soda, sírvale por la noche una cena que incluya vegetales, frutas, carnes magras y granos integrales.

Es posible que usted tenga ya su propia opinión acerca de los desayunos o almuerzos escolares en Estados Unidos, pero sea cual sea su opinión, hay que tener presente que ofrecer un menú que satisfaga a niños y padres de tantas culturas y tradiciones culinarias es un reto grande para el sistema escolar. Y aunque en algunas escuelas se ofrecen alimentos no tan saludables (como los que se encuentran en los *vending machines* y/o restaurantes de franquicia, la responsabilidad de que nuestros hijos reciban una buena nutrición sigue siendo primordialmente de los padres.

Si su hijo se lleva su almuerzo de la casa:

- Incluya alimentos de todos los grupos y especialmente si se pueden comer con los dedos como cubos de frutas o vegetales o nueces, porque los consumirán con mayor facilidad.

- Mantenga las porciones adecuadas para la edad.

- No les envíe alimentos que requieran refrigeración, cocción o recalentamiento, si en la escuela no tienen refrigerador o microondas. Utilice una lonchera aislante para que los alimentos se mantengan fríos o calientes por más tiempo.

A continuación tiene algunas opciones fáciles y saludables para las comidas escolares:

1. Rollito de pollo:
   - Tiritas frías de pollo en una tortilla de harina integral
   - Lechuga y tomate
   - Aliño estilo *ranch*

   Duraznos enlatados

2. Ensalada de jamón:
   - Jamón cocido bajo en grasas, en cubos
   - Lechuga y tomate
   - Queso rallado y *croutons*

   Pera

3. Quesadillas de queso (caliente):
   - Taco blando con queso Cheddar y Jack rallado
   - Lechuga y tomate

   Fruta fresca

4. Salsa de fruta con yogur
   - Yogur de vainilla
   - Manzanas, peras y fresas cortadas

   Barra de granola

   Huevo duro cocido

5. Sándwich de atún
   - Atún en dos rebanadas de pan con mayonesa ligera

   Palitos de zanahoria y apio

   Compota de manzana

Haga sus propias combinaciones:

- Un palito de queso
- Unas pocas galletitas saladas
- Unos pocos gajos de una naranja pelada

- Un pequeño racimo de uvas
- Dos o tres galletas sándwiches de crema de cacahuate
- Una pequeña caja de pasas
- Un par de palitos de apio con crema de cacahuate
- Medio bagel con crema de queso ligera
- Una taza pequeña de queso *cottage*
- Un pequeño contenedor de cereal seco
- Un pequeño contenedor de yogur o pudín bajo en grasa

EL TRABAJO Y LA FALTA DE TIEMPO DE LOS PADRES

Es probable que todas las recomendaciones que ha leído hasta el momento le hayan parecido acertadas y también es muy probable que si es una madre o un padre que trabaja una jornada completa se esté preguntando: ¿de dónde voy a sacar yo el tiempo para preparar todas esas comidas saludables? o ¿cómo vamos a hacer comidas familiares si cada uno tenemos un horario distinto? o bien, ¿cómo voy a hacer ejercicio con mi hijo por las tardes si me falta tiempo todos los días para hacer las tareas de la casa cuando llego del trabajo?

El exceso de horas de trabajo y la falta de tiempo para dedicarlo a los niños es una realidad para millones de familias latinas. A las seis de la tarde, cuando muchos padres llegan a la casa, les quedan apenas tres horas para organizar la casa, preparar la cena, cenar, recoger, quizás hacer las tareas de la escuela con los niños y preparar sus cosas para volver a empezar al día siguiente. Para muchos padres la perspectiva de ponerse a cocinar o a preparar alimentos que requieren tiempo, por muy saludables que sean, no es una opción, y recurren con frecuencia a las comidas hechas para llevar a la casa o simplemente a salir al restaurante más cercano donde, además, no hay que lavar platos después. Luego, con suerte, queda tiempo para ver un poco de televisión juntos e irse a la cama.

Cuando estaba trabajando a tiempo parcial podía cocinar la cena casi todos los días. Ahora, trabajando a tiempo completo, y a menudo horas

*extras, se me hace muy difícil. Muchos días, simplemente, compro una
cena para llevarla a casa. Otras veces, cuando estoy tan cansada que no
puedo ni poner la mesa, vamos a un restaurante.*

—*Theresa, treinta y cinco años*

Este estilo de alimentación "rápida" puede funcionar en algunas familias, especialmente si se respetan ciertas normas, como no abusar de
las comidas grasas, tomar suficientes vegetales y respetar las porciones
adecuadas para la edad. Pero desafortunadamente, en muchas otras este no es el caso, y a la larga pueden aparecer problemas de obesidad o
de nutrición inadecuada.

Hacer cambios en la dieta de su hijo puede parecerle complicado y
difícil de llevar a la práctica. En realidad, las cosas son más sencillas de
lo que parecen y le puedo decir, como madre de tres hijos y con una vida profesional muy activa, que es posible tener una vida profesional y
además una familia saludable. El secreto está en la planificación.

Muchos de los menús ejemplo que encontrará para las diferentes
edades se pueden preparar con antelación, congelarlos y tenerlos listos
para servir. También puede preparar menús si compra carnes ya ligera-
mente sazonadas, vegetales prelavados y frutas fáciles de servir. Algunos consejos para tener comidas saludables y no morir en el intento
son:

- Planifique lo que sus hijos comerán en un ciclo de una o dos semanas y péguelo en la puerta de su refrigerador.

- Para cocinar menos, haga una lista dividiendo los alimentos frescos, listos para servir, como vegetales o verduras crudas, de aquellos otros alimentos que utilizará para cocinar platillos (ej: papas,
  calabacitas, carnes, pescados etc.)

- Una vez cada dos semanas, o incluso cada mes (dependiendo del
  tamaño de su congelador), cocine una gran cantidad de los platillos que ha pensado darle a su hijo o a su familia. Luego sepá-
  relos en porciones adecuadas para la edad y congélelos en

bolsas transparentes donde pueda ver su contenido, o mejor aún, póngales una etiqueta con el contenido y la fecha en la que lo preparó y congeló.

■ El día anterior por la noche, saque las porciones congeladas que su hijo comerá ese día, o las porciones para la cena familiar, y deje que se descongelen en el interior del refrigerador. Por la mañana, o esa noche, sólo tendrá que calentarlo.

■ Tenga siempre un plato imaginario en su mente con el que usted pueda compensar los alimentos altos en calorías con los bajos. Por ejemplo, si escoge pollo frito como su plato con más calorías, controle el tamaño de la porción y llene el resto del plato de vegetales; o si ese día quiere servir un postre, retire el pan o la mitad de las harinas que normalmente hubiera servido. Es cuestión de balancear en su plato lo "alto" en calorías con lo "bajo".

■ Tenga las porciones de vegetales crudos y frutas listos para empacar al día siguiente en la lonchera de su hijo, y así sólo preparará lo necesario de ese día. Le ahorrará tiempo.

Si no pueden cenar juntos todas las noches, al menos establezca algunos días en los que cenarán en familia. Y si hay días en los que no tiene otro remedio más que salir a cenar fuera, ponga en práctica sus conocimientos de nutrición y la información que se le proporciona en este libro para ordenar la comida de la forma más saludable posible.

■ Tenga presentes las porciones adecuadas para la edad. Las porciones que presentan los restaurantes no se suelen corresponder con una porción normal, tanto para niños como para adultos. Algunos de los errores que cometemos con frecuencia en los restaurantes son el "ordenar más comida por menos dinero" o "comer todo lo que se pueda".

■ Comparta un plato principal con sus hijos o llévese parte a la casa.

■ Lea el menú cuidadosamente y haga preguntas acerca de cómo está una comida cocinada. Intente ordenar las comidas horneadas, asadas, a la plancha, hervidas, al vapor o salteadas y tenga precaución con las salsas y los aliños, que generalmente están llenos de calorías.

■ No tenga miedo de pedirle al camarero que "adapte" las órdenes para sus niños. Pida una entrada en dos platos, vasos más pequeños para ellos o pida que les preparen su comida de una forma especial.

■ Para muchos de nosotros, educados para comernos todo lo que hay en el plato, es difícil dejar comida en el plato en el restaurante. Incluso si ya estamos llenos tendemos a comérnoslo todo porque hemos pagado por ello. Pero al final, el daño que hacemos al comer más de lo que necesitamos es más serio que cualquier dinero que hayamos ahorrado.

Siga la misma táctica con respecto a los paseos después de cenar o actividades al aire libre. Establezca algunos días para hacerlo, aunque sólo sean los fines de semana, hasta que pueda establecer actividades más frecuentes.

En definitiva, para educar a sus hijos y proporcionarles el futuro que usted quiere, tiene que tomar decisiones sobre a qué escuela lo llevará, que aficiones fomentará o en qué ambientes quiere que su hijo se mueva. La alimentación no es diferente. Los niños no nacen sabiendo cuáles son las opciones saludables para alimentarse y también necesitan ser educados en esta área. Si usted quiere que sea un adulto saludable que sabe qué es lo que come, el camino más seguro es empezar a trabajar con él ahora en esas áreas.

Con frecuencia recibo padres en mi oficina que no saben cuál es el menú de la escuela o no saben cómo encontrarlo, ya sea por dificultades con el idioma inglés o por falta de tiempo. Una de las mejores prácticas es sentarse con su hijo y discutir el menú de la semana o del día siguiente. Estos menús escolares generalmente ofrecen más de un par de alternativas que usted le puede proponer a su hijo que escoja. Al final del día o después de la escuela, pregúntele qué comió y halague las selecciones saludables de comida que escogió. Si la elección de su hijo ese día no fue la más acertada, no lo critique: hable con él acerca de las otras opciones que hubo en el día, sin hacerlo sentirse mal ni insistirle demasiado.

El menú entre los seis y los ocho años

La fibra es un elemento esencial durante esta etapa de la vida de su hijo. Además de ser un buen aliado en el control de sobrepeso, es uno de los hábitos más saludables que puede aprender. Los alimentos que contienen fibra son en su mayoría bajos en calorías y además aportan otros beneficios nutricionales, como es el caso de los granos, frutas y vegetales.

Una forma simple de calcular cuánta fibra necesita su hijo es sumarle 5 gramos de fibra a su edad. Por ejemplo, si su hijo tiene seis años de edad, le suma cinco y el resultado son 11 gramos de fibra al día. De igual modo, un niño de ocho años necesitará aproximadamente 13 gramos de fibra al día ($8 + 5 = 13$). En las etiquetas nutricionales de los alimentos encontrará los gramos de fibra que contienen. A continuación tiene ejemplos de la fibra de algunos alimentos:

1 banana mediana	2 gramos
2 rebanadas de pan 100 por ciento integral	4 gramos
1 naranja mediana	3 gramos
3 cuñas de papa mediana con piel	2 gramos
½ taza de guisantes o chícharos	2 gramos
Total	**13 gramos**

PORCIONES DIARIAS PARA
NIÑOS DE SEIS A OCHO AÑOS
Calorías: 1.500 a 1.600 divididas de la siguiente forma:

Grupo de alimentos	Cantidad
Granos, legumbres	2½–3 tazas/unidades
Vegetales	2 tazas o más
Frutas	2–2½ tazas/unidades
Lácteos bajos en grasa	3 tazas
Carnes magras	4–6 onzas
Grasas saludables	1½–2 cucharadas

En el capítulo cuatro encontrará algunos ejemplos de comidas recomendadas de cada grupo de alimentos. Tenga en cuenta que a esta edad debe enseñar a su hijo a comer las frutas tal como vienen, es decir, bien lavadas, pero con cáscara, en su tamaño original, y sin necesidad de cortárselas en pedazos. La idea es que su hijo pueda saborear las frutas en su forma natural ya que no siempre usted estará a su lado para asistirlo. También puede comer cualquier vegetal crudo o cocido que la familia coma, en pedazos pequeños.

EJEMPLO DE MENÚ PARA
UN NIÑO DE SEIS A OCHO AÑOS

	Grupo	Cantidad	Alimento
Desayuno	Proteína	1 unidad	1 huevo revuelto
	Grano	1 rodaja	1 tostada de pan integral
	Grasa	½ cucharadita	Aceite vegetal para freír
	Lácteo	1 vaso	8 onzas de leche con sabores (fresa) baja en grasa

	Grupo	Cantidad	Alimento
Media mañana	Fruta	1 taza	8 onzas de uvas moradas
	Lácteo	¾–1 taza	6–8 onzas de yogur bajo en grasa
Almuerzo	Grano	1–2 unidades	1–2 tortilla de maíz (6 pulgadas)
	Proteína	2 onzas	Carne molida baja en grasa
	Vegetales	½–1 taza	4–8 onzas de tomatillo, cebolla, chile
	Lácteo	1.5–2 onzas	3 cucharadas de queso blanco/trocitos o rallado
	Grasa	½ cucharadita	½ cucharadita crema agria baja en grasa
Merienda	Vegetales	½ taza	4 onzas de apio en pedazos medianos
	Grasa	1 cucharada	1 cucharada de mantequilla de cacahuate untada sobre el apio
Cena	Grano	½ taza	4 onzas de arroz blanco o integral
	Grano	½ taza	4 onzas de frijol negro
	Proteína	2 onzas	Muslo de pollo sin piel
	Vegetal	1 taza	8 onzas de vegetales mixtos (verde oscuro, amarillos, rojos) sazonados con lima, sal y pimienta al gusto.
	Fruta	¾–1 taza	6–8 onzas de jugo de mango

A primera vista esta cantidad de comida puede parecerle excesiva; sin embargo, este menú de ejemplo incluye las porciones adecuadas para todos los grupos, distribuidas a lo largo del día. Deje que su hijo decida cuánto necesita comer. Refiérase al Apéndice para las recomendaciones de calorías diarias de acuerdo con la actividad física.

De los nueve al final de los once: la edad intermedia

Los niños de esta edad no son ya niños, pero tampoco son adolescentes. Hacia los diez u once años comienzan algunos cambios físicos, (como el crecimiento del vello púbico o de los pechos) que marcan el inicio de la pubertad. Se inicia también un crecimiento rápido de la estatura, que puede explicar el gran apetito de los niños al final de esta etapa, especialmente en los varones.

Sin embargo, a los nueve años el apetito empieza a disminuir un poco con respecto a la etapa anterior de los seis a los ocho años. Por lo general, a esta edad dejan de comer tan deprisa como antes y empiezan a fijarse más en los sabores y las texturas. Es un buen momento para introducir alimentos que hasta ahora no han sido de su total agrado, como las frutas, que empiezan a convertirse en una comida más apreciada.

> *Nunca creí que vería el día en que Emma se comiera una pieza entera de fruta sin protestar. ¡Creo que todos estos años de insistir en que comiera su fruta finalmente han dado resultado!*
>
> *—Faustina, cuarenta años*

En este periodo el comportamiento en la mesa comienza a ser más correcto y ya rara vez comen con las manos, como antes. Toda la energía que les costaba tanto controlar en la mesa en los años anteriores, parece haberse calmado un poco, y con la excepción de algún codazo a la persona que tenga cerca, todo marcha bastante bien; incluso pueden ya haber dejado de hablar con la boca llena.

Al cumplir los diez años hay un aumento del apetito que incluye incluso a aquellos niños que nunca han comido demasiado. Las papas suelen ser uno de sus alimentos favoritos y los vegetales que mejor toleran son las arvejas o judías verdes, aunque claro está, hay excepciones. Al igual que en años anteriores, son muy exagerados para expresar sus gustos por la comida: o bien un alimento "les encanta" o "les revuelve el estómago", no hay término medio.

Hacia el final de los once se pueden producir algunos cambios en las preferencias y lo que antes les gustaba, ahora no les gusta y al revés. Es un periodo en el que cambian de opinión y de gustos muy a menudo, por lo que no hay que darle demasiada importancia. Sin embargo, de aquello que les gusta (cuando les gusta) pueden comer grandes cantidades. A los once años saben relacionar bien el hecho de que comer mucho, y alimentos que no son saludables, puede hacer que aumenten de peso. Precisamente por esto es una época en la que algunos pueden empezar a hacer "dietas" por su cuenta. Es importante estar atento ante la relación con la comida que su hijo pueda desarrollar en estas edades (Ver capítulo diez: Trastornos de la alimentación).

LAS SODAS Y LA OBESIDAD EN LOS NIÑOS

El consumo de sodas o bebidas carbonadas se ha más que duplicado entre las edades de seis y diecisiete años desde hace unos años, según encuestas nacionales sobre alimentación. Actualmente los niños beben el doble de sodas que antes, esto es, unas 12 onzas de sodas al día (una taza y media) comparado con las 5 que bebían en los años 70. Los niños latinos son los que más sodas toman de todo el país.

Esta explosión en el consumo de sodas presenta dos problemas:

Por un lado las sodas y otros refrescos aumentan la obesidad infantil, según han demostrado varios estudios. Las calorías que los niños toman en las sodas, no las reducen de otros alimentos, como suele ocurrir cuando, por ejemplo, comen bastante en el almuerzo y compensan instintivamente este exceso al cenar menos. Es decir, por el hecho de ser líquidos, el cuerpo no capta estas calorías como calorías sólidas, y por lo tanto los niños siguen comiendo igual. Un estudio realizado con respecto al consumo de sodas por parte de niños entre nueve y catorce años mostró que aquellos que bebían nueve onzas o más de soda al día añadían a su dieta 200 calorías más que aquellos que no las tomaban. Teniendo en cuenta que una soda no pertenece a ningún grupo de alimentos recomendados en la pirámide, un niño que toma una lata de soda al día está añadiendo 1.400 calorías a la semana. Si ese niño no lleva una vida activa, esas calorías se pueden convertir en alrededor de una libra más al mes de peso.

La otra parte del problema de consumir un exceso de sodas es que los niños pueden dejar de beber leche y jugos naturales. Esto quedó demostrado en un estudio en el que se siguieron los hábitos de los niños en edad escolar durante dos años. En general, aquellos niños que beben más sodas, además de tener más riesgos de sobrepeso, sólo obtienen tres cuartas partes del calcio que obtienen los niños que no toman tantas sodas. Hay estudios que relacionan las fracturas en la adolescencia con el consumo de sodas, sobre todo bebidas de cola. Además de una menor cantidad de calcio, también obtienen menos vitaminas A y D.

Por último, un problema añadido del consumo de sodas azucaradas es su relación con el aumento de las caries. Los niños que durante los dos a cinco años de edad toman más sodas, tienen mucho más riesgo de caries al llegar a los siete, según demostró un estudio. Los niños latinos son los que más sodas consumen entre todos los niños el país, y también los que más caries presentan.

La Academia Estadounidense de Pediatría ha manifestado recientemente su preocupación por los efectos de este tipo de bebidas en la salud de los niños y por su disponibilidad en las escuelas. Pero además de las escuelas, uno de los lugares donde los niños más sodas consumen es cuando ven la televisión.

¿Qué es lo que puede hacer para que su hijo no se aficione a las sodas o reduzca su consumo en caso de que ya le gusten demasiado? Una de las formas más efectivas es predicar con el ejemplo. En aquellos hogares en

los que los padres beben más sodas, los niños tienen el triple de posibilidades de beber soda cinco o más veces por semana. La forma más
efectiva de que no beban sodas en la casa, es que usted no tenga sodas
en casa, ni regulares ni de dieta. Puede parecerle una medida un poco
radical, especialmente si en su casa ya se beben muchas sodas, pero
créame que hay otras bebidas sabrosas y saludables. Cuando salgo con
mis hijos a algún restaurante, antes de entrar les digo que ese día en
particular para beber pueden elegir entre "agua o agua". Ellos ya se
han acostumbrado y lo aceptan con agrado porque saben que hay otras
salidas en las que las sodas están permitidas.

A esta edad sus hijos pueden comprender por qué la soda no es buena para ellos. Muéstreles el azúcar que una soda contiene (10 a 12 cucharaditas o la cuarta parte de una taza). Ofrézcales otras alternativas
para calmar su sed como las tradicionales *aguas frescas* mexicanas (jugos
de fruta naturales diluidos en agua) o bien jugos 100 por ciento naturales o aguas con sabores que contengan menos de 25 calorías por porción.

Al igual que las golosinas, las sodas no tienen por qué ser eliminadas para siempre de la dieta de sus hijos, sino ser consumidas con mo-
deración y sólo en ocasiones especiales.

LA TELEVISIÓN, LOS VIDEOJUEGOS Y SUS EFECTOS

En la época en la que nuestros papás fueron niños (o incluso algunos
de nosotros), la televisión no era algo tan común en los hogares estadounidenses como lo es hoy en día. Lo normal era que, después de llegar de la escuela, los niños jugaran en la calle hasta la hora de la cena.
Esas horas jugando al aire libre eran una forma excelente de quemar
energía y de mantenerse en forma.

Pero las cosas han cambiado bastante para los niños de hoy en día.
A la presencia en todos los hogares de uno o más televisores (incluso en
el cuarto de los niños) se unen otros factores, como que en ciertos ba-
rrios los padres no quieren que sus hijos jueguen en la calle, o bien, que
los padres llegan más tarde a casa que los niños y estos están por un
tiempo sin supervisión. También hay que contar con que muchos niños

ahora tienen computadoras en las que jugar videojuegos o navegar por Internet y que a menudo prefieren jugar a videojuegos, que en la calle o en el jardín.

Hay varios estudios que han relacionado las horas que un niño pasa diariamente frente al televisor, con la posibilidad de que sean obesos en el futuro. Uno de ellos hizo un seguimiento de un grupo de niños desde que tenían cuatro años de edad, hasta cumplir los once. Los resultados confirmaron que cuantas más horas pasaron estos niños viendo televisión, más sobrepeso acumularon.

Ver televisión no sólo puede producir sobrepeso por la falta de actividad física, sino también porque es un tiempo durante el que los niños a menudo consumen más sodas y más bocadillos, sin prestar mucha atención a lo que están comiendo. Este hecho está también constatado científicamente: cuantas más sodas se toman al ver la televisión, más posibilidades hay de que los niños tengan un exceso de peso. Además, durante las horas en las que ven televisión, los niños están expuestos a un bombardeo de comerciales que anuncian comidas altas en grasas y en azúcares, en concreto, unos diez por hora o más. Estos anuncios tienen influencia sobre los tipos de alimentos que después consumen los niños. Más horas de televisión equivalen a más consumo de meriendas o bocadillos grasos, dulces y con mucha sal, así como de sodas, y menos frutas y vegetales en la dieta. Esto no significa que usted no le permita a su hijo ver televisión, sólo que probablemente tendrá que limitar la cantidad de horas que puede estar sentado frente a ella.

Los niños latinos son los que más horas de televisión ven al día de entre todos los niños del país; la mayoría pasan casi tres horas diariamente frente a la pantalla. Parte de este problema está relacionado con las horas de trabajo de muchos padres latinos. Uno de cada cinco niños latinos, o lo que es lo mismo, casi dos millones de niños latinos, tienen que cuidar de sí mismos entre las tres y las seis de la tarde, porque sus padres no han llegado todavía de trabajar, y no siempre hay programas para después de la escuela disponibles en sus comunidades, o si los hay, no siempre están al alcance de los padres.

Si este es su caso, probablemente se encuentre ante una situación difícil, porque dependiendo de la edad de su hijo, si este no cuenta con supervisión, es más fácil que pase varias horas delante del televisor, o que coma alimentos no tan saludables. Dos cosas que pueden ayudar a su hijo en estos casos son:

- No tener en casa alimentos que puedan suponer una tentación como golosinas, sodas o bocadillos grasos o demasiado salados.

- Acordar con su hijo qué programa puede ver diariamente y cuánto tiempo puede jugar con sus videojuegos.

- Puede que quiera sacar la televisión de su cuarto, en caso de que tenga una. La televisión en los cuartos de los niños está asociada con la obesidad.

También puede darle quehaceres en la casa adecuados para su edad, como limpiar' pasar la aspiradora por su cuarto, arreglar su ropa o lavarla. Haga una "tabla de responsabilidades" y asígnele una tarea cada día. Se sorprenderá de las calorías que su hijo puede quemar en el transcurso de una semana o de un mes; además estará ayudando a educar su sentido de la responsabilidad.

Y una cosa más: quizás usted pueda recompensar todo este buen comportamiento con un video juego "sano". En respuesta al incremento de la obesidad en Estados Unidos, la industria de los video juegos ha comenzado a comercializar videos diseñados para que los niños se muevan. Para poder jugar y ganar el niño tiene que moverse físicamente, saltar y estirarse.

El menú entre los nueve y los once años

En esta etapa el consumo de grasas saturadas (pan croissant, donas, comida rápida, depósitos de grasas en las carnes, manteca, etc.) tiende a subir, al igual que el consumo de sodas, mientras que el consumo de frutas, vegetales, lácteos y granos disminuye. Esto se debe a que es la edad en la que empiezan a comer "comida rápida" tanto en el restaurante y en la escuela, como en la casa.

Su hijo necesita en esta etapa alimentos ricos en calcio, hierro, fibra, vitaminas y minerales. Estos nutrientes se encuentran en una variedad de alimentos: leche, yogur, carnes magras, cereales, panes de grano integral, frutas y vegetales.

Debido a que ahora entienden mucho mejor las explicaciones, es un buen momento para enseñarles cómo comer saludablemente, incluso los alimentos que a ellos más les gustan. Por ejemplo, prepárale o enséñele a su hijo a preparar una "pizza saludable", que consiste de una masa fina, queso mozzarela, salsa de tomate, jamón bajo en grasa, hongos y rodajas de pimiento verde y tomate picado y a tomar un batido hecho con leche descremada y frutas.

Esta también es una buena edad para que continúe apreciando la comida latina y para explicarle que las opciones "americanas", no siempre son las más saludables.

PORCIONES DIARIAS PARA
NIÑOS DE NUEVE A ONCE AÑOS
Calorías: 1.600 a 1.800 calorías divididas de la siguiente forma:

Grupo de alimentos	Cantidad
Granos, legumbres	2½–3½ tazas/unidades
Vegetales	2 tazas o más
Frutas	2½–3 tazas/unidades
Lácteos bajos en grasa	3 tazas
Carnes magras	5–6 onzas
Grasas saludables	2 cucharadas

Encontrará algunos ejemplos de comidas recomendadas de cada grupo de alimentos en el capítulo cuatro.

EJEMPLO DE MENÚ PARA UN NIÑO
DE NUEVE A ONCE AÑOS

	Grupo	Cantidad	Alimento
Desayuno	Grano	¾–1 taza	6–8 onzas de cereal Cheerios
	Lácteo	1 taza	8 onzas de leche descremada o 1%
	Fruta	1 unidad	1 banana mediana en rodajas
Media mañana	Grano	½–1 porción	2–4 galletas 'Graham'
	Lácteo	1 cucharada	1 cucharada de queso crema de sabores de fruta bajo en grasa
Almuerzo	Grano	1 taza	Fideos /espagueti cocidos con salsa de tomate* (¼ taza de vegetal)
	Proteína	2–3 onzas	Pollo desmenuzado sin piel
	Vegetales	¾ taza	6 onzas de vegetales mixtos al vapor
	Grasa	1–2 cucharaditas	1–2 cucharaditas de margarina cremosa (ligera) o aceite de oliva sobre los vegetales
Merienda	Fruta	½–¾ taza	4–6 onzas de papaya en cubos
	Lácteo	1 taza	8 onzas de leche de chocolate baja en grasa

	Grupo	Cantidad	Alimento
Cena	Grano	1 unidad	1 malanga o yuca mediana
	Proteína	3 onzas	Pescado al horno sazonado con limón y hierbas
	Ensalada:		
	Vegetales	1 taza	8 onzas de espinaca
	Fruta	½ taza	4 onzas de mandarinas en lata
	Grasa	1 onza	1 onza de nueces
		1 cucharada	1 cucharada de aliño bajo en grasa

˙Salsa de tomate = "vegetal"

Salsa de espagueti = vegetal + carbohidrato + otros ingredientes

A primera vista esta cantidad de comida puede parecerle excesiva; sin embargo, este menú de ejemplo incluye las porciones adecuadas para todos los grupos, distribuidas a lo largo del día. Deje que su hijo decida cuánto necesita comer. Refiérase al Apéndice para las recomendaciones de calorías diarias de acuerdo con la actividad física.

El niño obeso entre seis y once años

Puede que su pediatra o su nutricionista le hayan confirmado que su hijo tiene un problema de sobrepeso o puede que usted lo haya comprobado al leer este libro. En cualquier caso, es importante que sepa que es posible ayudar a su hijo y que aunque haya personas *gorditas* en su familia, eso no significa que su hijo esté condenado a serlo. Algunos puntos muy importantes a tener en cuenta con el niño obeso en estas edades son:

- No se puede poner a dieta a un niño de esta edad porque está en edad de crecimiento. Una dieta que no cuente con suficientes nutrientes puede causarle daños.

- Los remedios como tes para adelgazar, infusiones de hierbas o píldoras sin supervisión médica, no son recomendables para los niños. Pueden traer muchos más problemas que beneficios. Algo tan simple como la sábila o el áloe pueden producir diarrea en un niño. Tenga especial cuidado de no darle suplementos o preparados para adelgazar para adultos, por muy naturales que éstos le parezcan. Su hijo está en una etapa de desarrollo y estos remedios pueden afectarle seriamente.

- No debe culpar a su hijo por tener sobrepeso. La forma de comer de su hijo tiene mucho que ver con la forma de comer de su familia, así como con la actividad física. Los niños aprenden de lo que les rodea.

- No le exija que haga cosas que usted no hace. Si a usted no le gustan los vegetales, no puede exigirle a su hijo que se los coma. Predicar con el ejemplo es el arma más efectiva; por eso, intente mejorar también su dieta para ayudar a su hijo.

- El objetivo al tratar a un niño obeso no es que pierda peso, sino que aprenda una serie de hábitos de alimentación saludables y que adopte un gusto por la actividad física que le sirva para toda la vida.

- No le dé un "plan de alimentación" y espere que el niño lo haga por su cuenta. Al igual que con muchos otros aspectos de su educación, es necesario que ustedes participen.

- No espere que haya cambios espectaculares tanto en la apariencia física como en las costumbres de su hijo. No hay un remedio "mágico" para la obesidad. Los cambios en las actitudes hacia la alimentación y la actividad física se dan muy poco a poco. Lo importante es que sean asimilados por su hijo y puestos en práctica paulatinamente.

- La educación sobre nutrición es uno de sus mejores aliados. Los niños entre seis y once años comprenden las razones de por qué unos alimentos son saludables y los otros no. Explíquele en palabras que pueda comprender lo que usted ha aprendido en este libro.

- Halague mucho a su hijo cuando este se decida por un alimento saludable. Además de ayudarle en su autoestima, le estará enseñando cuáles son las mejores opciones para alimentarse.

- Evite cualquier tipo de comentario humillante sobre la obesidad o el aspecto físico de su hijo, tanto a solas como delante de otras personas. La autoestima de su hijo es muy delicada en estas edades y puede hacerle mucho daño.

- No compare a su hijo con sus hermanos, familiares o amigos. Cada individuo tiene una apariencia y forma física diferente y su hijo es único y especial, como cada uno de sus otros hijos.

Recuerde que ayudar a modificar la relación con la comida y la actividad física de su hijo es una tarea que implica a toda la familia. Al menos al principio, los niños no saben ni pueden hacerlo solos.

En el caso de que a su hijo le hayan diagnosticado alguna complicación de la obesidad, como diabetes o presión o colesterol altos, debe trabajar con su pediatra o con una nutricionista en un programa adecuado. En el capítulo once encontrará información sobre algunas de estas enfermedades, y en el doce, lugares en los que puede encontrar ayuda y consejos sobre nutrición.

LAS BURLAS DE LOS COMPAÑEROS

Una de las partes más duras tanto para los niños obesos como para sus padres, es ver como sufren a consecuencia de los comentarios o las burlas de sus compañeros de escuela. En estas edades los amigos son algo muy importante; los amigos pasan a ser el centro de su universo. Con quién se sientan a la hora de comer, en qué equipo juegan o si son invitados, o no, a una fiesta de cumpleaños pasan a ser cosas muy importantes que pueden ocasionar muchas lágrimas y tristeza. Los amigos son necesarios para el desarrollo emocional de su hijo y por eso el comentario de "eso no tiene importancia" o "ya encontrarás otros amigos", no suelen ser de mucha ayuda, más bien al contrario. Por otra parte, y aunque lo haya pensado más de una vez, tampoco es una buena idea ir a hablar con los niños que se burlan de su hijo. Sin embargo, hay ciertas actitudes por su parte que pueden ayudar mucho a su hijo a superar esta situación:

- Establezca una buena vía de comunicación con él. Le ayudará mucho hablar de lo que le ha ocurrido en la escuela y sentirse escuchado por usted. Hágale preguntas sobre las situaciones con las que se encontró y muestre interés en lo ocurrido. Hable con él de los sentimientos que le ocasionan estas burlas. No tiene por qué siempre darle soluciones (si no las tiene); escuchar y compartir sus sentimientos es una de las mejores formas de ayudarle.

- Haga comentarios positivos sobre las cualidades que pueda tener su hijo en otras áreas. Es importante que se sientan valorados por cosas que no sean su físico. Sentirse valorado por su familia es uno de los mejores apoyos para su autoestima.

- Tenga una entrevista con la maestra o maestro de su hijo para conocer cuál es la situación y qué medidas toma la escuela para controlar este tipo de comportamientos con los niños obesos. Conozca la opinión de la maestra sobre cómo le están afectando las burlas a su hijo.

La familia latina y el niño obeso

Si su familia vive cerca, ése es un factor con el que contar si está haciendo un esfuerzo para cambiar los hábitos de alimentación de su hijo, especialmente si su hijo pasa tiempo con frecuencia en casa de sus abuelitos, tíos o primos, o si su madre o su suegra cuidan de él una parte del día.

Para muchos de nuestros familiares de mayor edad, un niño *gordito* sigue siendo un niño saludable, por mucho que el pediatra nos haya advertido del peligro de que desarrolle diabetes, colesterol alto o cualquier otro problema relacionado con la obesidad. Además, ¿cómo rechazar todos esos deliciosos platillos y postres que la abuelita prepara con tanto amor para su nieto?

Fue muy difícil convencer a mi suegra de que no podía darle a Raúl todos los dulces y postres que él quería. Para ella, la obesidad de Raúl no era un problema. Sólo cuando la llevé conmigo al pediatra comenzó a comprender que su "gordito" estaba teniendo problemas de salud.

—María Patricia, veintiséis años

En muchas de nuestras familias cocinar para otros es un símbolo de amor y rechazar estos platillos puede considerarse incluso ofensivo. La mejor forma de aclarar malos entendidos es tener una plática a solas con los abuelitos o con otros familiares que pasen tiempo con su hijo para explicarles la situación y pedirles su colaboración. Es importante reconocerles que apreciamos lo maravillosos que son sus platillos y el amor y el esfuerzo que emplean en prepararlos e insistir en que no se trata de que estemos rechazándolos, sino de intentar evitar que el niño sufra tanto física como sicológicamente por su exceso de peso.

Llevar a su madre o a su suegra con usted a la consulta del pediatra o nutricionista para que conozcan la información de primera mano y puedan participar más directamente en las nuevas actitudes hacia la alimentación de su nieto, es también una buena idea, especialmente si ellas se encargan de algunas de las comidas de su hijo. Explíqueles con amor que no deben forzar al niño a que se acabe el plato ni utilizar la comida como premio o como castigo.

Anímelas a que rescaten recetas de platillos con más vegetales y carnes o pescados magros. La cocina latina tiene platos muy saludables y sabrosos.

CAMBIOS SALUDABLES EN LA ALIMENTACIÓN
DE SU FAMILIA

Uno de los primeros cambios que puede poner en práctica en su familia es cambiar la frase: "esto engorda" o "esto no engorda" por "esto es saludable" o "esto no es tan saludable". Se trata de poner el énfasis en las opciones de alimentación saludables y no en aquéllas que nos hagan ver gordos o delgados. Aunque parezca algo un poco tonto, es un cambio que le hará ver la alimentación, tanto a usted como a su hijo, de una forma completamente distinta.

Si en su familia usted o su esposo o compañero tienen un problema de sobrepeso, es lógico que sientan la tentación de controlar lo que su hijo come porque no quieran que "engorde" también. Pero los estudios demuestran que se consiguen mejores resultados sin controlar por la fuerza lo que sus hijos comen y enfocando todo lo relacionado con la alimentación por la parte "saludable". Entre las opciones saludables que puede adoptar en su familia para ayudar a su hijo con sobrepeso están:

- Planee tres comidas al día con una o dos meriendas entre ellas. Si su hijo tiene hambre antes, no necesariamente le tiene que dar otra merienda o bocadillo, pero puede adelantar un poco la hora de la comida.

- Planifique sus menús familiares saludables con antelación; le ahorrará tiempo y evitará las comidas o cenas de "último momento" con lo primero que encuentre en el refrigerador.

- Lleve a su hijo a comprar con usted. Déjele que escoja sus vegetales favoritos y el aliño con el que se los comerá, pero vigile que sea bajo en grasa. Además, es posible que su hijo tenga más conocimientos de nutrición que usted en uno que otro aspecto, porque quizás los haya aprendido en la escuela.

- Evite tener en su casa alimentos que no quiera que su hijo coma, como papitas fritas, galletas de chocolate, dulces, golosinas o bocadillos grasos. Tenga bocadillos saludables alternativos como fruta cortada en cubos, jugos naturales o lácteos.

- Anime a su hijo a que la ayude a cocinar alimentos saludables. Se sentirá mucho más inclinado a probarlos si "él" los ha cocinado.

- Planee las comidas familiares sin televisión, como en los viejos tiempos. Intente que sean un momento agradable para compartir las experiencias del día.

- Tenga presentes las porciones adecuadas para la edad de su hijo cuando le sirva su comida.

- Sirva comida saludable para todos los miembros de la familia. No haga un menú especial para el que tiene un problema de peso.

- Si su hijo con sobrepeso es el más pequeño entre varios hermanos, observe cómo come. A veces lo hacen muy rápido y en mucha cantidad para no quedarse sin nada.

Y sobre todo, tenga siempre disponible una buena reserva de paciencia. A los niños no les suelen gustar los cambios, pero si ven que usted está determinada a llevarlos a cabo, acabarán por aceptarlos e incluso colaborarán con usted.

Actividad física

En esta edad es cuando los niños tienden a pasarse horas y horas frente al televisor o jugando videojuegos. Los niños en edad escolar necesitan al menos de treinta minutos a una hora diaria de ejercicio físico y otra hora de juegos.

La actividad física en esta edad es un asunto de familia. Cómo en muchas otras áreas, su hijo tenderá a repetir los comportamientos que vea en la casa, y si la mayor parte del tiempo usted prefiere ver televisión a ir al parque o pasear al aire libre, es probable que su hijo lo prefiera también. Después de un día de trabajo duro y luego de llegar a casa en la tarde, preparar la cena y limpiar y tener listas las cosas para el día siguiente, es posible que salir a hacer ejercicio con su hijo, aunque sea al jardín, suponga un esfuerzo añadido para usted y que lo único que desee sea ver televisión tranquilamente durante un rato. Forzarse a hacer ejercicio físico con su hijo no suele dar resultados a la larga, porque si no es una actividad con la que tanto usted como él, como el resto de la familia disfruten, acabarán por no hacerlo. Se trata de cambiar poco a poco las costumbres hacia un estilo de vida más activo. Por ejemplo:

- Caminar cuando sea posible, en vez de usar el automóvil.

- Subir escaleras, en vez de tomar elevadores.

- Caminar por el centro comercial, sin necesidad de hacer compras o ir a comer.

- Organizar las reuniones familiares en parques o en lugares donde los niños puedan jugar al aire libre.

- Si tiene perro, pasearlo todos juntos.

- Enseñe a sus hijos a bailar salsa en la casa y tenga este tipo de música de fondo en vez del televisor. ¡Los ritmos latinos ayudan a mantenerse activo!

Por otra parte, no puede contar con que su hijo hará en la escuela todo el ejercicio físico que necesita. Desafortunadamente muchas escuelas no ofrecen actividades físicas, o no las ofrecen las horas suficientes que los niños requieren. Por eso es importante que encuentre una actividad física que tanto a usted como a su hijo, como al resto de la familia les diviertan y la practiquen a menudo. Esto puede ser desde jugar un partido de fútbol hasta ir a clases de salsa o ir a patinar.

Si vive en un vecindario con niños de la edad de los suyos, quizás pueda hacer turnos con otras madres o padres para llevarlos al parque o para que se reúnan cada vez en una casa para jugar. Otra opción es apuntarlos en algún programa de actividades físicas extraescolares en la escuela o en alguna otra institución de la comunidad. Sin embargo, esta opción es a veces un problema para los padres latinos. Según un estudio realizado, muchos padres latinos tienen problemas de transporte, económicos, de falta de tiempo o de falta de actividades en su área, para llevar a sus hijos a este tipo de programas deportivos o de actividades físicas. También hay otros padres latinos para los que el idioma inglés es un problema, bien porque no saben cómo encontrar información sobre esos programas o porque temen no entenderse correctamente con el entrenador.

Todos estos son problemas muy reales, pero debido a las campañas que se han puesto en funcionamiento últimamente para ayudar a los niños a hacer ejercicio, es posible que encuentre una alternativa en su comunidad que se ajuste a sus necesidades. El primer paso para conocer estos programas es buscar información sobre ellos. En la Guía de recursos encontrará contactos que la pueden ayudar.

FORMAR PARTE DE UN EQUIPO

Los deportes en equipo, como el fútbol o el baloncesto, son una de las actividades físicas en las que un niño de estas edades puede integrarse más fácilmente. Además de ser una fuente de ejercicio físico, pertenecer a un equipo es muy positivo para la autoestima de un niño. En el caso de los niños latinos que están empezando a integrarse en una nueva cultura, pertenecer a un equipo deportivo puede ayudarles a sentirse más cerca de sus compañeros.

Generalmente los niños pueden participar en deportes de equipo a partir de los seis años. Sin embargo, hay niños de esta edad que todavía no están listos para un ambiente de competición en el que se pone más presión sobre los participantes, en cuyo caso es mejor esperar un poco más, hasta que tengan diez u once años, o bien buscar otras actividades físicas más adecuadas para su edad.

En las escuelas suele haber equipos de diferentes deportes en los que su hijo se puede integrar. De todas formas, no olvide que el primer requisito para que todo vaya bien es que su hijo se divierta al realizar esta actividad.

LOS NIÑOS CON SOBREPESO Y EL EJERCICIO

Si su hijo tiene sobrepeso, el ejercicio físico es una de sus mejores opciones, tanto para ayudarle a quemar calorías como para establecer las bases de unas costumbres saludables. Sin embargo, es importante comprender que para un niño con sobrepeso hacer ejercicio puede no ser tan fácil, por varios motivos:

- Puede cansarse antes que los demás, no puede saltar tan alto o correr tan rápido.

- Para evitar que se burlen de él por su falta de forma física, puede negarse a hacer ejercicio con otros niños.

- Es posible que no quiera que lo vean en traje de baño o en pantalón corto y se niegue a ir a la piscina o a un programa de actividades físicas con otros niños.

- Quizás no quiera formar parte de un equipo porque sienta que no puede estar a la altura de los otros niños.

▪ Puede que su sobrepeso le ocasione dolores en ciertas partes del cuerpo como los pies, la espalda. Si este es el caso, debe consultar cuanto antes con su pediatra.

Si se encuentra en alguna de estas situaciones, intente comprender los sentimientos de su hijo y ayúdele en la medida de lo posible. Un niño con sobrepeso necesitará más de su apoyo y de su colaboración para mejorar su estado físico. Por ejemplo, si se siente mal por la ropa que tiene que llevar para hacer deporte delante de otros niños, déjele que escoja en la tienda la ropa con la que se sentirá más cómodo.

En caso de que no quiera hacer ejercicio con otros niños, quizás pueda hacerlo en casa con algún video, caminar con usted o con la familia o incluso ir a nadar a una piscina. La natación es uno de los mejores ejercicios para los niños con sobrepeso, porque no pone presión las articulaciones.

Pero tan importante como enfocarse en un aumento de la actividad física para los niños con sobrepeso, es intentar reducir o eliminar las actividades que hagan que su hijo no esté activo. Está demostrado que reducir las horas de televisión o de videojuegos y sacar la televisión de su cuarto, si es que tiene una, aumentan el nivel de actividad física en los niños.

Recuerde que en todas las estrategias que emprenda para ayudar a su hijo a estar más activo debe contar con mucha paciencia y mucha perseverancia. Los cambios que perduran no se hacen de la noche a la mañana. Además, aunque en ocasiones parezca que se da un paso adelante y dos hacia atrás, lo importante es mantenerse en el camino.

9

La nutrición entre los doce y los diecinueve años

a adolescencia es una etapa crucial de la vida. Quizás una de las más difíciles tanto para nosotros como para nuestros padres, porque es una crisis que involucra toda la personalidad. Nos cambia el cuerpo, crecemos de golpe y eso no nos hace sentir muy cómodos. Cambian los pensamientos, las relaciones, la forma de vestirnos, la sexualidad y todos estos cambios nos desconciertan sin entender bien dónde estamos parados, qué queremos y hacia dónde vamos".

Así es como definen este periodo un grupo de adolescentes en una página Web creada por ellos mismos para hablar sobre la adolescencia. Definitivamente "el cambio" es el tema principal de la adolescencia y así me lo hacen saber muchos de los padres de mis clientes adolescentes, desconcertados ante estas nuevas actitudes. Uno de los principales motivos por los que me vienen a ver los padres es porque "no podemos controlar lo que come", "ha cambiado mucho, ya no sabemos qué hacer con su alimentación" o "¿podría hablar con él/ella para ver si entra en razón?". Estas situaciones suelen referirse tanto a adolescentes con sobrepeso como a aquellos que están experimentando trastornos de la alimentación.

El periodo que va entre los doce y los diecinueve, marca los años principales en los que se producen grandes cambios tanto físicos como sicológicos, o en otras palabras, la etapa en la que los niños dejan de ser niños para convertirse en adultos. Con respecto a la nutrición y a la obesidad, se trata de un periodo muy importante por varios motivos:

- Los niños latinos entre los doce y los diecinueve años de edad son los más obesos de todo el país.

- La adolescencia es el periodo crítico final para el desarrollo de la obesidad en la edad adulta, debido a los cambios que se producen en la cantidad y en la localización de la grasa corporal.

- La obesidad que se desarrolla, o que persiste, en la adolescencia está asociada con mayores complicaciones de salud.

- Los adolescentes obesos tienen muchas más probabilidades de ser adultos obesos.

Durante estos años se produce un rápido crecimiento que va unido a un incremento de peso, especialmente en las niñas. Para las mujeres, este aumento de peso durante la adolescencia, si se convierte en sobrepeso, puede tener consecuencias sobre la cantidad y persistencia de esta obesidad cuando sean adultas. Esto se debe a que el organismo produce nuevos adipocitos, o células que almacenan grasa, durante este periodo. Los adipocitos no desaparecen cuando una persona baja de peso, sino que simplemente se reducen de tamaño, pero su número permanece constante. Cuantos más adipocitos existan, más riesgo hay de desarrollar obesidad.

En los varones, la adolescencia no trae necesariamente un aumento de peso, pero sí una redistribución de los depósitos de grasa. La grasa se distribuye ahora en el cuerpo de forma diferente a como ocurría durante la niñez. Los varones tienden a acumular la grasa en el abdomen mucho más que las hembras. La grasa abdominal está relacionada con lo que se denomina "grasa visceral", que puede ser perjudicial para la salud. Los varones latinos, por cuestiones hereditarias, tienen más tendencia a acumular grasa en el abdomen; este exceso de grasa visceral está relacionado con dos de los trastornos que más afectan a los niños latinos obesos: la resistencia a la insulina y el síndrome metabólico.

Por todo lo anterior, se trata de una etapa importante para establecer y reforzar unos hábitos de nutrición saludables y también para tomar las medidas adecuadas en caso de que su hijo tenga un problema de sobrepeso, pero siempre teniendo en cuenta las características especiales de esta edad.

De los doce a los quince: la pubertad

La pubertad es una palabra que se refiere a los cambios físicos que tienen lugar durante estos años; la palabra "adolescencia" se refiere a los cambios sicológicos que acompañan a estos cambios físicos. Los cambios físicos en esta etapa afectan sobre todo a los órganos sexuales.

En las niñas, el final de los doce años es cuando generalmente aparece la menstruación y también cuando los pechos se desarrollan. Hay niñas que están más preparadas para este cambio que otras. La comunicación con su hija es muy importante porque puede haber miedos o cosas que no se hayan comprendido bien. Aunque en la escuela esté recibiendo educación sobre los cambios físicos de su cuerpo, su hija se sentirá más segura si puede hablar con usted de ello. Anímela a que le pregunte todo lo que no entienda. Durante la adolescencia, mantener las vías de comunicación abiertas con sus hijos es la mejor forma de prevenir comportamientos que pueden crear tensiones.

Con respecto a los niños, hay algunos a esta edad que van más adelantados con respecto a su desarrollo que otros. En esta edad es cuando sus genitales crecen y, además, cuando aparece el vello, tanto en los órganos sexuales como en las piernas y en el rostro. Esto también va acompañado con el cambio del timbre de la voz. Hablar con naturalidad de los cambios por los que están pasando, sobre todo con su marido (o figura masculina), les ayudará a evitar ansiedades. Es común que tanto los niños como las niñas se muestren preocupados por lo que les está ocurriendo y que se comparen constantemente con sus compañeros.

Todo este desarrollo trae consigo un aumento notable del apetito; después de comer un almuerzo de dos platos, pueden seguir diciendo que tienen hambre. Otros aseguran que no tienen hambre por las mañanas, pero a la hora del almuerzo devoran todo cuanto encuentran. Por la tarde, después de llegar de la escuela al primer lugar donde suelen acudir es a la cocina, para ver qué pueden comer.

> *Tony, mi hijo, se estaba quejando el otro día de que el yogur congelado no estaba lo suficientemente "congelado". ¡No es raro! ¡La puerta del refrigerador se pasa más tiempo abierta que cerrada!*
>
> *—Samuel, cuarenta y cinco años*

Este gran apetito entra dentro de lo normal para un adolescente, pero precisamente por ello es importante ayudarle a regularlo de la forma más saludable posible: empezando el día con un buen desayuno, llevando a la escuela almuerzos, meriendas o bocadillos nutritivos y teniendo disponibles en casa bocadillos saludables y rápidos. Debido a este gran apetito, a esta edad se muestran más abiertos a probar alimentos que antes no eran de su agrado, como ciertos vegetales o frutas.

LA COMIDA RÁPIDA

En las últimas décadas, la dieta de los adolescentes ha cambiado considerablemente en Estados Unidos. La cantidad de calorías que consumen los jóvenes de ahora es muy superior a la que consumían los adolescentes de antes y, además, la proporción de esas calorías que provienen de la grasa y de la grasa saturada es mucho más elevada. Ahora se comen muchas más papas fritas y pizzas, se beben muchas más sodas y bebidas azucaradas y se toma menos leche. No es de extrañar, puesto que de acuerdo con un estudio, las comidas favoritas de los adolescentes, por este orden, son: pizza, helado, espaguetis, papas fritas, hamburguesas, budines, hojuelas de maíz, papitas *chips* y palomitas.

En la adolescencia los amigos toman un papel principal en la vida social de los jóvenes, y esta vida social con frecuencia consiste en ir al centro comercial para platicar, quizás ver una película y por supuesto . . . comer en restaurantes de comida rápida. Para muchos adolescentes esto es parte de su "cultura". Aunque desde el punto de vista nutricional no es lo más recomendable, comer de vez en cuando este tipo de comida no le va causar grandes trastornos a su hijo, siempre que la coma ocasionalmente y el resto de la semana se alimente de forma más saludable. Es decir, ahora que su hijo tiene acceso por sí mismo a otros tipos de comida, es importante que:

- El menú semanal contenga suficientes vegetales, frutas, granos y lácteos, de manera que su organismo disponga de lo que necesita para desarrollarse en esta época de gran crecimiento.

- Intente limitar en su casa las comidas listas para llevar que tienen exceso de grasa, azúcar o sal, para compensar por las comidas que su hijo haga por su cuenta.

- Explique a su hijo lo importante que es para su desarrollo físico el llevar una dieta balanceada. Hay un buen número de estudios que documentan la relación entre la comida rápida y la mala alimentación en los adolescentes.

- Hable con él de otras posibles elecciones de comida "aceptables" cuando salga con sus amigos. Para los adolescentes es muy importante "ser parte del grupo" y no quieren ser señalados por ser distintos a los demás.

Educar a su hijo sobre alimentación es una de las mejores cosas que puede hacer por su salud en el futuro. Hay estudios que demuestran que cuando los adolescentes tienen la opción de escoger su propia comida en escuelas donde haya máquinas vendedoras de alimentos o comedores donde se pueda escoger de un menú, tienden a comer menos vegetales y frutas. El consumo excesivo de comida rápida de los adolescentes también está relacionado con tener un empleo, ver mucha televisión o tener ese tipo de comida disponible en la casa.

HUESOS SANOS, DIENTES SANOS: EL CALCIO EN LOS ADOLESCENTES

Hay una creencia general entre muchos latinos de que una vez que pasa el periodo de la niñez, la leche ya no es necesaria. Algo así como que la leche es "para bebés". Sin embargo, la adolescencia es quizás el periodo más importante para el desarrollo de unos huesos sanos. La gran mayoría de los huesos del cuerpo se consolidan al final de este periodo. No tomar suficiente calcio durante esta etapa puede producir problemas serios con los huesos en el futuro.

Los investigadores han detectado que en los niños latinos, y muy especialmente en las niñas, en estas edades hay una enorme reducción en la cantidad de calcio. Uno de los culpables, según documentan otros estudios, son las sodas y bebidas azucaradas. El consumo de leche va disminuyendo a medida que el niño crece, mientras que el consumo de sodas va en aumento. Para cuando llegan a la adolescencia ya toman el doble de sodas y bebidas azucaradas que de leche. Un problema añadido por tomar menos leche es que también puede haber una deficiencia de vitamina D, puesto que está vitamina se añade a la leche y es la principal fuente de ella. Por otra parte, no sólo los huesos se ven afectados por este cambio, sino también los dientes; los niños latinos son los que más caries tienen de todo Estados Unidos.

Está claro que las sodas y bebidas azucaradas no le hacen ningún bien a su hijo, porque además de reducir la cantidad de calcio necesaria, aumentan el número de calorías que el niño toma diariamente, sin incrementar los nutrientes.

El calcio no sólo se obtiene de la leche. Hay otros alimentos como el yogur, los quesos, la col rizada, las hojas verdes de berza, las espinacas o las sardinas enlatadas que también tienen calcio. Si su hijo no es muy amante de la leche, estos otros alimentos le proporcionarán el calcio que necesita; sin embargo, los productos lácteos son la forma más fácil de obtener este mineral tan necesario. Por ejemplo, un vaso de leche contiene alrededor de 300 mg de calcio, mientras que su hijo necesitará cerca de dos tazas de hojas de berza verdes cocidas, para obtener la misma cantidad. A menudo les pregunto a mis hijos cuáles han sido sus fuentes de calcio u otros nutrientes ese día. No se trata de pasarles revista, sino que lo hacemos casi como un juego, pero ellos saben que esto es algo que tienen que considerar cuando vayan a decidir su propio menú.

En caso de que su hijo no pruebe ningún alimento de los que contienen calcio, debe consultar con su pediatra o nutricionista sobre la posibilidad de proporcionarles suplementos de calcio, sin descartar el seguir ofreciéndoles alimentos ricos en dicho mineral. Los alimentos "reales" son la fuente principal de nutrientes y una dieta basada en suplementos, no sustituye las comidas reales. Unos huesos sanos durante la adolescencia son la base de unos huesos sanos cuando sean adultos.

TRASTORNOS DE LA ALIMENTACIÓN

A esta edad los niños, pero las niñas sobre todo, se muestran muy conscientes de su silueta. Este es el periodo donde se desarrollan más trastornos de la alimentación. Dado lo difícil que es tratar estas enfermedades y el impacto que pueden tener en la salud de su hijo, la prevención es el mejor remedio.

Las niñas latinas con sobrepeso sufren mucho más estas enfermedades que otras niñas, especialmente, el trastorno de atracones compulsivos. Generalmente la comida en sí no es el problema, sino la necesidad que tienen los adolescentes de ser aceptados por el grupo lo que les lleva a hacer dietas extremas, para después darse atracones, vomitar, tomar laxantes y todos los comportamientos que van unidos a los trastornos de la alimentación. El capítulo diez está dedicado a cómo detectar, prevenir y tratar estas enfermedades.

Algo importante que debe saber su hija es que este tipo de dietas, en vez de ayudarle a perder peso, hacen justo lo contrario. Según un estudio que siguió a más de 15.000 niños de entre nueve y catorce años durante tres años, las niñas que hacen dieta y se dan atracones después, ganan más peso que aquellas que no hacen dieta, pero por el contrario, si hacen más ejercicio. Los investigadores creen que hacer este tipo de dietas hace que el metabolismo se reajuste y que el organismo pueda funcionar con menos calorías, o en otras palabras, el cuerpo se adapta a no gastar tanta energía y todo lo que se come se almacena de forma más eficiente. Sin embargo, cambios pequeños, como, por ejemplo, dejar de tomar leche entera y tomar leche descremada o incluir un par de frutas y vegetales en la dieta y también hacer más ejercicio, sí que pueden conseguir ajustar el peso de un adolescente.

Hable con su hijo/a sobre estos temas; explíquele lo que son los trastornos de la alimentación y refuerce la confianza en ella misma y en su imagen. La baja autoestima es la base de todas estas enfermedades.

El menú entre los doce y los quince años

Las calorías que consume su hijo o hija a esta edad pueden variar por el hecho de pertenecer al sexo femenino o masculino. A pesar de que ambos necesitan las suficientes calorías para seguir creciendo, generalmente los varones comen más que las hembras: unas 200 a 400 más al día dependiendo de su actividad física.

Para esta edad su hijo debe estar comiendo una variedad de alimentos, en porciones adecuadas, y si algo no le gusta o es la primera vez que lo ve, es importante que razone con él y que no le de un "no" por respuesta hasta que haya probado el alimento. Es decir, que a esta edad las batallas de la mesa deben ser ya cosa del pasado. A pesar de todo, aunque ese alimento, nuevo o antiguo, no le guste todavía, es posible que en un futuro cercano si lo acepte. No hay que darse por vencidos, tanto usted como su hijo.

Es un alivio el ver que al menos ella me escucha cuando le explico por qué debe probar un nuevo alimento. Antes no había forma de razonar con ella. Incluso si decide no probar lo que le estoy ofreciendo, sé que algo de lo que le explico acerca de los hábitos saludables de comida le está sirviendo.

—*Gloria, treinta y nueve años*

Indiscutiblemente, es posible que la comida favorita de su hijo sea una hamburguesa con papas fritas y luchar para que no la coma es una tarea casi imposible y a veces innecesaria. En lugar de concentrarse en criticarlo o tratar de que sólo coma vegetales en un restaurante de comida rápida, concéntrese en lo que usted puede hacer por él en su casa y en la información y los consejos que le puede dar sobre su alimentación. Su hijo puede ahora comprender perfectamente que una nutrición balanceada es esencial para un desarrollo óptimo, para tener más energía y sacar mejores grados en la escuela. Explíquele con paciencia, y sin enojarse ni presionar, que si no selecciona alimentos saludables en la mayoría de sus comidas puede terminar siendo un adolescente obeso, tener presión y colesterol alto e inclusive desarrollar una diabetes o enfermedades coronarias a una temprana edad. No debe olvidar que dar ejemplo sobre lo que usted predica es la forma más eficaz de enseñarle a su hijo una forma de comer saludable.

Entre los nutrientes más necesarios en esta etapa de crecimiento se encuentran la proteína, el calcio, el hierro, el zinc y la fibra, entre otros. La típica dieta del adolescente generalmente se queda corta en esos nutrientes. En el capítulo tres encontrará información sobre alimentos ricos en ellos.

PORCIONES DIARIAS PARA
ADOLESCENTES DE DOCE A QUINCE AÑOS
Calorías: 1.800 a 2.200 divididas de la siguiente forma:

Grupo de alimentos	Cantidad
Granos, legumbres	3½–4 tazas/unidades
Vegetales	2–2½ tazas o más
Frutas	2½–3 tazas/unidades
Lácteos bajos en grasa	3 tazas
Carnes magras	6 onzas
Grasas saludables	2 cucharadas

En el capítulo cuatro encontrará algunos ejemplos de los alimentos recomendados de cada grupo.

Ejemplo de menú para adolescentes
entre doce y quince años

Las calorías pueden ser menores o mayores, dependiendo de la actividad física de su hijo. Un niño sedentario de doce años puede consumir 1.800 calorías diarias, mientras que uno activo 2.400. El siguiente menú se basa en una dieta de 2.000 calorías, de manera que tiene margen para aumentarlas o disminuirlas según la cantidad de ejercicio que su hijo haga.

	Grupo	Cantidad	Alimento
Desayuno	Grano	1 unidad	1 bagel mediano
	Lácteo	1–1.5 onzas	1.5 onzas de queso blanco o 2 cucharadas de queso crema bajo en grasa
	Fruta	1 taza	8 onzas de jugo de naranja natural
Media mañana	Vegetales	½ taza	4 onzas de zanahorias "bebé" con apio
	Grasa	1 cucharada	1 cucharada de salsa "ranch" baja en grasa
	Lácteo	¾–1 taza	6–8 onzas de leche descremada o 1%
Almuerzo	Pizza:		
	Grano	2 unidades	1 masa individual delgada de pizza
	Proteína	2–3 onzas	Jamón bajo en grasa sobre pizza
	Vegetal	2 onzas	4 cucharadas de salsa de tomate*
		2 onzas	4 cucharadas de pimiento verde, rojo, cebolla sobre pizza
	Lácteo	2 onzas	4 cucharadas de queso Mozzarella derretido sobre pizza
Merienda	Fruta	1 unidad	1 pera mediana

	Grupo	Cantidad	Alimento
Cena	Ensalada:		Atún en agua sazonado
	Proteína	3 onzas	con limón
	Vegetales	1–1½ tazas	8–12 onzas de vegetales
			mixtos (lechuga,
			tomatillos, calabacitas)
	Granos	¼ taza	2–4 cucharadas de
			croutons bajos en grasa
	Grasa	1 cucharada	1 cucharada de aliño
			bajo en grasa
	Fruta	¼ taza	4 onzas jugo de uva
			blanca

Salsa de tomate = "vegetal"

Salsa de espagueti = vegetal + carbohidrato + otros ingredientes

A primera vista esta cantidad de comida puede parecerle excesiva; sin embargo, este menú de ejemplo incluye las porciones adecuadas para todos los grupos, distribuidas a lo largo del día. Deje que su hijo decida cuánto necesita comer. Refiérase al Apéndice para las recomendaciones de calorías diarias de acuerdo con la actividad física.

De los quince a los diecinueve años: los cambios sicológicos

Durante los primeros años de esta etapa, finalmente comienzan a estabilizarse los grandes cambios físicos que han tenido lugar en los años anteriores. Pero junto con estos cambios físicos también han aparecido muchos cambios sicológicos. El rasgo característico de los adolescentes en esta edad es su necesidad de independencia, de hacer las cosas por sí mismos y de probar sus límites. En este proceso, los amigos se vuelven algo muy importante porque son el grupo en el que los adolescentes buscan su propia identidad, y generalmente, o al menos durante esta etapa, esta identidad suele ser bastante diferente a la de sus padres. Para comprenderlo, trate de acordarse de cómo fueron sus años de adolescencia y qué cosas le gustaban.

Este tipo de relación con sus amigos es normal, y no sería posible convertirse en personas independientes sin este proceso. Aunque puede que haya algunas situaciones de tensión, en las que su hijo esté probando sus nuevos límites, esto no quiere decir que la adolescencia tenga que ser una batalla con su hijo, pero sí es un momento en el que sus habilidades como madre o padre se pondrán a prueba porque estarán probando sus límites. El secreto está en no establecer límites demasiado rígidos, pero tampoco olvidarse de ellos. Su hijo sigue necesitando su guía, especialmente en lo que se refiere a la nutrición.

Las comidas familiares en esta etapa, además de asegurar una nutrición adecuada, son un momento magnífico para platicar y mantener las líneas de comunicación con su adolescente abiertas. Hablar con su adolescente y, sobre todo, escucharle, es la mejor forma de saber qué es lo que está ocurriendo con su vida. Una forma de hacer que su hijo participe más en estas comidas es dejarle que cocine, o cocinar con él, una vez a la semana la cena o ir a comprar con él para decidir qué es lo que se servirá.

EL APETITO DEL ADOLESCENTE Y LAS MÁQUINAS AUTOMÁTICAS DE MERIENDAS

Casi todas las escuelas superiores de Estados Unidos tienen una o varias máquinas de botanas (bocadillos ligeros o tentempiés) y de sodas. Una de las principales razones por las que las escuelas aceptan este tipo de máquinas es porque les proporcionan ingresos extra, que luego pueden aplicar a programas, comprar materiales o hacer reparaciones. El problema de estas máquinas es que los productos que venden son, en su gran mayoría, meriendas con alto contenido en grasa y sal, dulces, sodas y bebidas azucaradas. Son muy pocas las máquinas que ofrecen bocadillos saludables en las escuelas. Afortunadamente, recientes iniciativas están intentando cambiar esta situación.

Ahora que su hijo probablemente disponga de un poco de dinero, es difícil controlar lo que come de estas máquinas, pero hay algunas medidas que puede tomar para prevenir, o al menos minimizar, el uso de ellas.

- Asegúrese de que hace un buen desayuno por las mañanas. Planifique la hora de levantarse para que dé tiempo a desayunar adecuadamente. Además de ayudarle en su rendimiento escolar, evitará la tentación de comprar bocadillos pocos saludables si su hijo tiene acceso a una máquina de botanas y sodas en la escuela.

- Prepare con él la noche anterior, o enséñele a prepararse, un bocadillo saludable para la media mañana (fruta, lácteos, un pequeño sándwich de pan integral) y déjelo listo para llevar.

- Hable con él sobre los beneficios de una buena alimentación y sobre la especial importancia de mantenerse saludable en estos años de la adolescencia para evitar problemas de peso en el futuro.

COSTUMBRES SALUDABLES: VIDA MÁS SALUDABLE

Alrededor de esta edad hay muchos adolescentes que ya trabajan unas horas, tienen actividades después de la escuela, tareas escolares que hacer al llegar a la casa, además de pasar tiempo hablando por teléfono, viendo televisión o navegando por Internet.

Con estas agendas tan ocupadas es común que muchos adolescentes no encuentren tiempo para dormir las horas necesarias, tener una higiene adecuada o preparar comidas saludables. Estas situaciones suelen ser un círculo vicioso: cuanto menos tiempo para dormir, menos rendimiento en la escuela, más cansancio y menos tiempo para seguir una dieta saludable. Una dieta poco saludable tiene a su vez como consecuencia, menos energía y más cansancio. Mantener unos horarios razonables para poder descansar lo suficiente es el primer paso para establecer una forma de vida más saludable. Además, recientes estudios han demostrado que las personas que duermen menos, fabrican menos cantidad de la hormona que suprime el apetito y, como consecuencia, sienten más necesidad de comer comidas con muchas calorías y carbohidratos.

Los adolescentes necesitan dormir un mínimo de ocho horas, o más, para poder estar descansados al día siguiente. Dos de las medidas que puede tomar para que su hijo duerma las horas suficientes son:

- Establezca un horario de actividades después de la escuela que sea razonable para su hijo, dando prioridad a las actividades deportivas. Recuerde que necesitan tiempo diariamente para completar sus tareas escolares.

- No instale en el cuarto de su hijo una televisión, conexión a Internet o teléfono. Muchos padres les proporcionan a su hijo un televisor, teléfono o conexión a Internet para darles independencia, pero es común que un adolescente pase horas por la tarde pegado al teléfono, navegando en Internet o viendo televisión. Dígale que puede hacer esto en la habitación familiar, donde usted tendrá más control sobre las horas que pasa en estas actividades. Si su hijo ya tiene el televisor o la computadora en su cuarto, establezca horarios que sean respetados.

La higiene personal es algo que a menudo descuidan algunos adolescentes. Si su hijo no tiene tiempo de bañarse por la mañana, anímele a que se dé un baño relajante por las noches; además de mantener limpia su piel y mejorar problemas como el acné, les ayudará a relajarse para irse a dormir antes. Asegúrese de que no olvide el cepillado de dientes.

Haga que su alimentación sea una prioridad. Tenga en su refrigerador bocadillos saludables y prepare con antelación lo que se llevará a la escuela al día siguiente para evitar carreras de última hora por las mañanas.

Si su hijo está descansado, limpio y bien nutrido, su rendimiento, tanto en la escuela como en su trabajo, será mejor y evitará entrar en el círculo vicioso de los comportamientos poco saludables.

La depresión entre los adolescentes

Para algunos adolescentes los cambios y ajustes de esta etapa de la vida a veces son demasiado, especialmente si coinciden con otras circunstancias como problemas en la familia, la muerte de un ser querido o, como en el caso de algunos niños latinos, la pérdida de amistades en el país de nacimiento y la adaptación a una nueva cultura. De hecho, los adolescentes latinos se encuentran entre los que más depresiones sufren durante estos años y también entre los que más veces piensan en el suicidio o incluso lo intentan, especialmente los varones. Algunos de los síntomas que le pueden indicar que su hijo está pasando por una depresión son:

- Humor depresivo o irritable.
- Apatía, falta de interés por las cosas.
- Dificultades para dormir o sueño excesivo durante el día.
- Pérdida o aumento del apetito.
- Dificultad para concentrarse.
- Comportamiento irresponsable y desafiante.
- Intentos de suicidio.

Si usted observa alguno de estos síntomas o cree que su hijo se encuentra deprimido, debe consultar con su doctor. Existen ciertas enfermedades, como el hipotiroidismo (bajo funcionamiento de la glándula tiroides), que pueden producir alguno de estos síntomas. Es importante consultar con un profesional si el comportamiento de su hijo es inusual y se ve envuelto en peleas o sospecha del uso de drogas antes de tomar medidas drásticas. Estas situaciones, según demostró un estudio puede ser indicativo de una depresión.

Una de las medidas de prevención más eficaces es mantener una comunicación abierta con su adolescente, especialmente si se están adaptando a la nueva cultura o si su familia está pasando por alguna crisis. Dos de los lugares en los que usted tendrá más oportunidad de fomentar esta comunicación es en la mesa, durante las comidas familiares y también paseando o practicando algún tipo de actividad física con su hijo.

El menú entre los dieciséis y los diecinueve años

La nutrición de su hijo durante la adolescencia tiene un fuerte impacto en su futuro. Una buena alimentación en esta etapa puede determinar la salud de su hijo en años posteriores en relación a sus huesos, músculos, corazón, arterias y sistema inmunológico. En esta etapa, las calorías que consume su hijo diariamente pueden diferir enormemente de las de sus compañeros de escuela, dependiendo del grado de crecimiento, estatura actual o final, y de la actividad física o deportiva. Al igual que los adolescentes de doce a quince años, los jóvenes de dieciséis a diecinueve años se quedan cortos en proteína, calcio, hierro, zinc y fibra. Estos nutrientes son esenciales durante toda esta etapa de 'crecimiento brusco'.

Los requerimientos de vitaminas también aumentan en este período, como es el caso de las vitaminas B (tiamina/B_1, riboflavina/B_2, niacina/B_3, B_6, B_{12} y folato) que se encuentran en los granos integrales, cereales fortificados, proteína animal, vegetales verdes, legumbres, semillas y nueces. Además, la demanda por las vitaminas D, A, C y E también aumenta. La leche, pero no todos los productos lácteos, son ricos en vitamina D. La vitamina A se encuentra en la leche entera, leches bajas en grasa fortificadas, hígado, huevos, zanahoria, vegetales verde oscuro; y la vitamina C en los pimientos verdes y rojos, vegetales verde oscuro, brócoli, tomates, papas, fresas y frutas cítricas. En el capítulo tres encontrará amplia información sobre todos estos nutrientes.

Cuando recibo a un adolescente en mi consulta, a menudo veo una gran preocupación de parte de los padres por nutrientes o alimentos específicos. Por ejemplo, una madre le servía a su hija de dieciséis años hígado todos los días para prevenir una anemia de hierro y además le daba en abundancia toda clase de alimentos. En su afán de que no le faltara hierro a su hija, esa madre le estaba ocasionando un sobrepeso. En definitiva, lo importante es acostumbrar a nuestros hijos a comer una variedad de alimentos, en lugar de concentrarnos en uno específico, a no ser que esto haya sido indicado por su doctor.

Mantenga conversaciones con su hijo adolescente sobre si come vegetales y frutas frescas, si consume excesos de harinas, como solemos hacer los latinos, si hay una falta de productos lácteos y/o si su hijo, y especialmente su hija, está a dieta sin que usted se haya dado cuenta.

PORCIONES DIARIAS PARA JÓVENES ENTRE LOS DIECISÉIS Y LOS DIECINUEVE AÑOS
Calorías: 2.200 a 2.600 divididas de la siguiente forma:

Grupo de alimentos	Cantidad
Granos, legumbres	4½–6 tazas / unidades
Vegetales	2–3½ tazas o más
Frutas	3½–4 tazas/unidades
Lácteos bajos en grasa	3 tazas
Carnes magras	6 onzas
Grasas saludables	2 cucharadas

En el capítulo cuatro encontrará algunos ejemplos de los alimentos recomendados de cada grupo.

EJEMPLO DE MENÚ PARA JÓVENES ENTRE DIECISÉIS Y DIECINUEVE AÑOS

Al igual que en las etapas anteriores, las calorías que necesite su hijo diariamente pueden ser menores o mayores, dependiendo de su actividad física y crecimiento. Por ejemplo, un adolescente sedentario de dieciocho años necesita 2.400 calorías, y una adolescente sedentaria 1.800. Por el contrario, un adolescente activo de dieciocho años necesita 3.200 calorías, y una adolescente activa 2.400. El siguiente menú se basa en una dieta de 2.200 calorías las cuales pueden aumentar o disminuir. Usted podrá darse cuenta si las calorías que su hijo ingiere versus las que quema en sus actividades deportivas (o no quema) le están produciendo un sobrepeso o no, por lo que deben ser ajustadas sin minimizar la importancia de una nutrición balanceada. Por el contrario, si su hijo come "un montón" y sigue delgado, no se preocupe, ya que probablemente esté comiendo las calorías que su cuerpo le pide y necesita. Algo que ayuda mucho a los padres que ven muy "flaquitos" a sus hijos, es verse uno mismo como fue en el pasado. Si uno de ustedes fue delgado de adolescente y ahora lucha con su peso, no presione a su hijo para que coma más, ya que puede terminar con sobrepeso como usted.

	Grupo	Cantidad	Alimento
Desayuno	Fruta	½–1 taza	4–8 onzas de melón cantaloupe
	Grano	1 taza	8 onzas de farina
	Lácteo	1 taza	8 onzas de leche descremada
Media mañana	Fruta	1 unidad	1 naranja mediana
	Grano	1 rebanada	1 rebanada de pan de grano integral
	Grasa	1–2 cucharaditas	1–2 cucharaditas de mantequilla de cacahuate o margarina cremosa
	Varios	1 cucharadita	1 cucharadita de mermelada de fresa

	Grupo	Cantidad	Alimento
Almuerzo	Grano	¾–1 unidad	6–8 onzas de arroz integral
	Proteína	3 onzas	Carne magra, bistec
	Grano	½ taza	4 onzas de frijoles o lentejas
	Vegetal	1–1½ tazas	8–12 onzas de vegetales: cebolla, tomate verde o rojo, lechuga, chile, cilantro
	Grasa	1 cucharada	1 cucharada de crema agria sin grasa (opcional) o aliño bajo en grasa
Merienda	Lácteo	1 vaso	8 onzas de leche descremada
	Fruta	1 unidad	1 banana mediana
Cena	Taco:		
	Grano	1 unidad	2 tortillas de maíz (6 pulgadas cada una)
	Proteína	3 onzas	Pollo desmenuzado sin piel, horneado o al vapor
	Lácteo	2 onzas	2–4 cucharadas de queso *cheddar* rallado
	Grasa	1 onza	2 cucharadas de guacamole
	Vegetal	2 onzas	3–4 cucharadas de salsa a base de tomatillo
		1 taza	Vegetales frescos mixtos al gusto

Salsa de tomate = "vegetal"

Salsa de espagueti = vegetal + carbohidrato + otros ingredientes

A primera vista esta cantidad de comida puede parecerle excesiva; sin embargo, este menú de ejemplo incluye las porciones adecuadas para todos los grupos, distribuidas a lo largo del día. Deje que su hijo decida cuánto necesita comer. Refiérase al Apéndice para las recomendaciones de calorías diarias de acuerdo con la actividad física.

El adolescente obeso

La obesidad durante la adolescencia puede tener serias repercusiones sobre el joven que la padece, tanto física como sicológicamente. En el aspecto físico, los adolescentes obesos tienen muchas más posibilidades de convertirse en adultos obesos y, además, muchos de ellos, y especialmente los latinos, presentan ya una condición conocida como síndrome metabólico, que indica que sus organismos ya están sufriendo como consecuencia de la obesidad. En el terreno sicológico, debido a que se trata de un periodo en el que la aceptación por parte de los compañeros es tan importante, puede haber consecuencias para el desarrollo emocional.

LA MARGINACIÓN DEL ADOLESCENTE OBESO

Probablemente más de una vez habrá visto a su adolescente examinándose delante del espejo, a veces durante largos periodos de tiempo. El aspecto físico es algo importante para los adolescentes; el "cómo se ven" es una de sus prioridades. Puede que usted se acuerde de quiénes eran los chicos o las chicas más populares de su clase durante su adolescencia y es bastante probable que esto fuera debido a alguna característica física y no por ser los mejores en matemáticas. Por todo ello, se trata de una etapa difícil para los adolescentes obesos. Es un hecho demostrado que los adolescentes con sobrepeso están más aislados socialmente que sus compañeros de peso normal. Además, los adolescentes que son objeto de burlas por parte de sus compañeros, a consecuencia de su peso, tienen niveles mucho más bajos de autoestima, síntomas de depresión e intentos desesperados de controlar el peso. Es por esto que se trata de una etapa donde suelen iniciarse los trastornos de la alimentación. En el caso de los niños latinos que no están todavía totalmente adaptados a la nueva cultura, o que tienen conflictos para adaptarse, el problema del sobrepeso puede agravar las cosas.

Si su hijo adolescente tiene un problema de sobrepeso, es importante que usted reconozca la importancia que esto tiene. No es algo que "pasará" o se soluciona con un "no les hagas caso" o "mejor búscate otros amigos". Su hijo apreciará su ayuda para cambiar sus hábitos de alimentación y de actividad física de forma saludable. Como profesional de la nutrición le recomiendo que encuentre ayuda, aparte de la que encontrará en este libro (vea la Guía de recursos), porque en ocasiones se trata de situaciones en las que los padres no cuentan con las suficientes herramientas o conocimientos para ayudar a su hijo. Los consejos de un profesional de la nutrición pueden ayudarle mucho. Además, es una forma de controlar que la obesidad de su hijo no esté causando problemas como colesterol alto, alta presión sanguínea o diabetes, tan común entre los niños latinos de estas edades.

CÓMO PUEDE AYUDAR A SU HIJO: ACTITUDES DE LOS PADRES

Ayudar a un adolescente con sobrepeso generalmente requiere una gran delicadeza por parte de los padres, porque, por un lado, no se dejan dirigir tan fácilmente, pero por otro, siguen necesitando de su ayuda. En otras palabras, necesitan normas y estructura y, al mismo tiempo, libertad de opciones. Hablar de forma tranquila, mostrarle información, pero sin juzgar, y escuchar mucho es una de las mejores formas en las que puede ayudarle. Algunas de las cosas que pueden poner en práctica son:

- No adopte cambios drásticos. Las dietas estrictas suelen acabar en atracones y este tipo de dietas "yo-yo" tienen justo el efecto contrario sobre el organismo. Los pequeños cambios, pero mantenidos en el tiempo, son siempre los más efectivos.

- Antes de empezar un nuevo plan de comidas, anote junto a su hijo durante una semana en un cuaderno todo lo que come diariamente y el ejercicio que hace. Después, decida dónde pueden empezar a hacer pequeños cambios saludables. Por ejemplo, sustituir un bocadillo de muchas calorías por uno de menos o ver un poco menos de televisión y hacer más ejercicio.

- Eduque a su hijo con respecto a los beneficios de la alimentación saludable. Es muy importante que sepan tomar las decisiones adecuadas con respecto a su alimentación. Lean juntos este libro; ayudará a su hijo a comprender por qué comer saludable es importante y cuáles son los efectos de la obesidad en el organismo.

- Diseñen juntos una estrategia para que pueda comer de forma saludable si usted no está en casa cuando llegan de la escuela. Vayan a la compra juntos, cocinen y congelen las porciones adecuadas para que su hijo pueda usarlas al llegar de la escuela.

- Háblele a su hijo de la importancia de mantenerse en un peso saludable, no por cómo se vea por fuera, sino por su salud. Explíquele cómo los modelos de belleza que existen actualmente en las revistas y las películas no son realistas. Platique con él o ella sobre la importancia de los valores internos de la persona.

- Alabe a su hijo por las habilidades que tenga para reforzar su autoestima, especialmente si en la escuela es objeto de burlas.

- Y sobre todo, nunca haga comentarios negativos sobre su incapacidad para perder peso, su "falta de voluntad" o su aspecto físico.

Actividad física

Si su hijo es como tantos otros adolescentes, y está "enganchado" con la televisión, Internet o los videojuegos, animarle a que haga ejercicio va a requerir paciencia y creatividad por su parte. El ejercicio físico es imprescindible para ayudarle a perder peso, si es que es obeso, o para que se mantenga saludable, si no lo está. La insuficiencia de ejercicio físico es uno de los principales causantes de la obesidad entre los adolescentes. Animar a su hijo a que participe en actividades físicas, y realizarlas con él, son dos de los factores, que según un estudio, resultan más eficaces a la hora de cambiar las actitudes ante el ejercicio.

Las actividades familiares al aire libre son una forma excelente de hacer que toda la familia participe en el ejercicio físico. Entre los latinos, el fútbol o soccer es uno de los deportes favoritos. Hay muchos equipos que juegan partidos todos los fines de semana, en los que juegan jóvenes, niños o incluso padres. También hay clubes de fanáticos de diversos equipos que organizan actividades deportivas. En la Guía de recursos encontrará información sobre cómo ponerse en contacto con estos equipos. Las actividades físicas o deportivas que se realizan con otras familias durante el fin de semana tienen el beneficio añadido de establecer relaciones con familias que también están interesadas en la actividad física.

Otra forma de iniciar a su adolescente en la actividad física es hablar con él sobre qué deportes o actividades le gustaría practicar, que estén a su alcance. Para ello puede consultar con los programas de actividades extraescolares o con su YMCA local. Estas actividades pueden incluir jugar al fútbol, baloncesto, correr, nadar o hacer ejercicio aeróbicos. Aprender a bailar salsa, es también una actividad favorita entre muchos adolescentes latinos, que además pueden practicar después en casa. Generalmente se recomiendan al menos tres sesiones de actividad física vigorosa a la semana. Además de esto, es necesario hacer diariamente algún tipo de ejercicio, como caminar a casa de un amigo, ayudar con las tareas de casa o, simplemente, subir y bajar escaleras diariamente en vez de usar el elevador. Recuerde que los pequeños cambios que se mantienen, son los más efectivos al introducir más actividad física en su vida.

10

Trastornos de la alimentación: atracones compulsivos, bulimia y anorexia

Marta, de 14 años, llegó recientemente a mi consulta. Sus padres estaban preocupados con su "forma de comer" y querían que hablara con una nutricionista para establecer patrones de comida más saludables. Marta tenía sobrepeso y quería a toda costa pesar menos. Para conseguir su objetivo había decidido comer sólo una comida al día, por la noche. Sin embargo, para cuando llegaba de la escuela estaba tan hambrienta que se daba un atracón con todo lo que encontraba en la casa (sus padres todavía no habían llegado del trabajo) y después se sentía muy culpable. Para calmarse comía todavía más hasta que físicamente se encontraba mal. Algunas veces intentaba vomitar lo que había comido, pero no siempre lo conseguía. Una vez que entraba en el ciclo de los atracones compulsivos, sentía que no podía parar. Su peso, en vez de disminuir, había seguido en aumento.

El caso de Marta desgraciadamente se está volviendo cada vez más común entre las jóvenes adolescentes latinas, e incluso entre algunos jóvenes varones. Marta padece un trastorno de la alimentación que se conoce como "Trastorno de Atracones Compulsivos" o *binge eating disorder* (BED) en inglés. Otros trastornos de la alimentación que también padecen los jóvenes latinos son la bulimia y la anorexia.

La creencia general entre los profesionales de la salud era que estos trastornos, especialmente la anorexia, afectaban principalmente a las jóvenes de raza blanca. Sin embargo, recientes estudios han demostrado que esto no es cierto. De hecho, debido a ciertos rasgos culturales, las mujeres latinas tienen más riesgo de sufrir trastornos en la alimentación.

Entre el 80 por ciento y el 90 por ciento de las personas afectadas por trastornos de la alimentación son jóvenes adolescentes y la mayoría mujeres. Las enfermedades de este tipo más conocidas, y las que más afectan a las latinas por este orden son: el trastorno de los atracones compulsivos, la bulimia y la anorexia.

Atracones compulsivos

Hasta hace poco, cuando se hablaba de trastornos de la alimentación, sólo se hacía referencia a la anorexia y a la bulimia. Pero en los últimos años cada vez se está prestando más atención al trastorno de los atracones compulsivos. Cada vez hay más jóvenes, como Marta al principio del capítulo, que lo padecen. Además, este trastorno de alimentación es el que más afecta a los varones adolescentes, especialmente a los latinos. Los adolescentes con sobrepeso tienen más tendencia a sufrir este problema, y hay un alto porcentaje de sobrepeso entre los jóvenes latinos.

Características del trastorno de atracones compulsivos

Las personas que padecen esta enfermedad comen frecuentemente grandes cantidades de comida de una sola vez y sienten que no tienen

234 Gordito no significa saludable

control sobre qué comen o las cantidades que comen. Estos atracones a menudo van acompañados de comportamientos como:

- Comer hasta que se sienten demasiado llenos.

- Comer grandes cantidades de comida, aunque no tengan hambre.

- Comer solos para que los demás no vean la gran cantidad y/o tipo de alimentos que consumen.

- Comer mucho más rápidamente de lo normal.

- Sentirse asqueado, culpable o deprimido después del atracón.

Las personas que tienen bulimia también tienen estos comportamientos, pero después de un atracón vomitan, ayunan o realizan ejercicio de forma agotadora.

CONSECUENCIAS DEL TRASTORNO DE ATRACONES COMPULSIVOS

La mayoría de las personas jóvenes que padecen esta enfermedad tienen sobrepeso y los principales problemas que aparecen son aquellos que acompañan a la obesidad, como diabetes, alta presión sanguínea o altos niveles de colesterol.

En el aspecto sicológico estas personas sufren mucho por no tener control sobre lo que comen. La mayoría han intentado controlar los atracones, pero tarde o temprano vuelven a tener un episodio y el ciclo vuelve a empezar. El aspecto físico, unido a la sensación de falta de control, afecta mucho a la autoestima de los adolescentes. Esto a su vez provoca más atracones.

LA PERSONALIDAD DEL COMEDOR COMPULSIVO

La característica principal es una falta grande de autoestima, a pesar de que externamente puedan aparecer como personas capaces y con éxito en sus estudios o en su trabajo. Sin embargo, suelen tener problemas con las relaciones sociales.

Jaime era un muchacho muy responsable, un estudiante que obtenía siempre "A" en sus calificaciones. Pero no tenía casi amigos. Cada tarde se escondía en su cuarto y sólo salía para comer. Subió mucho de peso y las cosas empeoraron con el tiempo. Al limpiar su habitación empecé a encontrar todo tipo de envoltorios de dulces escondidos por todos lados. Supimos que había llegado el momento de pedir ayuda.

—*Carmen, cuarenta y dos años*

Las personas que sufren de atracones compulsivos se sienten obsesionadas por la culpa de no poder controlarlos. Por otra parte, su preocupación o vergüenza por su aspecto personal puede hacer que no acudan a actos sociales. En ocasiones, cuando están pasando por un ciclo de atracones pueden dejar de asistir a la escuela o a otras actividades para poder comer a escondidas.

Bulimia

La característica principal de la bulimia son atracones seguidos de vómitos u otros comportamientos para compensar el atracón. La persona que sufre de bulimia no puede controlar el atracón, como tampoco puede controlar el impulso por vomitar, tomar laxantes o diuréticos, o hacer ejercicio de forma extenuante.

Al igual que las personas que comen compulsivamente, durante los atracones, los bulímicos comen mucha más cantidad de comida de la que se considera normal en un corto periodo de tiempo (dos horas o menos), sienten que no tienen control sobre lo que comen y después experimentan sensación de culpa y vergüenza por haber por haber comido.

Aunque la mayoría de las jóvenes con bulimia mantienen un peso normal, tienen un miedo terrible a engordar y a menudo se perciben a sí mismas como con sobrepeso, cuando el realidad no lo tienen. El hecho de que su aspecto sea normal hace que les sea más fácil ocultar sus problemas con la comida durante más tiempo.

CONSECUENCIAS DE LA BULIMIA

Pueden ser muy graves, ya que los vómitos provocados o el uso de laxantes o diuréticos pueden crear trastornos irreversibles en el organismo. Algunas de las consecuencias más graves son:

- Desgarros en el esófago y en el estomago, además de dilatación del estómago; debido a los grandes atracones, seguidos de los vómitos provocados.
- El ácido que viene con el vómito destruye el esmalte de los dientes.
- El exceso de laxantes, junto con los vómitos puede crear un desequilibrio grave en los minerales necesarios para el funcionamiento del cuerpo, como el potasio.
- Predisposición a las piedras en el riñón por la falta de líquidos.
- Irregularidades en el ciclo menstrual.

LA PERSONALIDAD DEL BULÍMICO

Al igual que en el trastorno de los atracones compulsivos, la baja autoestima es la característica principal de las personas que padecen bulimia. Junto con la baja autoestima se presentan rasgos como:

- Tendencia a la depresión.
- Estados de humor cambiantes.
- Conducta impulsiva.
- Gran necesidad de aprobación por parte de los demás.
- Poca tolerancia para los problemas.
- Dificultad para relacionarse con los demás.

Anorexia

Las jóvenes con anorexia tienen un miedo enfermizo a engordar, aunque estén extremadamente delgadas. Se niegan a mantener su peso por encima de lo que se considera el valor mínimo normal para su edad y su altura y algunas veces ni siquiera eso. Esto va acompañado de una alteración de la percepción de su peso y de su imagen corporal; piensan que tienen unas dimensiones mucho mayores de las que realmente tienen. Por otra parte, se niegan a aceptar el peligro que supone para su salud el negarse a comer para mantener el peso.

> *Estábamos realmente desesperados viendo cómo Laura cada vez estaba más y más delgada y viendo que no podíamos hacer nada. No importaba que le estuviéramos diciendo constantemente acerca de las consecuencias de no comer. Era como si estuviese sorda. Ni siquiera escuchaba al doctor. Finalmente el pediatra nos dio una referencia para un especialista en trastornos de la alimentación.*
>
> —*María Elena, treinta y nueve años*

Otra característica entre las jóvenes que padecen anorexia es la desaparición de sus ciclos menstruales.

Hay enfermas de anorexia que simplemente limitan extremadamente todo lo que comen y otras que tienen atracones y después utilizan vómitos, laxantes o diuréticos. La diferencia de estas últimas con las personas que padecen bulimia es el peso corporal.

También es común que, a pesar de restringirse a sí mismas, la comida, cocinen a menudo grandes comidas para su familia.

CONSECUENCIAS DE LA ANOREXIA

Las complicaciones de la anorexia aparecen a consecuencia de la desnutrición y de la pérdida excesiva de peso. Entre ellas se encuentran:

- Pérdida del ciclo menstrual.
- Disminución del ritmo cardiaco.
- Baja tensión.
- Aparición de un vello corporal llamado lanugo por la baja temperatura corporal.
- Falta de movimiento intestinal y, como consecuencia, estreñimiento y sensación de hinchazón grande después de comer.
- Estancamiento del crecimiento.
- Anemia y debilitación del sistema inmunológico.

En el aspecto sicológico, las jóvenes con anorexia piensan de forma obsesiva y negativa en su peso, en su aspecto y en la comida. Además, es muy frecuente que sufran de ansiedad, fobias y depresión.

La personalidad del anoréxico

Las jóvenes con anorexia suelen tener un alto grado de autocontrol y son muy perfeccionistas. Por otra parte son personas introvertidas que tienen dificultades para relacionarse con los demás. Al igual que en otros trastornos de la alimentación, tienen muy bajo concepto de sí mismas.

El alto grado de autocontrol y el perfeccionismo son características que les ayudan a seguir manteniendo la enfermedad.

Se ha observado que estos trastornos de la alimentación aparecen con más frecuencia entre personas que tienen en su familia miembros que también sufren estos problemas. Un reciente estudio ha mostrado que pueden existir factores genéticos en la aparición de la anorexia y la bulimia y que estos componentes genéticos podrían tener hasta un 40 por ciento de influencia en el desarrollo de estas enfermedades. Sin embargo, los científicos insisten en que los factores sociales, la presión para tener una buena figura o el llevar a cabo dietas muy estrictas en edades muy tempranas, favorecen que estos componentes genéticos se activen.

Factores que contribuyen a los trastornos de la alimentación en las jóvenes latinas

Seguramente tendrá en su álbum familiar una foto en blanco y negro de alguna antepasada como su bisabuela, o incluso su abuela, vestidas con aquellos trajes austeros y cerrados hasta el cuello de la época. Son fotos que nos muestran generalmente a mujeres sobrias, algunas un poco llenitas, rodeadas de sus hijos, con un bebé en los brazos o al lado de su marido. Estas fotos nos dan una buena idea de cuáles eran los ideales de la época para las mujeres: maternidad, entrega a la familia y sacrificio. Pero alrededor de los años 20, las cosas empezaron a cambiar, especialmente para las mujeres norteamericanas. Ser delgada se puso de moda. Tener un cuerpo esbelto era ponerse del lado de los nuevos valores y conquistas de la mujer: el derecho a votar, a trabajar y a ser independientes y también distinguirse de los viejos ideales de la era victoriana. En los años 60 la nueva imagen de la mujer esbelta llegó a sus extremos con modelos extremadamente delgadas. Esta tendencia se ha mantenido hasta hoy en día. Actualmente el modelo de belleza que se vende, desde las películas, las revistas y los videoclips musicales es el de la mujer delgada, la mayoría de las veces, mucho más que cualquier joven o mujer normal o de lo que se considera el peso corporal ideal.

Durante bastante tiempo se creyó que estos ideales de belleza no afectaban a las jóvenes latinas porque el ideal tradicional de belleza latina estaba más ligado a ser una buena madre y esposa, con formas redondeadas, que a las delgadas modelos anglosajonas. Sin embargo, recientes estudios han demostrado que no sólo esto no es así, sino que además hay ciertos trastornos de la alimentación que afectan más a las jóvenes latinas que al resto, y muy especialmente a aquellas con sobrepeso. Las jóvenes latinas son las que más sufren el trastorno de atracones compulsivos y las que más deprimidas se muestran en las encuestas.

LA BAJA AUTOESTIMA Y LA VALORACIÓN
NEGATIVA DEL CUERPO

Un componente fundamental en el desarrollo de los trastornos de la alimentación es la baja autoestima y la valoración negativa del cuerpo. La adolescencia trae el ensanchamiento de las caderas y una serie de cambios involuntarios en los que hay un aumento del tamaño del cuerpo. Para cuando llegan a la adolescencia, las jóvenes latinas son las que menos contentas se sienten con la forma en que se ven o las que menos autoestima tienen.

El 90 por ciento de los casos con trastornos de la alimentación afectan a jóvenes mujeres entre los trece y los dieciocho años. La joven que desarrolla trastornos de la alimentación no logra adaptarse a estos cambios que le dan una figura de mujer, y en el caso de muchas latinas, de mujer "llenita". Por otra parte, las características físicas de la mayoría de las mujeres latinas son muy diferentes de los ideales de belleza anglosajones con los que nos bombardean los medios constantemente. Entre las jóvenes latinas existe un porcentaje alto de obesidad y según los estudios, las jóvenes con sobrepeso tienen más riesgo de desarrollar estas enfermedades, especialmente el trastorno de los atracones compulsivos.

EL DILEMA DE LAS JÓVENES ENTRE LA CULTURA
LATINA Y LA CULTURA ANGLO

Muchas de las muchachas latinas que sienten que se encuentran entre dos culturas que consideran contradictorias, sin tener una identidad bien definida, son las que más posibilidades tienen de desarrollar trastornos de la alimentación. Una situación común es una casa donde los padres respetan las tradiciones latinas y hablan español, pero su hija no quiere otra cosa más que ser parte de su grupo de amigas de habla inglesa, habla sólo inglés y su guía de moda y apariencia son las principales revistas dirigidas a la mujer anglosajona.

*Era como si Isabel se hubiera olvidado completamente de que era latina.
¡Ni siquiera quería que la llamáramos Isabel ya! Ahora era Elizabeth y
sólo hablaba inglés, incluso en la casa. Me hizo sentir muy triste este rechazo a quienes somos.*

—*Sylvia, cuarenta años*

Las jóvenes que sienten que tienen que esconder partes de su propia
cultura para poder ser aceptadas se encuentran ante un conflicto que les
hace sentir mal acerca de quienes son y les crea ansiedad. Estas situaciones son más marcadas en las niñas que al venir a este país han tenido
que separarse de seres queridos como sus abuelos o familiares cercanos.
Todo esto puede crear un nivel de tensión que dé inicio a la enfermedad.

En general, existen menos trastornos de la alimentación entre jóvenes que:

- Tienen un sentimiento de orgullo y conexión con su propia comunidad.
- Sus ideales de belleza aceptan cuerpos más redondeados.
- Su sentido de la autoestima tiene sus bases en valores más espiri-
tuales que en conseguir logros materiales o en la apariencia física.

¿TIENE MI HIJA/O UN TRASTORNO DE LA ALIMENTACIÓN?

Para muchas familias latinas puede resultar difícil aceptar que su hija
(o su hijo) tenga un trastorno de la alimentación que no puede controlar. Las enfermedades mentales y de comportamiento cuentan con poca simpatía entre los latinos. En general se considera que es una
cuestión de "voluntad" y que si alguien quiere dejar de comer compulsivamente o de vomitar, sólo es cuestión de dejar de hacerlo. En otras
ocasiones, son los propios padres a los que les cuesta aceptar lo que le
está pasando a su hija/o, y tratan de ignorarlo por el dolor que les cau-
saría aceptar esta realidad.

Desafortunadamente, los trastornos de la alimentación no son tan sencillos de resolver. Si fuera una cuestión de voluntad, no habría tantos jóvenes con estos problemas. Por ejemplo, el trastorno de atracones compulsivos es, como su nombre indica, una compulsión, es decir: la persona que lo sufre no tiene control sobre la cantidad de comida que come; no puede parar aunque quiera. Con la bulimia y con la anorexia ocurre lo mismo; las jóvenes que las sufren no pueden dejar de vomitar ni forzarse a comer aunque sepan que esto les está afectando su salud física y mental.

El primer paso para ayudar a su hija es saber si esta tiene un trastorno de la alimentación. Si usted sospecha que esto podría estar ocurriendo, no acepte la respuesta de que "todo está bien", "ya se me va a pasar" o incluso las explicaciones de otros familiares o amigos de que "son cosas de la edad". Algunos de los comportamientos pueden indicar un trastorno de este tipo son:

- Contar las calorías y los gramos de grasa de forma obsesiva.
- Hacer dietas continuamente.
- Negarse a sentarse con la familia en los horarios de comida.
- Visitar el cuarto de baño frecuentemente después de comer.
- Perder la menstruación.
- Perder mucho peso en poco tiempo.
- Realizar ejercicio continuamente o actividades para quemar calorías.
- Tomar purgantes o pastillas diuréticas.
- Esconder su peso bajo con ropa excesivamente grande.

Si además ha observado que faltan alimentos con frecuencia del refrigerador o de la despensa, un helado que se compró para que toda la familia lo compartiera, galletas o incluso cajas de cereal, pregunte quién lo comió y observe la reacción de su hija. Es posible que esté sufriendo un trastorno de la alimentación.

LA ACTITUD DE LA FAMILIA FRENTE A LOS
TRASTORNOS DE LA ALIMENTACIÓN

La forma en la que usted y su familia se enfrenten con el problema de alimentación de su hija es importante. Generalmente, cuando los padres se dan cuenta de lo que está ocurriendo empieza una batalla sobre los comportamientos de la persona enferma. Si, por ejemplo, la joven sufre de anorexia, a menudo las familias empiezan una campaña para que la niña coma, o si se trata de atracones compulsivos, lo contrario.

El problema con estas actitudes es que, aparte de no conseguir ningún cambio, crean más ansiedad tanto en la persona que sufre el trastorno como en la familia. Hay otras formas de actuar que pueden resultar más beneficiosas:

- Platique con su hija acerca de sus preocupaciones. Escúchela pero no la juzgue.

- Piense en cómo se trata en su familia el tema de estar delgado y si en su familia se hacen muchas dietas. Es posible que su hija interprete que no ser delgada es algo indeseable.

- Hable de su salud física y emocional, no de su peso o de la forma de su cuerpo.

- Busque ayuda. En la Guía de recursos encontrará lugares donde puede dirigirse para encontrar información y tratamientos. Recuerde que sólo un doctor o un profesional de la salud mental puede diagnosticar con certeza un trastorno de la alimentación y que cuanto más pronto se empiecen estos a tratar, más posibilidades hay de recuperación.

En definitiva, se trata de evitar culpabilizar a la persona que sufre el trastorno, buscar ayuda profesional para poder aplicar las soluciones adecuadas y enfocar la alimentación desde el punto de vista de la salud, no del de la apariencia física.

11

Cómo manejar la diabetes del tipo 2, el colesterol alto y la alta presión sanguínea en los niños

Para la cultura tradicional latina, es difícil de aceptar que un niño obeso pueda estar enfermo como consecuencia de su exceso de peso. Tener sobrepeso durante la niñez se asimila a "ser fuerte", y a pesar de que a muchos niños latinos en edad escolar les gustaría perder peso para ser más aceptados por sus compañeros, ellos mismos se consideran "sanos" o "más sanos" que los demás niños, según demostró un reciente estudio. Aunque muchos padres saben que el exceso de peso puede producir otras enfermedades, en general piensan que esto son enfermedades de adultos que no les pueden afectar durante la infancia.

Enfermedades como la diabetes del tipo 2, que se pensaba que era una enfermedad que padecían las personas de más de cuarenta años, ahora están afectando a más y más niños obesos y, especialmente, a los niños latinos. Hace años, los pediatras raramente veían casos de niños con diabetes del tipo 2: hoy en día lo raro es ver un niño latino obeso que no tenga enfermedades como la diabetes del tipo 2, colesterol alto o alta presión de la sangre. De hecho, el 90 por ciento de los niños con problemas en el procesamiento de la insulina o cifras demasiado altas de grasas en la sangre, son niños con exceso de peso.

Este tipo de enfermedades, y especialmente la diabetes, pueden ser devastadoras para la vida de un niño. Cosas tan simples como ir a una fiesta de cumpleaños, jugar un partido de fútbol o pasar la noche en casa de un amigo, tienen que ser cuidadosamente planeadas. Cada día, los niños tienen que medir con piquetes en los dedos los niveles de azúcar en su sangre y ajustar lo que comen a estos niveles. Además de ser complicado para los niños, estas enfermedades los hacen "diferentes" de sus compañeros y a menudo traen problemas emocionales y de comportamiento, especialmente entre los adolescentes.

Las buenas noticias son que estas enfermedades hoy en día se pueden controlar fundamentalmente con dieta y ejercicio y, por supuesto, con la supervisión médica adecuada.

Es posible que su hijo sea obeso, pero que usted no sepa si ha desarrollado ya alguna de estas enfermedades. En este capítulo encontrará una guía para identificar las enfermedades más comunes causadas por la obesidad: diabetes del tipo 2, colesterol alto y alta presión sanguínea. Sin embargo, recuerde que sólo un médico, mediante pruebas médicas específicas, puede determinar si su hijo padece, o no, una de estas enfermedades. En la Guía de recursos tiene información sobre dónde encontrar ayuda.

Diabetes del tipo 2

La diabetes del tipo 2 es la enfermedad consecuencia de la obesidad que más está afectando a los niños latinos. La principal causa de la aparición de este tipo de diabetes es la obesidad y la falta de ejercicio, pero en el caso de los niños latinos existe además un fuerte componente genético: es decir, genéticamente los niños latinos tienen más probabilidades de ser diabéticos y el exceso de peso y la falta de ejercicio hacen que la diabetes aparezca con más facilidad. Por eso, si usted o su esposo es diabético o tienen parientes cercanos que lo son, y su hijo tiene sobrepeso, debe consultar con un doctor para determinar si su hijo puede tener esta enfermedad. Esto es importante, porque por cada niño que ya ha desarrollado diabetes del tipo 2, hay varios que tienen lo que se conoce como síndrome metabólico (una combinación de obesidad, resistencia a la insulina, colesterol, triglicéridos altos y presión sanguínea alta), una condición que afecta especialmente a los niños latinos. Un niño con síndrome metabólico tiene muchas posibilidades de desarrollar diabetes del tipo 2.

¿QUÉ ES LA DIABETES DEL TIPO 2?

La diabetes es una enfermedad que impide que una persona asimile de forma normal lo que come.

Los seres vivos comemos para alimentar a las células que componen nuestro cuerpo y tener así energía para realizar todas nuestras tareas diarias. Los alimentos que comemos se convierten por medio de la digestión en un tipo de azúcar llamado glucosa. Este azúcar es el combustible que las células necesitan para realizar sus funciones. Cuando las células están bien alimentadas, nosotros tenemos energía para realizar todas nuestras actividades diarias.

Pero para que las células puedan "comer" esa glucosa, necesitan una sustancia que fabrica el páncreas llamada insulina. La insulina es como una llave que abre el tapón del tanque de combustible de la célula para dejar que entre la glucosa. Si no hay suficiente insulina, la glucosa no puede entrar en la célula.

Las personas que tienen diabetes no producen suficiente insulina, o no la pueden usar correctamente. La glucosa o azúcar no puede entrar dentro de sus células y se queda circulando en la sangre.

Hay varios tipos de diabetes:

Diabetes tipo 1: las personas que tienen diabetes del tipo 1 no producen insulina o producen muy poca. Por motivos que todavía no se conocen bien, el sistema inmunológico destruye las células que producen insulina dentro del páncreas. Los síntomas que presentan son agudos y necesitan inyectarse insulina diariamente para sobrevivir. Este tipo de diabetes suele aparecer antes de los veinte años.

Diabetes tipo 2: la mayoría de los diabéticos tienen este tipo, que es también el más común entre los latinos. En la diabetes tipo 2 se produce insulina, pero las células no la usan de forma correcta o el páncreas no puede producir suficiente insulina.

Diabetes del embarazo: sólo se produce durante el embarazo. Las hormonas de la placenta bloquean la acción de la insulina y la glucosa no puede entrar en las células. Hay otros tipos de diabetes causadas por enfermedades del páncreas o por el uso de ciertas medicinas.

Antes de que aparezca la diabetes se pueden desarrollar ciertas condiciones como:

Resistencia a la insulina: la insulina no hace efecto en las células y el páncreas tiene que fabricar más y más insulina para conseguir que la glucosa entre en las células. Finalmente, el páncreas empieza a fallar debido a este exceso de trabajo y aparece la diabetes. Los niños latinos obesos tienen más probabilidades de desarrollar resistencia la insulina.

Intolerancia a la glucosa: está relacionada con la resistencia a la insulina. Como la insulina no puede actuar, la glucosa no entra en las células y se mantiene en la sangre en un nivel alto, aunque no tan alto como cuando hay diabetes. Según un estudio, el 28 por ciento de los niños latinos con sobrepeso y familiares con diabetes del tipo 2 tienen intolerancia a la glucosa, aunque no hayan desarrollado todavía diabetes.

CONSECUENCIAS DE LA DIABETES DEL TIPO 2
EN LOS NIÑOS

Los altos niveles de azúcar o glucosa en la sangre producen daños en las venas y los nervios y en órganos tan importantes como los riñones, el corazón o los ojos. Cuanto más tiempo tiene una persona diabetes sin tratar, más grandes son las posibilidades de desarrollar las complicaciones de la diabetes. Por ejemplo, cuando las personas desarrollan diabetes en la edad adulta y no se cuidan, pueden pasar diez o catorce años sin sentir los efectos. Es decir, si una persona tiene cuarenta y cinco años cuando le apareció la diabetes, sus órganos estarán dañados cuando tenga cincuenta y cinco o sesenta, si no sigue el tratamiento adecuado. Pero si la diabetes empieza a los diez o quince años y no se trata, entonces esos daños aparecerán entre los veinte o los veinticinco años, justo la edad en la que se suele empezar a trabajar, o donde se tienen los primeros hijos.

Los médicos ya están viendo adolescentes que están desarrollando complicaciones serias de la diabetes. Esos daños, generalmente son irreversibles.

Las primeras complicaciones que aparecen en los niños al inicio de la enfermedad son, entre otras:

- Colesterol alto.
- Presión sanguínea alta.
- Periodos menstruales irregulares o síndrome de ovario poliquístico.
- *Acantosis nigricans* o manchas oscuras en la piel del cuello y de las axilas.

Signos de que su hijo puede tener
DIABETES DEL TIPO 2

La diabetes sólo se puede confirmar con seguridad mediante una serie de análisis de sangre, después de haber tomado una bebida de glucosa. Sin embargo, hay ciertas situaciones y síntomas que indican la posibilidad de que su hijo tenga diabetes. Por ejemplo, si su hijo es obeso, usted o su pareja son diabéticos o tiene familiares diabéticos, y presenta unos parches oscuros en la piel del cuello y las axilas, es bastante posible que tenga diabetes. Otras características físicas que indican que puede existir la diabetes del tipo 2 son: desarrollo sexual temprano, vello excesivo en las hembras, menstruación irregular, altura excesiva y olor corporal fuerte.

Además, hay otros síntomas a los que puede prestar atención que le indicarán la posibilidad de que su hijo tenga diabetes, por ejemplo:

- ¿Orina con mucha frecuencia? ¿Se levanta muchas veces a orinar por la noche?

- En la escuela, ¿le tiene que pedir permiso a los maestros para ir a beber agua porque tiene mucha sed durante la clase?

- ¿Se siente muy cansado cuando llega a la casa? ¿Necesita dormir siestas?

- ¿Tiene infecciones en la orina frecuentes, o si es niña, infecciones vaginales? (Siente ardor al orinar o tiene en los pantaloncitos un olor fuerte o flujo.)

- ¿Tiene heridas en la piel o en los pies que no se curan?

- ¿Se siente mareado en ocasiones?

- ¿Tiene la visión borrosa?

Otro indicativo de la posibilidad de diabetes es tener el colesterol alto e hipertensión.

Los niveles de glucosa en la sangre que se consideran normales son: Entre 80 y 120 mg/dl antes de las comidas y no más de 140 mg/dl después de las comidas. Sin embargo, los valores pueden variar dependiendo de cada niño y por eso debe consultar con un doctor para establecer cuáles son los niveles aceptables para su hijo.

CÓMO MANEJAR LA DIABETES DEL TIPO DOS EN NIÑOS Y ADOLESCENTES

Es difícil convencer a un niño o a un adolescente de las consecuencias tan serias que puede tener la diabetes en su salud, por eso, cuando un niño tiene diabetes, toda la familia debe participar en el tratamiento, así como los maestros, enfermeras de la escuela, entrenadores deportivos y consejeros. Controlar la enfermedad no es una responsabilidad que se le pueda dejar al niño solamente. La educación sobre cómo tratar esta enfermedad es muy importante, tanto para el niño como para la familia.

Actualmente se están estudiando posibles curas a la diabetes, como la terapia genética, los transplantes de las partes del páncreas que producen la insulina o incluso los páncreas artificiales, pero por el momento, todo eso no es una realidad y la única solución es controlar la enfermedad día a día.

Para controlar la diabetes diariamente un niño debe:

■ *Seguir un plan de comidas establecido por el médico, nutricionista o educador de diabetes.* El plan de comidas ayuda a que los niveles de azúcar en la sangre se mantengan constantes. Es esencial que tanto los niños, como sus familias, conozcan los diferentes tipos de comida y sus efectos en los niveles de azúcar en la sangre. Por ejemplo, los carbohidratos complejos como el arroz, las tortillas, la pasta o los panes afectan el nivel de azúcar en la sangre más que otros alimentos. La cantidad o porciones de estos alimentos, aún siendo saludables, pueden también afectar los niveles de azúcar en la sangre. La regularidad de las comidas y el intervalo entre ellas es también importante para controlar el nivel de azúcar. Una dieta adecuada para la diabetes incluye alimentos de los diferentes grupos de la pirámide latina en proporciones determinadas, así como suficiente fibra, poca grasa y colesterol, poco sodio (por ej. sal) y muy pocos o ningún dulce. Evitar las sodas, los dulces y los cereales con altas cantidades de azúcar, es fundamental.

- *Hacer ejercicio de forma regular.* Los niños y adolescentes con diabetes necesitan hacer ejercicio para regular los niveles de azúcar en la sangre, pero es importante controlar los niveles de azúcar en la sangre antes de hacer ejercicio para que no estén demasiado bajos. Su doctor le indicará qué tipo de ejercicio, cuándo y con cuánta frecuencia y duración es recomendable en el caso de su hijo.

- *Control de los niveles de glucosa en la sangre diariamente.* Esto se hace con un medidor de glucosa, pinchando el lateral de un dedo, para extraer una gotita de sangre. Puede ser un método algo desagradable para los niños, pero existen varios tipos de extractores de sangre, con lancetas muy finas para que los piquetes sean lo menos molestos posible. Controlar los niveles de azúcar en la sangre diariamente es esencial para poder manejar esta enfermedad, porque el objetivo del control de la diabetes es evitar que los niveles altos de azúcar en la sangre dañen los órganos y causen otras complicaciones. Para monitorear los niveles de glucosa en la escuela es necesario una orden del médico y el permiso de los padres.

- *Tomar las medicaciones que se hayan recetado en su debido horario y dosis.* En caso de que sólo mediante una dieta adecuada no se pueda controlar la diabetes de su hijo, es posible que el médico le recete algún medicamento que debe estar balanceado con la dieta y el ejercicio. Si su hijo tiene que tomar estos medicamentos en la escuela, hable con los maestros y las enfermeras para que tenga toda la ayuda posible.

Además de tener una dieta equilibrada, es posible que el médico quiera que su hijo baje de peso. Cuando se pierde peso, la sensibilidad de las células a la insulina mejora mucho, es decir, al perder peso, la insulina que segrega el páncreas puede ser suficiente para que disminuya el nivel de glucosa en la sangre.

Me sentí muy diferente después de seguir mi programa de comidas. Antes me sentía casi siempre cansado y de mal humor. Cuesta un poco de trabajo prestar atención a todas las nuevas reglas que tengo para comer, pero prefiero sentirme como me siento ahora que como antes, aunque antes comiera más de las cosas que me gustan.

—Diego, 16 años

Si su hijo se encuentra todavía en edad de crecimiento, la dieta para perder peso debe ser establecida por un médico o una nutricionista, teniendo en cuenta, además, su problema de diabetes. La dieta para controlar la diabetes debe ser diseñada de forma individual para cada niño. Es importante que busque la ayuda de un médico o nutricionista para establecer la alimentación de su hijo. En la Guía de recursos encontrará ayuda.

Por otra parte, si su hijo come el menú de la escuela, puede que le sea difícil rechazar una hamburguesa o una pizza si no se le ofrecen otras alternativas agradables como verduras y ensaladas frescas bien preparadas. Es más, si los niños sólo pudieran escoger entre una pera, una manzana o un plátano y no entre donas, papas fritas y sodas, obviamente escogerían algo saludable. Estas políticas de alimentación en las escuelas sólo se pueden cambiar con la presión de los padres afectados.

No tenga miedo a exigir sus derechos; hay leyes federales y estatales que protegen a los niños con discapacidades, incluyendo a los niños con diabetes. Los niños diabéticos tienen acceso a programas públicos, incluyendo las escuelas públicas y también las privadas. Y además, no olvide que tiene derecho a modificaciones o adaptaciones necesarias para que su hijo se mantenga sano en la escuela y para que tenga el mismo acceso a la educación que el resto de los estudiantes. En cualquier caso, el lugar donde su hijo tiene que aprender a manejar su alimentación para controlar la diabetes es la casa.

Por último, no debe olvidar que manejar una enfermedad como la diabetes puede causar mucho estrés, tanto a los padres como al niño. Es importante estar alerta ante signos de depresión o de trastornos en la alimentación.

Colesterol alto

Una de las consecuencias de la obesidad, pero también de la diabetes, es el colesterol alto. Si se ha detectado mediante un análisis de sangre que su hijo tiene el colesterol alto, es probable que el médico quiera comprobar si existe diabetes, y viceversa, si hay diabetes, es posible que su doctor quiera asegurarse de que el nivel de colesterol en la sangre no esté descompensado.

¿QUÉ ES EL COLESTEROL ALTO?

El colesterol es una sustancia de tipo graso, con aspecto de cera, que nuestro organismo necesita para funciones tan importantes como crear nuevas células. El colesterol que se conoce como "malo" o LDL, se puede acumular en las paredes de las arterias y venas y puede producir graves daños a órganos tan importantes como el cerebro, el corazón o el riñón.

El colesterol viaja por la sangre, pero no puede disolverse en ella, por lo que necesita unirse a unas partículas que se llaman lipoproteínas. Hay muchos tipos de lipoproteínas, pero de las que usted oirá hablar más a menudo son de las siguientes:

Colesterol malo o LDL (lipoproteínas de baja densidad, en inglés Low Density Lipoprotein, de ahí las siglas LDL). Esta lipoproteína lleva el colesterol del hígado a los diversos tejidos del cuerpo y en el proceso de-

posita el colesterol en las paredes de las venas y arterias y puede obs-
truirlas. El colesterol "malo" puede ser producido por el hígado o bien
introducido en el cuerpo a través de ciertos alimentos que comemos
(carnes grasas, embutidos, quesos etc.) El colesterol que proviene de los
alimentos se conoce como colesterol dietético.

*Colesterol bueno o HDL (lipoproteínas de alta densidad, en inglés High
Density Lipoprotein o HDL).* Se conoce como "colesterol bueno" porque ayuda a eliminar el exceso del colesterol malo de las paredes de las
venas y arterias. Esta lipoproteína lleva el colesterol que hay en nuestro
organismo de regreso al hígado para ser desechado y por eso también
se le conoce como "la aspiradora del colesterol malo". El HDL aumenta con el ejercicio, la dieta rica en fibra y baja en grasa y colesterol.

CONSECUENCIAS DEL COLESTEROL ALTO

La aterosclerosis es una enfermedad por la que el colesterol y otras grasas que circulan en la sangre, se acumulan en forma de "placa" en las
venas y arterias. Esta acumulación reduce la cantidad de oxígeno que
reciben los tejidos. A veces estas placas se rompen y se crea un coágulo
que puede causar una obstrucción de una vena o arteria, impidiendo
que llegue el riego sanguíneo, y por lo tanto el oxígeno, a una parte del
cuerpo. Esto ocasiona graves daños a las células. Si esto ocurre en el
cerebro o en el corazón, las lesiones pueden ser muy serias o incluso
causar la muerte. De hecho, en la mayoría de los países occidentales esta es la principal causa de muerte, muy por encima de otro tipo de enfermedades.

Hoy sabemos que la aterosclerosis comienza en la infancia y va
avanzando lentamente hasta llegar a la edad adulta; los niveles altos de
colesterol en la infancia son un factor importante para el desarrollo de
la aterosclerosis en adultos.

SIGNOS DE QUE SU HIJO PUEDE TENER
EL COLESTEROL ALTO

El colesterol alto es una enfermedad silenciosa, es decir, que no se muestran síntomas hasta que está muy avanzada. Sin embargo hay ciertos signos de alerta; por ejemplo, si su hijo tiene diabetes, los niveles de colesterol suelen estar alterados. Además, los niveles de colesterol no sólo están influenciados por los alimentos de nuestra dieta, o el peso de su hijo, sino también por la herencia familiar. Si existe una historia familiar de colesterol, como por ejemplo si usted o el padre/madre de su hijo, el abuelo/a del niño, tío/a en primer grado tuvieron antes de los cincuenta y cinco años infarto, angina de pello, aterosclerosis o muerte súbita por una enfermedad del corazón; o también, si alguien de la familia tiene niveles altos de colesterol, como por ejemplo 240 mg/dL o más.

Por otra parte, hay ciertas enfermedades como el hipotiroidismo, enfermedades renales o del hígado y otras que pueden causar niveles elevados de colesterol.

Para los niños y adolescentes en edades de dos a diecinueve, los niveles aceptables de colesterol, sin haber tomado ningún alimento antes o en ayunas son:

Nivel	Colesterol total (mg / dl)	Colesterol LDL (mg / dl)
Aceptable	Menos de 170	Menos de 110
Límite	170–199	110–129
Alto	200 o más	130 o más

Además, los niveles de HDL, o colesterol bueno, deben ser mayores o iguales a 35 mg/dL y los triglicéridos, otro tipo de grasa que circula por la sangre (y que también puede aumentar el riesgo de enfermedades del corazón), deben ser menores o iguales a 150 mg/dL.

Cómo manejar el colesterol alto
en niños y adolescentes

Está demostrado que tanto en niños como en adolescentes, cuando se sigue una dieta con el número de calorías y nutrientes adecuados, se reduce de forma efectiva el nivel de colesterol LDL sin retrasar el desarrollo o el crecimiento.

Además del control de peso, es necesario realizar ejercicio aeróbico que dure entre 30 y 60 minutos todos o casi todos los días de la semana. El ejercicio aeróbico es cualquier ejercicio que lleve aire a los pulmones como saltar, correr, andar en bicicleta o caminar rápidamente.

En las dietas para controlar el colesterol en los niños, no más del 30 por ciento de las calorías diarias deben provenir de la grasa, y el colesterol no debe pasar de los 300 mg/por día, de acuerdo con las recomendaciones de las agencias de salud del país. Ante todo, debe evitar las grasas trans y las grasas saturadas. En las etiquetas nutricionales de los alimentos encontrará, tanto la cantidad de grasas trans, como la de grasas saturadas.

Algunos consejos para rebajar las grasas en la dieta de su hijo son:

- Use carnes bajas en grasa o sin grasa, tanto para cocinar, como para los sándwiches que le prepare.

- Cambie la leche entera por leche descremada. Un cambio tan simple como este puede ayudar a reducir los niveles de colesterol.

- Lea siempre las etiquetas nutricionales para ver la cantidad de grasas trans, grasas saturadas y colesterol que contienen los alimentos.

- Cocine con métodos bajos en grasas, como asar, hervir, hornear, cocer al vapor, etc.

Todas estas recomendaciones con respecto a la cantidad de colesterol y de grasas en la dieta, ya están incluidas en la pirámide latina del capítulo cuatro y en los menús que se ofrecen en los capítulos sobre la nutrición en las diferentes edades.

Al igual que con la diabetes, el control del colesterol es una tarea en la que toda la familia debe participar. Un niño, o incluso un adolescente, necesitan ayuda para poder llevar una alimentación adecuada, realizar el ejercicio necesario y saber qué cosas puede elegir para comer y cuáles no, cuando usted no esté ayudándole a elegir los alimentos y porciones adecuadas. No fumar es especialmente importante entre los niños y adolescentes con colesterol alto, porque puede agravar esta y otras enfermedades.

En caso de que su médico determine que solamente con la dieta y el ejercicio no se pueden controlar los niveles de colesterol, es posible que le recete algún medicamento. Existen ciertos tratamientos con medicamentos para niños de más de diez años con el colesterol elevado, pero tienen que ser cuidadosamente monitoreados por el doctor.

Presión sanguínea alta o hipertensión

Es posible que si ha oído hablar de la presión sanguínea alta piense que es un problema que sólo afecta a los adultos, quizás a alguien de su familia, pero no es así. El gran aumento de la obesidad entre los niños en los últimos años ha traído consigo un gran incremento de la hipertensión en los niños. De hecho, la presión sanguínea alta es nueve veces más común entre los niños obesos, que entre los niños con un peso normal. La falta de ejercicio físico, el consumo elevado de sal y la diabetes, son otras de las causas comunes de la alta presión sanguínea.

¿Qué es la presión sanguínea alta?

La presión sanguínea es la presión que ejerce la sangre sobre las paredes de las venas al ser bombeada por el corazón. La presión normal está en torno a los 120/80 mm de Hg. (milímetros que el mercurio sube en el aparato de medir). Estos números miden la presión que está ejerciendo la sangre sobre las arterias y venas cuando circula por su cuerpo impulsada por el corazón. El corazón es un músculo hueco, que al contraerse expulsa sangre. El movimiento de contracción se denomina sístole y hace que la presión sanguínea aumente. El primer número de la cifra de la presión arterial es el más alto y mide la presión sanguínea en su punto máximo. Esta presión se llama "máxima" o "sistólica". El segundo número, mide la presión de la sangre en el momento en el que el corazón se relaja y no bombea (diástole) y se conoce como "mínima" o "diastólica". Este ciclo completo dura menos de un segundo y es lo que compone los latidos del corazón.

Lo que se conoce como "presión arterial", depende de la cantidad de sangre que está bombeando el corazón y de la elasticidad de las arterias y venas para acomodarse a ese volumen de sangre. Es algo parecido a lo que ocurre cuando entra el agua en una manguera de jardín. Cuanta más agua entre y menos elástica sea la manguera, más tensión habrá. Cuanto mayor es la presión sanguínea, más trabajo tiene que realizar el corazón para mover la sangre por el cuerpo. El tejido graso necesita mucho riego sanguíneo, por eso, cuanto más obesa está una persona, más sangre hay y más tiene que trabajar el corazón para bombearla por el organismo.

CONSECUENCIAS DE LA PRESIÓN SANGUÍNEA ALTA

La presión sanguínea alta supone un esfuerzo constante añadido para el corazón y para las venas y arterias. Por esta razón, si no se trata de la forma adecuada puede producir daños en el corazón y en las paredes de las venas y arterias. Como resultado de estos daños pueden ocurrir derrames en el cerebro o problemas en los riñones u otros órganos.

El esfuerzo constante que realiza el corazón puede hacer que este se agrande, especialmente el ventrículo izquierdo. Los niños latinos tienen más tendencia que los demás a padecer este problema. Esta condición del ventrículo izquierdo agrandado hace que haya más posibilidades de tener un ataque al corazón o un infarto en el futuro.

Debido a todos estos riesgos, es muy importante tratar la presión sanguínea de su hijo, si el médico determina que es demasiado alta, y comprobar que el corazón no ha sufrido daños. Para saber si su hijo tiene el un agrandamiento en el corazón se hace un ecocardiograma, que es como un sonograma, pero del corazón.

La presión sanguínea alta en los niños está relacionada con la resistencia a la insulina, una condición que afecta especialmente a los niños latinos. Varios estudios han demostrado que la presión sanguínea elevada durante la infancia, equivale a tener la presión elevada en los años adultos, con el riesgo que esto supone para el corazón y otros órganos vitales. Varios de los factores que contribuyen a que aparezca la alta presión sanguínea en los adultos tienen su origen en la infancia, entre ellos:

- Sobrepeso en la infancia.

- Consumir un exceso de sodio en la dieta durante la infancia.

- No haber sido amamantado.

- Hipertensión de la madre durante el embarazo.

- La madre fumó durante el embarazo.

SIGNOS DE QUE SU HIJO PUEDE TENER LA PRESIÓN SANGUÍNEA ALTA

Esta enfermedad no causa molestias inmediatas, por lo que es difícil descubrirla, a no ser que sea midiéndola con un esfigmomanómetro, el aparato con un manguito que se enrolla en el brazo y que se aprieta mediante una perilla de goma.

Sin embargo, algunos de los síntomas que pueden indicar que hay un problema de este tipo son:

- Dolores de cabeza.

- Problemas en la visión.

- Mareos.

- Cansancio.

Generalmente, se suele descubrir que un niño tiene presión sanguínea alta en la oficina del pediatra, porque en la mayoría de los exámenes clínicos rutinarios se mide la presión sanguínea. Es importante controlar regularmente la presión sanguínea de su hijo (al menos una vez al año), especialmente si tiene un exceso de peso o diabetes.

En caso de que el doctor descubra que su hijo tiene la presión sanguínea alta, seguramente ordenará pruebas para descubrir si puede existir otro problema, además de la obesidad, que pueda estar causándola, como por ejemplo alguna anormalidad en el corazón, los riñones o el sistema endocrino.

En la consulta del médico, seguramente le medirán la presión sanguínea a su hijo varias veces. Esto se debe a que es normal que al principio de la consulta, debido a que los niños se suelen poner nerviosos, la presión sanguínea aparezca como más alta de lo que realmente es. La presión sanguínea también varía según la edad, el sexo y la estatura del niño. Abajo encontrará un cuadro de referencia con los valores normales estimados según la edad.

La primera cifra en cada casilla, se refiere a la presión sistólica y la segunda a la diastólica. (< significa menor que; <= significa menor que o igual; > significa mayor que; >= significa mayor que o igual).

	Niños		Niñas	
Edad	*Normal*	*Alta*	*Normal*	*Alta*
1	< 103/54	>= 106/58	< 103/56	>= 107/60
2 – 3	< 109/63	>= 113/67	< 106/65	>= 110/69
4 – 5	< 112/70	>= 116/74	< 109/70	>= 113/74

	Niños		Niñas	
Edad	*Normal*	*Alta*	*Normal*	*Alta*
6 – 7	< 115/74	>= 119/78	< 113/73	>= 116/77
8 – 10	< 119/78	>= 123/82	< 118/76	>= 122/80
11 – 12	< 123/79	>= 127/83	< 122/78	>= 133/90
13 – 14	< 128/80	>= 132/84	< 125/80	>= 136/92
15 – 17	< 136/84	>= 140/89	< 128/82	>= 132/86

A partir de los dieciocho años, los valores que se usan son los mismos que para los adultos:

Normal: <=120/80
Alta: >= 140/90

En ocasiones, los valores que se encuentran entre lo que se considera presión normal y alta, se consideran "prehipertensión" o el paso previo a tener presión sanguínea alta.

CÓMO MANEJAR LA PRESIÓN SANGUÍNEA ALTA EN NIÑOS Y ADOLESCENTES

Una de las primeras medidas que se toman para intentar reducir la alta presión sanguínea entre niños y adolescentes es reducir la cantidad de sodio que toman en la dieta, tanto la que se usa para cocinar o sazonar los platillos, como la que se encuentra ya en los alimentos. También la salsa de soja, salsas de botellas, quesos procesados, carnes ahumadas y cubitos de caldo aportan sodio a la dieta. Busque la palabra "sodio" en las etiquetas de nutrición. El sodio es a lo que nos referimos comúnmente como "sal". Sin embargo, el sodio no sólo es parte de la sal, sino también de muchos otros condimentos. Si la hipertensión no es muy grave, esta simple medida puede ayudar a controlarla.

Además de vigilar la sal que se añade a los platillos, debe observar con cuidado las etiquetas de los productos enlatados y empacados para ver cuál es su contenido en sodio. La cafeína que contienen muchas sodas también puede aumentar la presión sanguínea. Recuerde que los niños latinos son los que más sodas beben en todo el país.

La reducción del peso es una de las medidas que primero se toman para intentar controlar la presión sanguínea. Cuando un niño obeso reduce su exceso de peso, generalmente la presión sanguínea regresa a los valores normales. Por esta razón, la dieta y el ejercicio son una de las cosas que probablemente le recomendará primero su doctor.

En caso de que estas soluciones no funcionen, y la presión sanguínea de su hijo siga siendo alta, existen ciertos medicamentos que el doctor puede recetarle. Es importante tratar la presión sanguínea en los niños por los graves efectos que puede tener tanto a corto como a largo plazo.

Algo que debe recordar es que, aunque su hijo responda bien a la reducción de sal o sodio en las comidas, la dieta, el ejercicio y/o la medicación, eso no significa que puede dejar el tratamiento porque el problema haya desaparecido. Si regresa a las antiguas costumbres, con toda probabilidad la presión sanguínea alta regresará también.

Todas las condiciones descritas en este capítulo pueden ser difíciles tanto para los niños y adolescentes que las sufren, como para sus familias. Lo importante es recordar que con el tratamiento adecuado muchos de los problemas que causan estas enfermedades se pueden manejar, o hacer desaparecer. Al final, piense que los cambios que tenga que realizar en sus costumbres harán que tanto su hijo como su familia tengan un estilo de vida más saludable.

12

María, Raúl y Theresa: tres historias de éxito

Son muchas las familias latinas con niños obesos que pasan por mi consulta a lo largo del año. No todas ellas tienen los mismos desafíos; en algunos casos los niños ya son diabéticos y en otros, aunque todavía no tienen problemas graves de salud, existen posibilidades de que los tengan muy pronto. Pero en todos los casos tanto las familias como los niños se enfrentan al desafío de hacer cambios en sus costumbres y rutinas para tener una vida más sana.

A menudo, no es sólo el niño quien tiene que cambiar sus costumbres de vida y de alimentación, sino la familia entera, y esto a veces no resulta fácil. Sin embargo, con la información, el seguimiento y el apoyo adecuados, la gran mayoría de las familias a las que atiendo consiguen sus objetivos.

En este capítulo quiero compartir con ustedes tres casos representativos de los problemas que afectan hoy en día a los niños latinos con sobrepeso: María, una niña de siete años con exceso de peso, Raúl, un niño de catorce años diabético a consecuencia de la obesidad, y Theresa, una adolescente de doce años con sobrepeso y signos de trastornos en la alimentación.

María: sobrepeso y sodas

María vino a mi consulta con sus padres porque su pediatra les había indicado que consultaran con una nutricionista. María tenía un peso excesivo para su edad y estatura y su pediatra temía que esto afectara el desarrollo correcto de los huesos de sus piernas, causándole en el futuro problemas ortopédicos. Además, María tenía ya algunos signos de prediabetes que, de no tomar medidas, podrían acabar convirtiéndose en diabetes.

Los padres de María, al igual que muchos otros padres de niños pequeños latinos, no estaban muy convencidos de que la obesidad de María fuera un problema tan serio como el pediatra les estaba indicando. Aunque ellos admitían que María estaba un poco "gordita" no pensaban que eso fuera motivo de preocupación porque creían que más adelante María crecería y perdería el peso y porque, además, de acuerdo con nuestra cultura, María tenía un "aspecto saludable". Me comentaron que "la abuela materna de María, que había criado a siete hijos sanos, no consideraba que María tuviera ningún problema; al contrario, veía que era una niña fuerte y saludable".

A lo largo de varias consultas hablamos de la sabiduría tradicional de nuestra cultura que considera a un niño gordito como un niño sano y de cómo esto había cambiado. Coincidieron conmigo en que hoy en día el aspecto de un niño "gordito" no es necesariamente un indicativo de buena salud. Vimos que las evaluaciones que le habían realizado a María mostraban que su desarrollo se podía ver afectado por el sobrepeso, y también que había muestras de prediabetes. La abuela paterna de María había sido diabética y el padre de María conocía bien las consecuencias de la enfermedad. Su madre había sufrido ceguera prematura y la amputación de varios dedos del pie porque no había controlado bien la enfermedad.

En nuestras entrevistas, los padres de María también comprendieron que no se trataba de "poner a dieta" a su hija para que adelgazara, ni de privarla para siempre de las cosas que le gustaba comer. Además, a la madre de María le gustaba mucho cocinar, y aunque no siempre contaba con todo el tiempo disponible para hacerlo, a menudo preparaba para su familia sus platillos favoritos.

Junto con María, sus padres anotaron durante una semana sus actividades y comidas normales, para luego analizar los cambios que se podían introducir progresivamente para mejorar la dieta y la actividad física de María, así como de toda la familia.

La dieta de típica de María en un día normal era más o menos lo siguiente:

Desayuno	Cereal alto en azúcares añadidos, bajo en fibra y con leche entera
Almuerzo	Quesadilla de harina de trigo refinada con carne de res, fruta enlatada con azúcar y bebidas empacodas de sabores
Bocadillo	Galletas de chocolate con crema y una soda regular
Cena	Macarrones con queso, tamales y una soda regular; vegetales frescos (muy rara vez)
Antes de dormir	Helado de chocolate con galletas

Hicimos varios cambios en el menú de María que redujeron mucho el número de calorías, y a los que ella se pudo adaptar con facilidad. El menú se veía ahora:

Desayuno	Cereal bajo a moderado en azúcar y alto en fibra; leche descremada
Almuerzo	Quesadilla de harina de maíz con carnes magras; fruta fresca y soda sin calorías (con el objetivo de seleccionar bebidas más saludables más adelante)
Bocadillo	Galletitas bajas en sodio con queso y jugo 100 por ciento o una fruta fresca y agua

Cena	Espagueti con salsa de tomate y queso espolvoreado por encima y/o enchiladas cocinadas con poca grasa; ensalada mixta y un vaso de leche descremada
Antes de dormir	Yogur congelado sin grasa

Estos cambios redujeron el número de calorías e incrementaron el aporte de nutrientes en la dieta de María. Ahora había que introducir poco a poco más vegetales, mantener y/o aumentar los productos lácteos bajos en grasa y sustituir las sodas por bebidas naturales, como jugos sin azúcar o aguas frescas. Con el paso de las semanas y una buena dosis de paciencia, perseverancia e imaginación por parte de sus padres, María fue aceptando en su menú vegetales tanto cocinados como frescos hasta llegar a la recomendación adecuada para su edad. María incluso me comentó que estaba orgullosa de sí misma porque le gustaban los vegetales.

Sin embargo, había un área en la que fueron más difíciles los cambios: las sodas. María se había acostumbrado a las sodas y, aunque toleraba el tomarlas ahora sin azúcar, cada día bebía entre cuatro y cinco. Obligarle a María, o a cualquier niño de su edad a que no tome sodas del refrigerador de su casa, no funciona y además puede crear enfrentamientos innecesarios. Los papás de María adoptaron varias medidas que acabaron dando resultados:

- Dejaron de comprar sodas. En el refrigerador sólo había aguas frescas, jugos naturales y agua.

- No le dieron dinero a María para que comprara sodas en la máquina de la escuela, sino que le ofrecieron otras alternativas como llevar de casa botellas pequeñas de agua o jugos (100 por ciento) empaquetados, de cuatro onzas.

- Permitieron que María tomara sodas de forma ocasional cuando salían a comer fuera o en celebraciones especiales.

Aunque al principio no fue fácil, tanto María como su familia aceptaron poco a poco los cambios en la dieta. De forma paralela a la dieta, sus padres aumentaron la actividad física. Después de cenar salían a dar un paseo con María o jugaban un rato en el parque o fuera de casa. Los fines de semana intentaron programar actividades que implicaran más ejercicio para todos.

En unos meses los cambios en el aspecto de María empezaron a hacerse visibles, la prediabetes pudo ser controlada y en general la familia tuvo una vida mucho más saludable que se reflejó en su nivel de energía y de salud.

Raúl y el control de la diabetes

La madre de Raúl sospechaba que algo le ocurría a su hijo. Desde hacía unos meses estaba siempre cansado, bebía sodas constantemente y se levantaba a orinar varias veces por la noche. Raúl tenía once años y un exceso de peso. Aunque sus padres intentaban controlar su dieta, esto no había dado mucho resultado. Raúl comía todo tipo de bocadillos entre horas y su madre se sentía mal poniéndole limitaciones. Además, sus padres pensaban en Raúl como en un niño "fuerte", no como en un niño obeso.

La mamá de Raúl le comentó al pediatra en su visita rutinaria los síntomas que venía observando en su hijo. Tras unas pruebas se confirmó que Raúl había desarrollado diabetes del Tipo 2. La madre de Raúl había tenido diabetes durante el embarazo, pero no se imaginaba que un preadolescente pudiera tener esta enfermedad.

Cuando vinieron a verme pensaban que la diabetes desaparecería con un tratamiento y quedaron preocupados al saber que esto no es así; la diabetes se puede controlar, pero es una enfermedad que no "se va". Sin embargo, se sintieron aliviados al saber que habían detectado la enfermedad muy a tiempo y que, con la dieta y el estilo de vida adecuados, Raúl podría evitar las serias consecuencias para su salud en el futuro y llevar una vida saludable.

El plan para tratar la diabetes de Raúl se basaba en tres puntos:

- Seguir una dieta que mantuviera estables sus niveles de azúcar en sangre.

- Hacer ejercicio diariamente o con una frecuencia regular.

- Medir los niveles de azúcar en la sangre, de preferencia, diariamente.

Con respecto a la dieta, Raúl estaba acostumbrado a comer verduras y frutas en sus comidas, pero tenía hambre a todas horas y tomaba constantemente bocadillos y *snacks* con mucho azúcar y calorías. Planeamos un menú con las calorías adecuadas para Raúl y con tres comidas y tres bocadillos saludables intercalados para mantener sus niveles de azúcar estables. El menú y los horarios evitarían las subidas y bajadas de azúcar; cuanto más ordenado es el menú y las horas de comidas, más controlada está la diabetes. Al cabo de unas semanas, los niveles de azúcar de Raúl estaban estabilizados, el hambre había desaparecido y su dieta era mucho más saludable.

Sin embargo, las otras dos partes del tratamiento estaban siendo difíciles de aplicar. Raúl era un "adicto" a la televisión y los videojuegos y era casi imposible conseguir que hiciera ejercicio. Lo primero que hicieron sus padres fue inscribirlo en un programa de actividades deportivas extraescolares que se ofrecía en su distrito. Raúl no estaba muy feliz con la idea, pero como se encontraba mucho mejor porque sus niveles de azúcar estaban controlados, pudo integrarse poco a poco a estas actividades. Algunas tardes jugaban al fútbol y otras al baloncesto. Raúl, igual que su padre, era un amante del fútbol, sólo que ahora, además de ver los partidos por la televisión, también podía practicar él mismo este deporte. Además, encontraron un equipo local en el que jugaban al fútbol padres e hijos los fines de semana y donde podían compartir sus aficiones.

La parte que le resultaba más problemática a Raúl, y también a sus padres, fue la de los piquetes diarios en los dedos para controlar su nivel de azúcar en sangre. Raúl había tenido mucho miedo siempre a los piquetes y a las agujas y todos los días había una batalla en su casa para conseguir medir el azúcar. Después de varias semanas de "peleas" entre ellos, les aconsejé que probaran otros métodos que fueran más fáciles para el niño para medir el azúcar en sangre y que consultaran con su doctor antes de hacer el cambio. Actualmente hay aparatos que obtienen la gota de sangre necesaria para medir el azúcar del antebrazo, que es menos doloroso que en las puntas de los dedos. Raúl probó el aparato y le resultó mucho más cómodo.

Hoy en día Raúl tiene controlada su diabetes, su exceso de peso está desapareciendo y se siente mucho mejor. La enfermedad de Raúl también ha traído cambios beneficiosos para la salud de su familia. Gracias a los partidos de fútbol de los sábados, su padre también ha perdido peso, está más saludable y, además, ha establecido una relación más cercana con su hijo.

Theresa: los trastornos en la alimentación

Cuando vinieron a mi consulta, tanto los padres de Theresa, de doce años, como ella misma, eran muy conscientes del problema de sobrepeso que tenía. Theresa tenía un exceso de peso considerable para su estatura, lo que estaba afectando su autoestima y su rendimiento en la escuela. Desde hacía varias semanas Theresa se negaba a ir a la escuela porque a menudo era objeto de burlas de sus compañeros.

Las relaciones con sus padres también se habían vuelto tensas. Theresa pasaba de unas dietas estrictas en las que apenas comía, a darse atracones. Su madre la había sorprendido dos veces vomitando en el cuarto de baño todo lo que acababa de comer. Sus padres culpaban a Theresa de no saber controlar su apetito, pero aparte de estas acusaciones, no sabían realmente cómo ayudarla y se sentían muy preocupados por cómo podría esta situación de desinterés en los estudios por culpa de su sobrepeso, afectar tanto a su futuro como a su salud.

Los padres de Theresa eran obesos los dos. En el refrigerador siempre se podían encontrar dulces y sodas y por las tardes su actividad favorita era ver televisión o salir a cenar a algún restaurante. En el caso de Theresa, la parte más difícil fue convencer a su familia de que el "problema" de Theresa no era un problema sólo de ella. En la solución tenía que participar toda la familia y eso significaba cambiar sus costumbres de alimentación y ejercicio por otras más saludables. Además, tuvieron que aceptar que Theresa estaba empezando a desarrollar un trastorno de la alimentación que se conoce como "bulimia" y que, si no se trata a tiempo, puede tener serias consecuencias tanto físicas como sicológicas en el futuro.

No fue fácil que sus padres aceptaran que ellos también tenían que modificar sus costumbres, pero estos comprendieron que estaba en juego el futuro de su hija y por ello decidieron colaborar en todo lo necesario.

El primer paso fue hacer un registro de qué era lo que se comía en la familia diariamente durante una semana, lo que Theresa comía en la escuela y qué tipo de deportes o actividad física hacía la familia. A partir de ahí pudimos empezar a introducir cambios saludables, sustituyendo las comidas grasas, azucaradas y con muchas calorías por otras opciones.

Aparte de los cambios en la dieta, Theresa y sus padres, junto con su hermana menor, comenzaron a organizar actividades familiares juntos que promovieran el ejercicio físico; desde ir a visitar los parques naturales de los alrededores, hasta caminar un poco todos los días después de cenar.

La comunicación de Theresa con sus padres mejoró mucho. Estos pudieron entender la soledad que sentía su hija en la escuela y ofrecerle apoyo como familia, e inclusive consideraron la opción de buscar terapia sicológica familiar. Reforzaron sus elogios por las cualidades naturales de Theresa, como el dibujo y su facilidad para la música.

Aprovechando este interés, sus padres animaron a Theresa a tomar unas clases de salsa. Todo ello ayudó a Theresa a sentirse mucho mejor consigo misma. Los atracones desaparecieron, así como los vómitos provocados, y en pocos meses Theresa había regresado a la escuela con suficiente autoestima como para ignorar las burlas de sus compañeros. Además, comprendió las consecuencias que la bulimia tendría para su cuerpo y su salud en general.

Para Theresa y para su familia fue un camino largo y con dificultades, porque en más de una ocasión volvieron los viejos hábitos. Pero gracias a la guía y la información que pudieron obtener en mi consulta, en la del pediatra y el apoyo de su familia, Theresa es hoy en día una niña con un peso normal, que vive en un entorno familiar mucho más saludable.

Como podrá apreciar en los tres casos, sea cual sea el problema que esté atravesando su niño o adolescente, la cooperación de la familia es esencial en la recuperación o tratamiento de la enfermedad o condición.

Una de las mejores cosas que pueden hacer los padres por sus hijos es proporcionarles una dieta saludable desde que nacen, pero no hay que olvidar que nunca es tarde para empezar a llevar una vida sana.

Apéndice

Tablas de crecimiento

Nacimiento a 36 meses: Niños
Percentiles de Estatura por edad y Peso por edad

Nombre _____

de Archivo _____

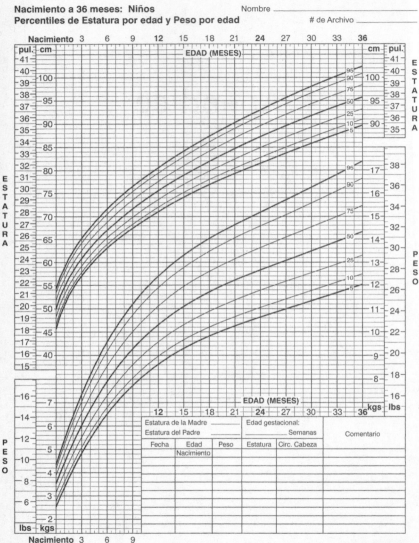

Publicado el 30 de mayo del 2000 (modificado el 20 de abril del 2001).
FUENTE: Desarrollado por el Centro Nacional de Estadísticas de Salud en colaboración con
el Centro Nacional para la Prevención de Enfermedades Crónicas y Promoció de Salud (2000).
http://www.cdc.gov/growthcharts

SAFER · HEALTHIER · PEOPLE™

Nacimiento a 36 meses: Niñas
Percentiles de Estatura por edad y Peso por edad

Nombre _____

de Archivo _____

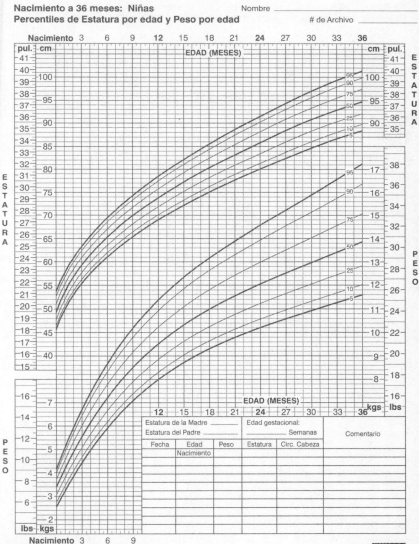

Publicado el 30 de mayo del 2000 (modificado el 20 de abril del 2001).
FUENTE: Desarrollado por el Centro Nacional de Estadísticas de Salud en colaboración con
el Centro Nacional para la Prevención de Enfermedades Crónicas y Promoción de Salud (2000).
http://www.cdc.gov/growthcharts

CDC
SAFER · HEALTHIER · PEOPLE™

2 a 20 años: Niños
Percentiles de Estatura por edad y Peso por edad

Nombre _____

de Archivo _____

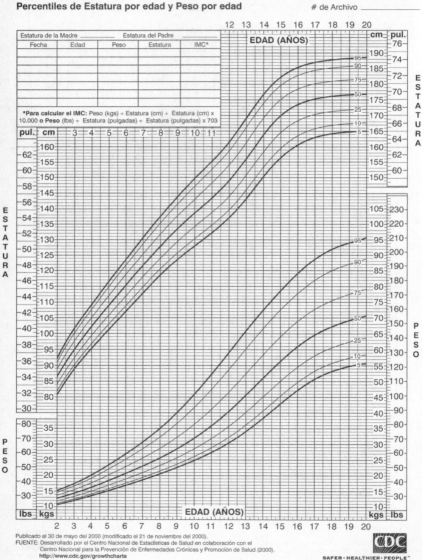

Estatura de la Madre _____	Estatura del Padre _____			
Fecha	Edad	Peso	Estatura	IMC*

*Para calcular el IMC: Peso (kgs) ÷ Estatura (cm) ÷ Estatura (cm) x 10.000 o Peso (lbs) ÷ Estatura (pulgadas) ÷ Estatura (pulgadas) x 703

EDAD (AÑOS)

ESTATURA

PESO

95
90
75
50
25
10
5

Publicado el 30 de mayo del 2000 (modificado el 21 de noviembre del 2000).
FUENTE: Desarrollado por el Centro Nacional de Estadísticas de Salud en colaboración con el
Centro Nacional para la Prevención de Enfermedades Crónicas y Promoción de Salud (2000).
http://www.cdc.gov/growthcharts

CDC
SAFER · HEALTHIER · PEOPLE™

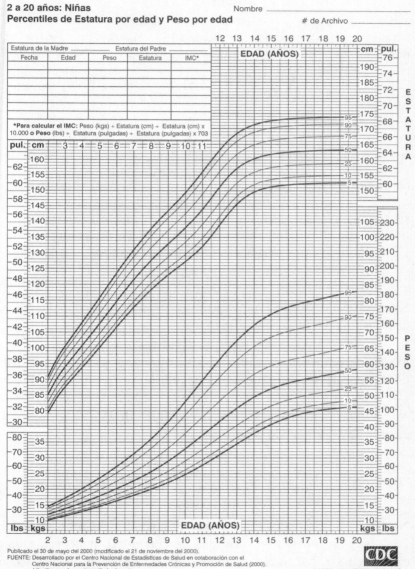

2 a 20 años: Niñas
Percentiles de Estatura por edad y Peso por edad

Nombre

de Archivo

Estatura de la Madre _____ Estatura del Padre _____

Fecha	Edad	Peso	Estatura	IMC*

*Para calcular el IMC: Peso (kgs) ÷ Estatura (cm) ÷ Estatura (cm) x 10.000 **o Peso** (lbs) ÷ Estatura (pulgadas) ÷ Estatura (pulgadas) x 703

EDAD (AÑOS)

ESTATURA

PESO

EDAD (AÑOS)

Publicado el 30 de mayo del 2000 (modificado el 21 de noviembre del 2000).
FUENTE: Desarrollado por el Centro Nacional de Estadísticas de Salud en colaboración con el Centro Nacional para la Prevención de Enfermedades Crónicas y Promoción de Salud (2000).
http://www.cdc.gov/growthcharts

CDC

SAFER · HEALTHIER · PEOPLE™

REQUERIMIENTOS CALÓRICOS DIARIOS PARA NIÑOS Y ADOLESCENTES

Grupo de edad	Calorías de los menús	Sedentario	Moderado	Activo
2–3 años	1.000–1.200 cal.	1.000 cal.	1.200 cal.	1.400 cal.
4–5 años	1.300–1.400 cal.	1.200 cal.	1.400 cal.	1.600 cal.
6–8 años	1.500–1.600 cal.	1.400 cal.	1.600 cal.	1.800 cal.
9–11 años	1.600–1.800 cal.	1.600 cal.	1.800 cal.	2.000 cal.
12–15 años	1.800–2.200 cal.	1.600 cal.	2.000 cal.	2.400 cal.
16–19 años	2.200–2.600 cal.	1.800 cal.	2.400 cal.	2.800 cal.

Sedentario: menos de 30 minutos de actividad física moderada, además de las rutina diaria normal.

Moderádamente activo: realiza de 30 a 60 minutos de actividad física moderada además de la rutina normal diaria.

Activo: 60 minutos o más de actividad física de intensa a moderada, además de la rutina diaria normal.

Necesidades de agua en los niños

No hay una respuesta simple acerca de cuánta agua necesita su hijo. Cada persona necesita una cantidad de agua diferente dependiendo de cuánta agua utilice su cuerpo (basado en el tamaño del cuerpo y composición, nivel de actividad y temperatura y humedad del medio ambiente). Pero como regla general, dependiendo de las calorías que consuma su hijo:

1.000 calorías diarias = alrededor de 3–4 tazas de agua/fluidos en un día

1.500 calorías diarias = alrededor de 4–6 tazas de agua/fluidos en un día

2.000 calorías diarias = alrededor de 6–8 tazas de agua/fluidos en un día

El mejor consejo para sus niños es: **"beber agua antes de tener sed o cuando tengan sed"**

Guía de recursos

En esta sección encontrará números de teléfono y direcciones de organizaciones e instituciones que le darán información, o le ayudarán a obtener ayuda, para prevenir y tratar la obesidad de su hijo. La mayoría de estos teléfonos los atienden personas que hablan español, pero si hablan inglés, no se retire de la línea, porque le atenderán a través de un intérprete.

Además de los teléfonos encontrará las direcciones de páginas de Internet que le proporcionarán información muy valiosa. Aunque usted no tenga una computadora en su casa, siempre puede hacer consultas en Internet en una biblioteca pública de forma gratuita. No se preocupe si no sabe manejar una computadora, porque el personal de la biblioteca la ayudará.

DÓNDE ENCONTRAR UN DOCTOR PARA SU HIJO

Centros de Salud Comunitarios
Community Health Centers
888-ASK-HRSA (800-275-4772)
www.bphc.hrsa.gov/databases/fqhc/

Hablan español. Dan atención médica a niños y familias sin seguro médico que tienen ingresos anuales demasiado altos para ser admitidas en programas federales como Medicare. Hay unos tres mil centros de salud comunitarios en los 50 estados y en Puerto Rico.

Para que los atiendan tan sólo tiene que proporcionar el número de miembros de su familia y sus ingresos. Según lo que gane, la consulta puede ser gratuita o tendrá que pagar una pequeña cantidad. En caso de que sus servicios no se ajusten a lo que usted necesita, le podrán ayudar a encontrar alternativas. Para saber a qué centro puede ir en su área, hable al teléfono que aparece arriba.

También puede utilizar la página de Internet de HRSA (Health Resources and Service Administration—el organismo federal que proporciona este servicio), que aparece arriba. Aquí usted indica su estado y su código postal y aparecen los centros que tiene cerca de usted. Está en inglés, pero sólo tiene que rellenar *City* (Ciudad), *State* (Estado) y *Zip Code* (Código postal), para que le aparezca una lista de centros con sus direcciones. No necesita dar más datos porque casi todas las clínicas proporcionan servicios de pediatría, y en caso de que no lo hagan, los pueden dirigir a una que sí que los ofrezca.

Programa de Cobertura Medica Estatal para Niños
State Children's Health Insurance Program (SCHIP)
877-KIDS-NOW (877-5437-669)
www.insurekidsnow.gov/espanol/index.htm (español)
www.insurekidsnow.gov (inglés)
Este teléfono le conecta con el estado desde el que está llamando. Es un programa que proporciona cobertura médica para bebés y niños de bajos recursos.

En el teléfono los atenderán en español y también puede obtener información a través de las páginas de Internet.

Medicaid
www.hcfa.gov/medicaid/obs5.htm (para buscar teléfonos locales)
www.hcfa.gov/medicaid/stateplan/map.asp (requerimientos)

Puede encontrar el teléfono de Medicaid en su estado en las listas del gobierno local que se encuentran en las páginas blancas de la guía telefónica bajo: "County Social Service Office".

Medicaid es un programa conjunto del gobierno con los diferentes estados por medio del cual puede encontrar cuidados médicos gratuitos, si tiene el nivel de ingresos anuales que determina cada estado.

En la primera página de Internet encontrará el teléfono al que puede hablar en su estado y los teléfonos donde hablan español. En la segunda dirección tiene los requerimientos de cada estado para ser aceptado en un programa de Medicaid, pero le resultará más fácil que alguien se lo explique por teléfono. Pero si quiere saber más sobre Medicaid, esta es una buena fuente de información.

PROGRAMAS QUE OFRECEN AYUDA
PARA LA NUTRICIÓN DE LOS NIÑOS

Programa Nacional de Almuerzos Escolares y Programa de Desayunos Escolares
National School Lunch Program and School Breakfast Program
USDA
Food and Nutrition Service
Public Information Staff
3101 Park Center Drive, Room 914
Alexandria, VA 22302
703-305-2062
www.fns.usda.gov/cnd
Los programas nacionales de almuerzos y desayunos ofrecen comidas gratis, o a bajo costo, a niños de familias de bajos recursos. Las comidas se proporcionan en escuelas públicas y privadas no lucrativas y cumplen con las Directrices Nutricionales para los Estadounidenses. Las familias con ingresos regulares también pueden participar en el programa si pagan el precio total de las comidas.

Para tener información sobre cómo funciona el programa en su comunidad, puede llamar al número de arriba o seleccionar "Contactos" en la página Web que se proporciona. Allí encontrará la agencia estatal que es responsable en su estado de la administración de estos programas.

Mujeres, Bebés y Niños
Women Infant and Children (WIC)
3101 Park Center Drive, Room 819
Alexandria, VA 22302
703-305 1747 (español)
703-305-2747 (inglés)
www.fns.usda.gov/wic

Este programa proporciona comida, consejos sobre nutrición y ayuda para encontrar atención prenatal para mujeres embarazadas, madres (tanto las que amamantan como las que no), bebés y niños de hasta cinco años que tengan falta de alimentos. WIC, que es como se conoce este programa, da cupones para obtener alimentos de forma gratuita en ciertos supermercados autorizados. Para poder ser aceptado en el programa hay que estar por debajo de unos ingresos determinados.

ORGANIZACIONES QUE LE PROPORCIONARÁN INFORMACIÓN ACERCA DE CUIDADOS DE SALUD

Su Familia
866-Su-Familia (866-783-2645)
Lunes–viernes de 9:00 A.M. a 6:00 P.M. hora del Este

"Su Familia" le ofrece información sobre las opciones para conseguir un seguro médico en su comunidad. También le pueden contestar a preguntas que tenga sobre su salud. La información es confidencial y se ofrece tanto en español como en inglés. Reciben bastantes llamadas, por lo que es posible que encuentre un contestador automático. Si deja un mensaje con su número de teléfono, le devolverán la llamada.

Alianza Nacional para la Salud Hispana
The National Alliance for Hispanic Health
1501 Sixteenth Street, N.W.
Washington, DC 20036
202-387-5000
www.hispanichealth.org

La Alianza Nacional para la Salud Hispana es la organización que promueve el programa de información "Su Familia" y le orientarán sobre dónde y cómo puede encontrar ayuda médica.

Comité Nacional para Asegurar la Calidad
National Committee for Quality Assurance
2000 L Street, N.W., Suite 500
Washington DC, 20036
888-275-7585 (8:30 A.M.–5:30 A.M. lunes a viernes hora del este)
www.healthchoices.org (sólo en inglés)
Es una organización privada no lucrativa, que analiza las compañías de seguros para dar los resultados al público. A través su página de Internet usted puede ver cómo está calificado su seguro médico y/o cuáles son los seguros médicos que están disponibles en su área. En la página de Internet puede buscar seguros médicos por estados, por código de área o por el nombre de la compañía.

Agencia para la Investigación y la Calidad del Cuidado de la Salud
Agency for Healthcare Research and Quality
2101 East Jefferson Street, Suite 501
Rockville, MD 20852
301-594-1364
www.ahcpr.gov/consumer/spchoos1.htm (español)
www.ahcpr.gov/consumer/insuranc.htm (inglés)
AHRQ es una agencia del gobierno que proporciona información sobre la calidad de los servicios médicos de un seguro. Puede hablar a su número de teléfono para que le den una guía sobre los tipos de seguros médicos en el mercado.

En su página de Internet tienen mucha información, tanto en inglés como en español, sobre cómo escoger un plan de salud o seguro médico.

Asociación Nacional de Comisionados de Seguro
National Association of Insurance Commissioners
www.naic.org/1regulator/usamap.htm
Cada estado tiene unas regulaciones diferentes con respecto a las normas que deben cumplir los seguros médicos. En la página de Internet de esta asociación hay un mapa de Estados Unidos. Aquí puede encontrar gran cantidad de información sobre la regulación de los seguros médicos en su estado.

PÁGINAS WEB DONDE PODRÁ CALCULAR EL ÍNDICE DE MASA CORPORAL DE SU HIJO (IMC)

www.niñoslatinossanos.com
www.healthylatinochildren.com
Estas son las páginas Web de este libro, *Gordito no significa saludable*. Aquí podrá calcular automáticamente el Índice de Masa Corporal de su hijo, para saber si tiene sobrepeso. Además, encontrará comentarios de otros padres que se enfrentan a los mismos problemas que usted e información sobre cómo tener un estilo de vida latino más saludable.

www.caloriecontrol.org/bmi.htm
Calcula automáticamente el Índice de Masa Corporal (IMC) y proporciona un cuadro de los IMC normales según la altura.

www.thusness.com/bmi.t.html
Calcula el IMC en pulgadas y libras.

INFORMACIÓN SOBRE NUTRICIÓN

Asociación Dietética Estadounidense
American Dietetic Association
216 West Jackson Boulevard
Chicago, IL 60606-6995
Línea directa sobre la nutrición: 800-366-1655
www.eatright.org
A través del teléfono de esta organización puede encontrar referencias para una nutricionista o dietista registrada en su área. Una nutricionista registrada, (que se reconoce por las siglas RD al final del nombre), es una persona que ha obtenido una credencial sobre nutrición después de pasar un examen realizado por la Comisión de Registro Dietética (Comission on Dietetics Registration).

Programa 5 al Día para una Salud Mejor
5 a Day for Better Health Program
888-EAT-FIVE

www.5aday.gov
www.ca5aday.com (California)
El programa "5 al día para una salud mejor" es una iniciativa nacional para incrementar el consumo de frutas y vegetales, por parte de todos los estadounidenses, de cinco a nueve porciones al día. El programa proporciona a los consumidores información específica sobre cómo incluir más porciones de frutas y vegetales en su rutina diaria y cómo incrementar la disponibilidad de frutas y vegetales en la casa, la escuela, el trabajo y otros lugares donde se sirve comida.

"Cinco al Día" es la asociación de nutrición pública/privada más grande del país. El programa incluye a agencias gubernamentales federales, estatales y locales, a la industria y a organizaciones de voluntarios.

Servicio de Alimentos y Nutrición
Food and Nutrition Service
U.S. Department of Agriculture
3101 Park Center Drive, Room 926
Alexandria, VA 22302-1594
703-305-2286
www.fns.usda.gov/fns/
El Servicio de Alimentos y Nutrición del Departamento de Agricultura de Estados Unidos, proporciona a los niños y a las familias de bajos recursos alimentos y educación sobre nutrición. Aquí podrá encontrar varios programas de ayuda para niños, como el Programa Nacional de Almuerzos Escolares (National School Lunch Program), el Programa de Desayunos Escolares (School Breakfast), el Servicio de Alimentos en Verano (Summer Food Service) y otros programas de alimentos para niños y también para adultos. La página está disponible en español si hace clic en el lugar donde pone "español", arriba a la derecha.

www.usda.gov
Es la página oficial del Departamento de Agricultura de los Estados Unidos, donde encontrará las últimas directrices nutricionales, la pirámide nutricional y otra información sobre nutrición en español.

www.mypyramid.gov
Aquí puede encontrar un sistema interactivo donde, si indica su edad, sexo y el tipo de actividad física, le dará una lista de la cantidad y el tipo de alimentos recomendados semanalmente, de acuerdo con la pirámide del gobierno. La información está en inglés.

Red de Información para el Control de Peso
Weight-control Information Network
National Institutes of Diabetes and Digestive and Kidney Diseases
1 WIN Way
Bethesda, MD 20892-3665
800-WIN-8098 (800-946-8098 ó 877-946-4627)
202-828-1025
www.niddk.nih.gov/health/nutrit/win.htm
Esta institución se creó para proporcionar información científica sobre la obesidad, el control de peso y la nutrición, tanto a profesionales de la salud como a consumidores. Entre las publicaciones dedicadas a los niños hay una guía para los adultos para ayudar a los niños con sobrepeso y un cuaderno para los adolescentes.

AYUDA PARA LA LACTANCIA

La Liga de la Leche
La Leche League
1400 North Meacham Road
Schaumburg, IL 60173-4808
800-LA-LECHE (800-525-3243)
847-519-7730
www.lalecheleague.org/LangEspanol.html
Aunque contesten el teléfono en inglés, si les dice que habla español le darán el nombre y el número de teléfono de una persona que habla español. Esta persona podrá responder a todas sus preguntas sobre la lactancia, le dará consejos sobre cómo superar las dificultades y le pondrá en contacto con grupos de madres en su área que también la pueden ayudar. En la página de Internet tienen mucha información sobre la lactancia, en español.

Centro Nacional de Información de Salud para la Mujer
The National's Women Health Information Center
8550 Arlington Blvd., Suite 300
Fairfax, VA 22031
800-944-WOMAN (800-994-9662)
www.4woman.gov
Es una organización del gobierno que le proporciona información en español y en inglés sobre muchos temas de salud. Tienen una línea para darle consejos sobre el amamantamiento y referencias sobre dónde encontrar consultoras de lactancia o grupos de ayuda a la lactancia en su área.

INFORMACIÓN SOBRE LA OBESIDAD

Asociacion Estadounidense de la Obesidad
American Obesity Association
1250 24th Street, N.W., Suite 300
Washington, DC 20037
800-98-OBESE; 800-986-2373
www.obesity.org
Llamando al teléfono le informarán sobre asuntos relacionados con la obesidad. Aunque la página Web está en inglés, hay temas que están en español. También puede calcular aquí el Índice de Masa Corporal.

ACTIVIDAD FÍSICA

Niños activos, familias saludables
Centros para el Control y la Prevención de Enfermedades
1600 Clifton Road
Atlanta, GA 30333
404-639-3311
www.cdc.gov/spanish/verb/
Se trata de una campaña del gobierno para promocionar los hábitos saludables entre las familias latinas. En la página Web encontrará información sobre nutrición, actividad física y obesidad infantil. Ofrece un calendario donde encontrará eventos que se celebran en su comunidad para disfrutar con su familia.

fitfamilyfitkids.com

Es una página Web patrocinada por los Centros de Control y Prevención de las Enfermedades. Está en inglés, pero tiene información sobre qué lugares hay en su comunidad para que su hijo pueda hacer ejercicio, información sobre nutrición y también sigue mes a mes a varias familias, una de ellas latinas, para ver cómo están haciendo cambios saludables en su estilo de vida.

www.verbnow.com

Es una página orientada a los adolescentes, para estimularles a hacer ejercicio, en su lenguaje. Es un lugar indicado para que su hijo lo visite. Tiene video clips y todo tipo de información e ideas sobre actividad física y nutrición para niños y adolescentes entre nueve y trece años.

Consejo Americano para el Ejercicio
American Council on Exercise
4851 Paramount Drive
San Diego, CA 92123
800-825-3636
858-279-8227
www.acefitness.org

Esta organización no lucrativa tiene un programa de ejercicio para niños, a través del que se proporciona información a los padres sobre el tipo de actividad física de acuerdo a la edad del niño además de sobre muchos otros temas. La página está en inglés.

YMCA of the USA
101 North Wacker Drive
Chigaco, IL 60606
800-872-9622
312-977-0031
www.ymca.net

Los YMCA son centros que ofrecen actividades deportivas de todo tipo a hombres, mujeres y niños, a precios asequibles. Hay muchos centros en todo el país, por lo que es muy probable que haya uno cerca de su casa. Las siglas YMCA significan Young Men Christian Association o Asociación de Jóvenes Cristianos. En muchos de estos centros tienen piscinas y programas de natación y otros deportes para niños.

Alianza Americana para la Salud, la Educación Física, la Recreación y la Danza
American Alliance for Health, Physical Education, Recreation and Dance
1900 Association Drive
Reston, VA 20191-1598
703-476-3400
www.aahperd.org
Esta alianza está compuesta por varias asociaciones dedicadas a la promoción de la actividad física y la vida saludable. Hay mucha información sobre todo tipo de programas de actividad física para personas de todas las edades. La página está en inglés.

AYUDA PARA LA DIABETES

Asociación Estadounidense de la Diabetes
American Diabetes Association
1701 North Beauregard Street
Alexandria, VA 22311
800-DIABETES (800-342-2383)
703-549-1500
www.diabetes.org
La Asociación Estadounidense de la Diabetes es una organización sin fines de lucro dedicada a la investigación e información sobre esta enfermedad. En el número gratuito le pueden dar referencias sobre programas en su comunidad de tratamiento de la diabetes para niños y grupos de apoyo. Si llama al número gratuito también le pueden enviar información por correo acerca de la diabetes en los niños. La información está disponible en español en el enlace de arriba a la izquierda.

Niños con Diabetes
Children with Diabetes

5689 Chancery Place
Hamilton, OH 45011
www.childrenwithdiabetes.org
En esta página Web encontrará información muy completa para los niños con diabetes y para sus familias. A través de esta página puede entrar en listas de correo para familias de niños con diabetes, con el fin de comunicarse con personas en su situación. La información está en inglés.

Consejo Nacional de la Raza
National Council of La Raza
Center for Health Promotion
Chronic Disease Program
1111 Nineteenth Street, N.W., Suite 1,000
Washington, DC 20036
202-7 785-1670
Correo electrónico: infoclr.org
www.nclr.org
El Consejo Nacional de La Raza es una organización no lucrativa cuya misión es mejorar las oportunidades para los latinos. Dentro de la organización hay un centro para la promoción de la salud en el que se desarrollan programas para tratar enfermedades crónicas como la diabetes. Si llama al número de teléfono le orientarán sobre los programas existentes para la diabetes y también le darán información sobre nutrición y actividad física, si lo desea. El Consejo Nacional de la Raza publica un libro de cuentos en español que se llama *Día a día con la Tía Betes* que explica a los niños como pueden vivir diariamente con esta enfermedad.

Centro Nacional de Información para Niños y Jóvenes con Discapacidades
P.O. Box 1492
Washington, DC 20013-1492
800-695-0285
(202)-884-8200
www.nichcy.org (inglés)
www.nichcy.org/spanish.htm (español)
Hay diferentes leyes federales y estatales que protegen a niños y adolescentes con discapacidades, incluyendo la diabetes. Los niños con diabetes tie-

nen acceso completo a los programas públicos, incluidas las escuelas públicas y la mayoría de las escuelas privadas. Los estudiantes con discapacidades tienen derecho a que se realicen las adaptaciones y cambios necesarios en el entorno de la escuela para poder tener el mismo acceso a la educación que el resto de los estudiantes. Si llama a los teléfonos o en la página Web, le pueden dar información sobre los programas que hay disponibles en su estado.

Preguntas sobre el Acta de Estadounidenses con Discapacidades
800-514-0301
800-514-0383
www.usdoj.gov/crt/ada
El Acta de Estadounidenses con Discapacidades es la ley que protege a los niños y adolescentes con discapacidades como la diabetes. Aquí podrá encontrar información más concreta sobre esta ley (en inglés).

Programa Nacional de Educación de la Diabetes
National Diabetes Education Program
1 Diabetes Way
Bethesda, MD 20892-3600
Teléfono para ordenar materiales: 800-438-5383
www.ndep.nih.gov
Se trata de una iniciativa federal con socios públicos y privados para mejorar el tratamiento para las personas con diabetes y obtener diagnósticos más tempranos. Hay información para los padres de niños diabéticos.

Programas estatales de control de la diabetes
www.cdc.gov/diabetes/states/index.htm
Por medio de esta página Web podrá encontrar programas estatales de prevención y control de la diabetes. Se pueden obtener listados por estado, por el nombre del programa o por orden alfabético. Para obtener información sobre programas para niños, debe contactar con los programas específicos de cada estado.

Aparatos para medir la glucosa en sangre sin piquetes en los dedos
Glucowatch: 866-459-2824; Web: www.glucowatch.com
Soft-Tact: 866-763-8228; Web: www.medisense.com
FreeStyle: 888-522-5226; Web: www.therasense.com

AYUDA E INFORMACIÓN SOBRE TRASTORNOS DE ALIMENTACIÓN

Comedores Compulsivos Anónimos
Overeaters Anonymous
World Service Office
P.O. Box 44020
Rio Rancho, NM 87174-4020
505-891-2664
www.oa.org
Overeaters Anonymous, o Comedores Compulsivos Anónimos, como se conoce en español, es una organización sin fines de lucro dedicada a ayudar a las personas con trastornos de la alimentación. Esta organización tiene miles de grupos de apoyo gratuitos por todo el país. Puede encontrar un grupo cerca de usted si llama por teléfono o consultando en la página Web.

Asociación Nacional de Anorexia Nerviosa y Trastornos Asociados
National Association of Anorexia Nervosa and Associated Disorders
(ANAD)
P.O. Box 7
Highland Park, IL 60035
847-831-3438 (lunes–viernes 9:00 A.M.–5:00 P.M., hora del centro)
www.anad.org
Esta asociación le proporciona apoyo a través del teléfono (en inglés), así como información sobre dónde encontrar grupos de apoyo gratuitos y educación acerca de los trastornos de la alimentación.

Asociación Nacional de Trastornos de la Alimentación
National Eating Disorders Association
603 Stewart Street, Suite 803
Seattle, WA 98101

206-382-3587
800-931-2237
www.edap.org
Además de proporcionarle información, esta organización le da una lista de los centros en los que puede encontrar tratamientos para los trastornos de la alimentación en niños y adolescentes.

Girl Power!
800-729-6686
www.health.org/gpower
Se trata de una página en inglés dedicada a las niñas de nueve a trece años con información y recursos sobre opciones saludables. Es un sitio muy recomendable para que lo visite su hija.

Notas

Capítulo 1

Página 2 *hoy en día un niño gordito, tiene un 70 por ciento de probabilidades de ser*: United States Department of Human and Health Services. *Overweight in children and adolescents.* The Surgeons General's Call to Action to Prevent and Decrease Overweight and Obesity. Diciembre 2004.

Página 3 *Según los datos del último estudio sobre nutrición y salud*: National Center for Health Statistics. "Prevalence of overweight among children and adolescents: United States, 1999–2002". NHANES 1999–2002, CDC.

Página 3 Tabla de obesidad. CDC, National Center for Health Statistics, National Health and Nutrition Examination Survey. Odgen et. al. *The Journal of the American Medical Association.* 15 septiembre 2004;291: 2847–2850.

Página 4 *Según un estudio donde se han comparado los niveles de obesidad*: Lissau I. et al. "Body Mass Index and Overweight in Adolescents in Thirteen European Countries, Israel and the United States". *Archives of Pediatrics & Adolescent Medicine*. Enero 2004;158:27–33.

Página 5 *Un niño con un peso adecuado tiene un sistema inmunológico*: N. Slobodianik. "Nutrientes e inmunidad". *Primeras Jornadas Internacionales de Nutrición, Inmunidad e Infección*. Buenos Aires, Argentina 11 y 12 abril, 2003.

Página 6 *Esta percepción de la obesidad como salud en los niños latinos*: Sanders L. M.D., M.P.H. "Perception of obesity among parents of children attending preschool in the Miami community". Dyson Resident RFP, Simposio 2003, La Jolla, California.

Crawford, Patricia B. Ph.D., RD. "Perceptions of child weight and health in Hispanic parents: Implications for the California fit WIC Childhood Obesity Prevention Project". *129th Annual Meeting of APHA*. Octubre 2001.

Myers, S. ý Vargas Z. "Parental perceptions of the preschool obese child". *Pediatric Nursing*. Enero–febrero 2000; 26(1):23–30.

Alexander, M. A. et al. "Obesity in Mexican-American preschool children—a population group at risk". *Public Health Nursing* 1991, marzo; 8(1):53–8.

Página 7 *A lo largo de los últimos años, diversos estudios han mostrado*: Baughcum, A. E. et al. "Maternal feeding practices and beliefs and their relationships to overweight in early childhood". *Journal of Developmental and Behavioral Pediatrics*. Diciembre 2001;22(6):391–408.

Spruijt-Metz, D. et al. "Relation between mothers' child-feeding practices and children's adiposity". *American Journal of Clinical Nutrition*. Marzo 2002;75(3):581–86.

Birch, L.L. "Psychological influences on the childhood diet". *Journal of Nutrition*. Febrero 1998;128(2 Supl):407S–410S.

Canetti, L. et al. "Food and emotion". *Behavioral Processes*. Noviembre 2002;60(2):157–64.

Página 8 *Uno de los últimos estudios realizados al respecto asegura*: Sanghavi, M. et al "Obesity among U.S. immigrant subgroups by duration fo residence". *The Journal of the American Medical Association*. 2004;292:2860–67.

Dixon, L. B. et al. "Differences in energy, nutrient, and food intakes in a U.S. sample of Mexican-American women and men: findings from the

Third National Health and Nutrition Examination Survey, 1988–1994". *American Journal of Epidemiology*. 15 septiembre 2000;152(6):548–57.

Página 9 *El primer estudio que indicaba un componente genético*. Stunkard, A. J. et al. "The body-mass index of twins who have been reared apart". *New England Journal of Medicine*. Mayo 1990. 24;322(21): 1483–87.

Página 10 *Hoy en día hay numerosos estudios que han demostrado*: Ellis, L. y Haman, D. "Population increases in obesity appear to be partly due to genetics". *Journal of Biosocial Science*. Septiembre 2004;36(5):547–59.

Comuzzie, A. G. "The emerging pattern of the genetic contribution to human obesity". *Best Practice & Research Clinical Endocrinology & Metabolism*. Diciembre 2002;16(4):611–21.

Marti, A. et al. "Genes, lifestyles, and obesity". *International Journal of Obesity Related Metabolic Disorders*. Noviembre 2004:28 Suppl. 3:S29–36.

Cai, G. et al. "Quantitative trait locus determining dietary macronutrient intakes is located on human chromosome 2p22". *American Journal of Clinical Nutrition*. Noviembre 2004;80(5):1410–14.

Página 10 *Esta relación entre genes y obesidad es especialmente*: Ayra, R. et al. "Evidence of a novel quantitative-trait locus for obesity on chromosome 4p in Mexican Americans". *American Journal of Human Genetics*. Febrero 2004;74(2):272–82.

Comuzzie, A. G. et al. "The genetics of obesity in Mexican Americans: The evidence from genome scanning efforts in the San Antonio family heart study". *Human Biology*. Octubre 2003;75(5):635–46.

Página 11 *De acuerdo con un estudio realizado recientemente*: Whitaker, R. "Predicting preschooler obesity at birth: The role of maternal obesity in early pregnancy". *Pediatrics*. Julio 2004;114;29–36.

Página 11 *Por ejemplo, se ha descubierto que ratones que carecen*: April, D. et al. "Mice lacking the syndecan-3 gene are resistant to diet-induced obesity". *Journal of Clinical Investigation*. 1 noviembre 2004;114(9):1354–60.

Página 13 *Según los datos oficiales uno de cada cuatro niños latinos*: National Center for Health Statistics, United States, 2004. Hyattsville, MD: Public Health Service. 2004.

Página 14 *La televisión se considera hoy en día uno de los factores que más contribuyen*: Andersen, R. E. "Relationship of physical activity and television watching with body weight and level of fatness among children". *The Journal of the American Medical Association*. Marzo 1998;279:938–42.

Dennison, B.A. "Television viewing and television in bedroom associated with overweight risk among low-income preschool children". *Pediatrics*. Junio 2002;109;1028–35.

Página 15 *Además, casi la mitad de los padres latinos manifestaron que se sienten más seguros*: Duke, J. et al. "Physical activity levels among children aged 9–13 years—United States, 2002". Youth Media Campaign, National Center for Chronic Disease Prevention and Health Promotion, Centers for Disease Control and Prevention.

CAPÍTULO 2

Página 18 *Como veremos en este capítulo recientes investigaciones demuestran*: Cruz, M.L. "The metabolic syndrome in overweight Hispanic youth and the role of insulin sensitivity". *Journal of Clinical Endocrinology & Metabolism*. Enero 2004;89(1):108–13.

Página 22 *En el caso de los latinos, varios estudios han demostrado que algunos de estos mecanismos*: Arya, R. et al. "Factors of insulin resistance syndrome—related phenotypes are linked to genetic locations on chromosomes 6 and 7 in nondiabetic Mexican-Americans". *Diabetes*. Marzo 2002;51(3):841–47.

Página 23–24 *Según han demostrado varios estudios, muchos niños*: Goran, M. I. "Insulin resistance and associated compensatory responses in African-American and Hispanic children". *Diabetes Care*. Diciembre 2002; 25(12):2184–90.

Goran, M. I. et al. "Impaired glucose tolerance and reduced beta-cell function in overweight latino children with a positive family history for type 2 diabetes". *Journal of Clinical Endocrinology and Metabolism*. Enero 2004;89(1):108–13.

Página 27 *Varios estudios han demostrado que cuánto más pronto*: Cole,

T. J. "Children grow and horses race: Is the adiposity rebound a critical period for later obesity?" BCM Pediatrics. 12 marzo 2004;4(1):6.

Reilly, J. J. "Early life risk factors for obesity in childhood: Cohort study". *BJM.* 11 junio 2005;330(7504):1357.

Skinner, J. D. "Predictors of children's body mass index: A longitudinal study of diet and growth in children aged 2–8". *International Journal of Obesity Related Metabolic Disorders.* Abril 2004;28(4):476–82.

Página 28 *Hay un estudio que afirma que la diabetes del embarazo es*: Dietz, W. H. et al. "Periods of risk in childhood for the development of adult obesity—What do we need to learn?" Journal of Nutrition. Septiembre 1997;127(9):1884S–86S.

Página 28 *Por último, las últimas investigaciones demuestran que*: Gillum, R. F. "Distribution of waist-to-hip ratio, other indices of body fat distribution and obesity associations with HDL cholesterol in children and young adults age 4–19 years: The Third National Health and Nutrition Examination Survey". *International Journal of Obesity Related Metabolic Disorders.* 1999. 23:556–63.

Cruz, M. L. et al. "Unique effect of visceral fat on insulin sensitivity in obese Hispanic children with a family history of type 2 diabetes". *Diabetes Care.* Septiembre 2002;25(9):1631–36.

Página 29 *El exceso de grasa visceral está relacionado con dos*: Cruz, M. L. et al. "Unique effect of visceral fat on insulin sensitivity in obese Hispanic children with a family history of type 2 diabetes". *Diabetes Care.* Septiembre 2002;25(9):1631–36.

Página 31 *La resistencia a la insulina es hereditaria. No hace*: Arya, R. et al. "Factors of insulin resistance syndrome—related phenotypes are linked to genetic locations on chromosomes 6 and 7 in nondiabetic Mexican-Americans". *Diabetes.* Marzo 2002;51(3):841–47.

Página 31 *Según uno de los estudios realizados, uno de cada*: Goran, M. I. "Insulin resistance and associated compensatory responses in African-American and Hispanic children". *Diabetes Care.* Diciembre 2002; 25(12):2184–90.

Página 33 *Nueve de cada 10 niños obesos latinos que tienen padres*: Cruz, M. L. "The metabolic syndrome in overweight Hispanic youth and the role of insulin sensitivity". *Journal of Clinical Endocrinology & Metabolism.* Enero 2004; 89(1):108–13.

Página 37 *Los adolescentes con poca autoestima tienden a estar más tristes*: Strauss, R. S. "Childhood obesity and self-esteem". *Pediatrics*. Enero 2000; 105(1):e15.

Página 38 *En el caso de los niños latinos, según han demostrado*: Twenge, J. M. "Age, gender, race, socioeconomic status, and birth cohort differences on the children's depression inventory: A meta-analysis". *Journal of Abnormal Psychol*. Noviembre 2002;111(4):578–88.

Página 38 *Un informe sobre la marginación por causa de la obesidad realizado*: National Education Association. "Report on discrimination due to physical size". 1994;11.

Página 39 *Esto quedó demostrado en una curiosa investigación*: Richardson, S. A. et al. "Cultural uniformity in reaction to physical disabilities". *American Sociological Review*. 1961;241–47.

Página 40 *Entre los niños latinos, participar en los deportes*: Erkut, S. "Predicting adolescent self-esteem from participation in school sports among Latino subgroups". *Hispanic Journal of Behavioral Sciences*. 2002;2(4):409–29.

Página 41 *Las personas que han desarrollado diabetes del tipo 2*: Fagot-Campana, A. "Emergence of type 2 diabetes mellitus in children: Epidemiological evidence". *J Pediatric Endocrinology & Metabolism*. 2000;13 Suppl. 6:1395–402.

Página 41 *Los adolescentes que han tenido un percentil de IMC*: Kiess, W. et al. "Clinical aspects of obesity in childhood and adolescence". *Obesity Reviews*. Febrero 2001;2(1):29–36.

Página 41 *Las personas que tuvieron índices elevados de colesterol*: Lauer, R. M. "Factors affecting the relationship between childhood and adult cholesterol levels: The muscatine study". *Pediatrics*. Septiembre 1988;82(3):309–18.

Capítulo 4

Página 74 *De hecho, hay evidencia de que los productos lácteos*: Jacobsen, R. et al. "Effect of short-term high dietary calcium intake on 24-h energy expenditure, fat oxidation, and fecal fat excretion". *International Journal of Obesity*. 2005;29:292–301.

Drapeau, G. et al. "Calcium intake and body composition in the Heritage Family Study." *Obesity Research*. 2003; 11(S):597-P.

Capítulo 5

Página 104 *Algunos estudios han investigado que esta posibilidad se deba*: Kieffer, E. C. "Maternal obesity and glucose intolerance during pregnancy among Mexican-Americans". *Paediatric Perinatal Epidemiology*. Enero 2000:14(1):14–19.

Sowan, N. A. "Parental risk factors of infant obesity". *The American Journal of Maternal Child Nursing*. Septiembre/octubre 2000;25:234–41.

Página 105 *Estudio tras estudio ha quedado demostrado*: Howie, P. W. et al. "Protective effect of breast feeding against infection". *British Medical Journal*. 6 de enero 1990; 300: 11–16

Lucas, A; Cole, T. J. "Breast milk and neonatal necrotizing enterocolitis". *Lancet*. Diciembre 1990; 336:1519–23

"Infant Feeding". Child Health USA 2002 Report. Maternal and Child Health Bureau.

Página 105 *Pero aparte de todo esto, la leche materna se recomienda*: Bergmann, K. E. et al. "Early determinants of childhood overweight and adiposity in a birth cohort study: Role of breastfeeding". *International Journal of Obesity* (2003) 27, 162–72

Dewey, K. G. "Is breastfeeding protective against child obesity?" *Journal of Human Lactation*. Febrero 2003; 19(1):9–18

Página 106 *Afortunadamente, a partir de los años 60:* Wright, Anne L. and Schanler, Richard J. "The resurgence of breastfeeding at the end of the second millennium". *Journal of Nutrition*. Febrero 2001; 131; 421S–25S

Página 106 *En los últimos años el gobierno y otras:* "Infant Feeding". Child Health USA 2002 Report. Maternal and Child Health Bureau.

Página 107 *Ya saben la fuerza que tiene en nuestra cultura:* Sweeney, M. y Guilino, C. "The health belief model as an explanation for breastfeeding practices in a Hispanic population". *Advanced Nursing Science*, 1987;9(4), 35–50.

Samir, Arora, M. D. et al. "Major factors influencing breastfeeding rates:

Mother's perception of father's attitude and milk supply". *Pediatrics*. 106(5) Noviembre 2000; 67.

Página 108 *Está demostrado científicamente que esta práctica:* Armentia, Alicia, M. D. "Alergia a los inhibidores de a-Amilasa de cereales". *Congreso de la Sociedad Española de Alergología e Inmunología Clínica*. Valladolid, España. 2002.

Página 108 *Además, hay formas de saber si un bebé se está alimentando:* Riordan, J. M., ARNP, EdD, FAAN, and Gill-Hopple, K., RNC, MSN. "Testing relationships of breastmilk intake indicators with actual breastmilk intake". 26 de septiembre 2002. Presentatión en Wichita State University, Wichita, KS.

Página 118 *Estudios realizados en personas obesas indican:* Canetti, L. et al "Food and emotion". *Behavioral Processes*. Noviembre 2002; 60(2):157–64.

Capítulo 6

Página 122 *Según un estudio, casi tres de cada diez padres les dan:* American Dietetic Association & Gerber Products Company. "Feeding Infants and Toddlers Study". *Journal of the American Dietetic Association*, Enero 2004.

Página 122 *Es una idea tentadora, después de semanas y meses:* Macknin, M. L. et al. "Infant sleep and bedtime cereal". *American Journal of Disease in Childhood*. Septiembre 1989; 143(9):1066–68.

Página 124 *De acuerdo con un reciente estudio, los jugos azucarados y bebidas azucaradas:* American Dietetic Association & Gerber Products Company. "Feeding Infants and Toddlers Study". *Journal of the American Dietetic Association*. Enero 2004.

Página 124 *Por otra parte, los niños latinos tienen el índice de caries:* Flores, G., Fuentes-Afflick, E. et al. "The health of Latino children: Urgent priorities, unanswered questions and a research agenda". *The Journal of the American Medical Association*. 3 de julio 2002;288(1):82–90.

Página 138 *Obesidad: Según un estudio, los niños:* Bonuck, K. A. y Kahn, R. "Prolonged bottle use and its association with iron deficiency anemia and overweight: a preliminary study". *Clinical Pediatrics* (Philadelphia). Octubre 2003; 41(8):603–07.

CAPÍTULO 7

Página 144 *Según han demostrado varios estudios, los niños entre tres*: Saariletho, S. et al. "Growth energy intake, and meal patters in five-year-old children considered poor eaters". *Journal of Pediatrics*. Marzo 2004;144(3):363–67.

Birch, L. L. y Deysher, M. "Caloric compensation and sensory specific satiety: Evidence for self-regulation of food intake by young children". *Appetite*. Diciembre 1986; 7:323–31.

Página 144 *De hecho, en un estudio conducido entre niños en*: Birch, L. L. y Fisher, J. O. "Development of eating behaviors among children and adolescents". *Pedriatics*. Marzo 1998;101:539–49.

Birch, L. L. et al. "The variability of young children's energy intake". *N England J Med*. Enero 1991;324:232–37.

Página 144 *Es decir, usted como madre o padre es responsable de presentarle a su*: Satter, E. *Child of Mine*. Palo Alto, CA: Bull Publishing; 1986.

Página 145 *Por otra parte, los niños también tienen preferencia por los alimentos que se*: Newman, J. y Taylor, A. "Effect of a means-end contingency on young children's food preferences". *Journal of Experimental Child Psychology*. Abril 1992;53(2):200–16.

Página 146 *Usted puede ser una gran influencia en las preferencias*: Nicklas, T. A. et al. "Family and child-care provider influences on preschool children's fruit, juice and vegetable consumption". *Nutr Rev*. Julio 2001;59:224–35.

Página 146 *Se ha demostrado que cuanto antes se produzca el reborte de la adiposidad*: Whitaker, R. C. et al. "Early adiposity rebound and the risk of adult obesity". Pediatrics. Marzo 1998;101(3):E5.

Taylor, R. W. et al. "Rate of fat gain is faster in girls undergoing early adiposity rebound". Obesity Research. Agosto 2004;12(8).1228–30.

Página 148 *Según un estudio realizado entre padres latinos con hijos*: Kaiser, L. et al. "Child feeding strategies in low-income latino households:

Focus groups observations". University of California Davis. Journal of the American Dietetic Association. Mayo 1999;99(5):601–03

Página 149 *Según un estudio realizado al respecto*: Birch, L. L. et al. "I don't like it; I never tried it: effects of exposure on two-year-old children's food preferences". *Appetite*. 1982;3:353–60.

Página 151 *Los niños de esta edad que consumen 9 o más onzas*: Marshal, T. A. et al. Diet quality in young children is influenced by peerage consumption. *Journal of the American College of Nutrition*. Febrero 2005;24(1):65–75.

Página 157 *La anemia por falta de hierro es bastante común en niños*: Zive, M. M. et al. "Vitamin and mineral intakes of Anglo-Americans and Mexican-American preschoolers". *Journal of the American Dietetic Association*. Marzo 1995;95(3):329–35.

Página 157 *Por otra parte, existe una relación*: Nead, K. G. et al. "Overweight children and adolescents: A risk group for iron deficiency". *Pediatrics*. Julio 2004;114(1):104–08.

Página 157 *Con el zinc ocurre algo similar*: Zive, M. M. et al. "Vitamin and mineral intakes of Anglo-Americans and Mexican-American preschoolers". *Journal of the American Dietetic Association*. Marzo 1995;95(3):329–35.

Página 158 *Hace unos cincuenta años el jugo de naranja*: Dennison, B. A. Fruit juice consumption by infants and children: A review. *Journal of the American College of Nutrition*. Octubre 1996;15(5Suppl): 4S–11S.

Página 160 *Una última razón en apoyo de las comidas familiares:* children who eat Gillman, M. W. et al. "Family dinner and diet quality among older children and adolescents". *Archives of Family Medicine*. Marzo 2000;9:235–40.

Capítulo 8

Página 172 *Hay dos factores, según demuestran varios estudios*: Giammattei, J. et al. "Television watching and soft drink consumption". *Archives of Pediatric & Adolescent Medicine*. Septiembre 2003;157: 882–86.

Ariza Aj et al. "Risk factors for overweight in five- to-six-year-old Hispanic-

American children: A pilot study". *Journal of Urban Health*. Marzo 2004;81(1):150–61.

Página 175 *Según un estudio, los niños que cenan con sus familias:* Gillman, M. W. et al. "Family dinner and diet quality among older children and adolescents". *Archives of Family Medicine. Marzo* 2000;9(3):235–40.

Página 176 *La importancia del desayuno en los niños va más allá:* Kleinman, R. E. et al. "Diet, breakfast, and academic performance in children". *Annals of Nutrition and Metabolism*. 2002:46(suppl 1):24–30.

Nicklas, T. A. et al. "Breakfast consumption affects adequacy of total daily intake in children". *Journal of the American Dietetic Association*. Agosto 1993;93:886–91.

Página 180 *Según un estudio al respecto, los niños que tienen:* Cullen, K. W. et al. "Effect of a la carte and snack bar foods at school on children's lunchtime intake of fruits and vegetables". *Journal of the American Dietetic Association*. Diciembre 2000;100(12):1482–86.

Página 190 *El consumo de sodas o bebidas carbonadas se ha:* French, S. A. et al. "National trends in soft drink consumption among children and adolescents age 6 to 17 years: prevalence, amounts and sources, 1977/1978 to 1994/1998". *Journal of the American Dietetic Association*. Octubre 2003;103(10):1326–31.

Página 191 *Un estudio realizado con respecto al consumo de sodas por parte de niños:* Berkey, C. S. et al. "Sugar-added beverages and adolescent weight change". *Obesity Research*. Mayo 2004;12(5):778–88.

Página 191 *Esto quedó demostrado en un estudio en el que:* Blum, J. W. "Beverage consumption patterns in elementary school aged children across a two-year period". *Journal of the American College of Nutrition*. Abril 2005;24(2):93–98.

Página 191 *además de tener más riesgos de sobrepeso:* Harnack, L. et al. "Soft drink consumption among U.S. children and adolescents: nutritional consequences". *Journal of the American Dietetic Association*. Abril 1999;99(4):436–41.

Página 191 *Hay estudios que relacionan las fracturas en la adolescencia:* Wyshak, G. "Teenaged girls, carbonate beverage consumption and bone fractures". *Archives of Pediatric & Adolescent Medicine*. Junio 2000;154(6):610–13.

Página 191 *Por último, un problema añadido del consumo*: Marshall, T. A. et al. "Dental caries and beverage consumption in young children". *Pediatrics*. Septiembre 2003;112(3 Pt 1):e184–91.

Página 191 *La Academia Estadounidense de Pediatría ha manifestado*: American Academy of Pediatrics Committee on School Health. "Soft drinks in schools". *Pediatrics*. Enero 2004;113(1 Pt 1):152–54.

Página 191 *Pero además de las escuelas, uno de los lugares donde*: Grimm, G. C. et al. "Factors associated with soft drink consumption in school-aged children". *Journal of the American Dietetic Association*. Agosto 2004;104(8):1244–49.

Giammattei, J. et al. "Television watching and soft drink consumption: associations with obesity in 11- to 13-year-old schoolchildren". *Archives of Pediatrics & Adolescent Medicine*. Septiembre 2003;157(9): 882–86.

Página 193 *Hay varios estudios que han relacionado las horas*: Proctor, M. H. et al. "Television viewing and change in body fat from preschool to early adolescence: The Framingham Children's Study". *International Journal of Obesity*. Julio (2003) 27, 827–33.

Página 193 *Estos anuncios tienen influencia sobre los tipos de alimentos que después*: Kotz, K., Story, M. "Food advertisements during children's Saturday morning television programming: are they consistent with dietary recommendations?" *Journal of the American Dietetic Association*. Noviembre 1994;94(11):1296–300.

Coon, K. A. y Tucker, K. L. "Television and children's consumption patterns. A review of the literature". *Minerva Pediatric*. Octubre 2002; 54(5):423–36.

Página 193 *Los niños latinos son los que más horas de televisión*: Afterschool Alliance. "America after 3 P.M.: A Household Survey on Afterschool in America". EP Afterschool Alliance.

Página 194 *La televisión en los cuartos de los niños está asociada*: Dennison, B. A. et al. "Television viewing and television in bedroom associated with overweight risk among low-income preschool children". *Pediatrics*. Junio 2002;109(6):1028–35.

Página 202 *Pero los estudios demuestran que se consiguen*: Birch, L. L. y Davison, K. K. "Family environmental factors influencing the developing behavioral controls of food intake and childhood overweight". *Pediatric Clinics of North America*. Agosto 2001;48(4):893–907.

Página 205 *Según un estudio realizado, muchos padres latinos:* "Physical activity levels among children aged 9–13 years". Morbidity and Mortality Weekly Report. Centers for Disease Control and Prevention. Agosto 22, 2003/52(33);785–88

Página 207 *Está demostrado que reducir las horas de televisión o de videojuegos:* Epstein, L. H. et al. "Decreasing sedentary behaviors in treating pediatric obesity". *Archives of Pediatrics & Adolescent Medicine.* Marzo 2000;154(3):220–26.

Capítulo 9

Página 208 *"La adolescencia es una etapa crucial de la vida".* www .adolescentesxlavida.com.ar

Página 209 *La adolescencia es el periodo crítico final:* Dietz, W. H. "Periods of risk in childhood for the development of adult obesity—What do we need to learn?" *Journal of Nutrition.* Septiembre 1997;127(9): 1884S–6S.

Página 209 *La obesidad que se desarrolla, o que persiste:* Dietz, W. H. "Childhood weight affects adult morbidity and mortality". *Journal of Nutrition.* Febrero 1998;128(2 Suppl):411S–14S.

Guo, S. S. et al. "Predicting overweight and obesity in adulthood from body mass index values in childhood and adolescence". *American Journal of Clinical Nutrition.* Septiembre 2002;76(3):653–58.

Página 209 *Los adolescentes obesos tienen muchas más probabilidades:* Gordon-Larsen, P. et al. "Five year obesity incidence in the transition period between adolescence and adulthood: The National Longitudinal Study of Adolescent Health". *American Journal of Clinical Nutrition.* Septiembre 2004;80(3):569–75.

Página 212 *No es de extrañar, puesto que de acuerdo con un estudio:* Cavadini, C. et al. "U.S. adolescent food intake trends from 1965 to 1996". *Western Journal of Medicine.* Diciembre 2001;173(6):378–83.

Diehl, J. M. "Food preferences of 10- to 14-year-old boys and girls". *Schweiz Med Wochenschr.* 6 febrero 1999;129(5):151–61.

Página 213 *Hay estudios que demuestran que cuando los adolescentes*: Kubik, M. Y. et al. "The association of the school food environment with dietary behaviors of young adolescents". *American Journal of Public Health.* Julio 2003;93(7):1168–73.

Página 213 *El consumo excesivo de comida rápida de las adolescentes también está relacionado*: French, S. A. "Fast food restaurant use among adolescents: associations with nutrient intake, food choices and behavioral and psychosocial variables". *International Journal of Obesity and Related Metabolic Disorders.* Diciembre 2001;25(12):1823–33.

Página 213 *Los investigadores han detectado que en los niños latinos*: Novotny, R. et al. Calcium intake of Asian, Hispanic and white youth. *Journal of the American College of Nutrition.* Febrero 2003;22(1): 64–70.

Página 213 *Para cuando llegan a la adolescencia ya toman el doble de sodas:* Murphy, M. et al. "Beverages as a source of energy and nutrients in diets of children and adolescents". *Experimental Biology,* 2005. Abstract 275.4.

Página 213 *Un problema añadido por tomar menos leche:* Gordon, M. "Prevalence of vitamin D deficiency among healthy adolescents". *Archives of Pediatrics & Adolescent Medicine.* Junio 2004;158:531–37.

Página 213 *Los niños latinos son los que más caries tienen de todo Estados Unidos.* Shenkin, J. D. "Soft drink consumption and cavities risk in children and adolescents". *Gen Dent.* Enero-febrero 2003;51(1):30–36.

Página 215 *Según un estudio que siguió a más de 15.000 niños de entre nueve y catorce años:* Field, A. E. "Relation between dieting and weight change among preadolescents and adolescents". *Pediatrics.* 2003;112(4): 900–06.

Página 222 *Además, recientes estudios han demostrado que las personas que duermen*: Spiegel, K. et al. "Leptin levels are dependent on sleep duration: relationships with sympathovagal balance, carbohydrate regulation, cortisol, and thyrotropin". *Journal of Clinical Endocrinology and Metabolism.* Noviembre 2004;89(11):5762–71.

Taheri, S. et al. "Short sleep duration is associated with reduced leptin, elevated ghrelin, and increased body mass index". *PLoS Med.* Dic 2004;1(3):662.

Página 223 *De hecho, los adolescentes latinos se encuentran:* Centers for Disease Control and Prevention, National Center for Chronic Disease Prevention and Health Promotion, National Youth Risk Behavior Survey (YRBS). 2004.

Iachan, R. et al. "Prevalence of and risk factors for depressive symptoms among young adolescents". *Archives of Pediatrics and Adolescent Medicine*. Agosto 2004; 158 (8).

Página 228 *Es un hecho demostrado que los adolescentes con sobrepeso:* Strauss, R. S. et al. "Social marginalization of overweight children". *Archives of Pediatrics & Adolescent Medicine*. Agosto 2003;157: 746–52.

Página 228 *Además, los adolescentes que son objeto:* Eisenberg, M. E. "Associations of weight-based teasing and emotional well-being among adolescents". *Archives of Pediatrics y Adolescent Medicine*. Agosto 2003;157:733–38.

Página 231 *La insuficiencia de ejercicio físico es uno de los principales:* Patrik, K. et atl. "Diet, physical activity and sedentary behaviors as risk factors for overweight adolescence". *Archives of Pediatrics y Adolescent Medicine*. Abril 2004; 158:385–90.

Página 231 *Animar a su hijo a que participe en actividades físicas:* Neumark-Sztainer, D. et al. "Factors associated with changes in physical activity". *Archives of Pediatrics & Adolescent Medicine*. Agosto 2003; 157:803–10.

Capítulo 10

Página 233 *Sin embargo, recientes estudios han demostrado:* Kuba, S. A. y Harris, D. J. "Eating disturbances in women of color: an exploratory study of contextual factors in the development of disorders eating in Mexican-American women". *Health Care Women International*. Abril-mayo 2001;22(3):281–98

Página 233 *Además, este trastorno de alimentación es el que más afecta:* Field, A. E. et al. "Racial/ethnic and gender differences in concern with weight in bulimic behaviors in adolescents". *Obesity Research*. Septiembre 1997; 5(5):447–54.

Página 238 *Un reciente estudio ha mostrado que pueden existir factores*: Ribases, M. et al. "Association of BDNF with anorexia, bulimia and age onset of weight loss in six European populations". *Human Molecular Genetics*. 15 junio 2004;13(12):1205–12.

Página 239 *Sin embargo, recientes estudios han demostrado:* Vander, Wal J. S. "Eating and body image concerns among average-weight and obese African-American and Hispanic girls". *Eating Behaviors*. Mayo 2004;5(2):181–87.

Página 239 *Las jóvenes latinas son las que más sufren:* Fitzgibbon, M. L. et al. "Correlates of binge eating in Hispanics, black and white women." *International Journal of Eating Disorders*. Julio 1998;24(1):43–52.

Association of University Women. "Shortchanging girls, shortchanging America". 1991; Washington DC: AAUW.

Página 241 *Todo esto puede crear un nivel de tensión que dé inicio:* Perez, M. et al. "The role of acculturative stress and body dissatisfaction in predicting bulimic symptomatology across ethnic groups". *International Journal of Eating Disorders*. Mayo 2002;31(4):442–54.

Capítulo 11

Página 244 *Tener sobrepeso durante la niñez se asimila a:* Tyler, D. O. "Overweight and perceived health in Mexican American children: A plot study in a central Texas community". *Journal of School Nursing*. Octubre 2004;20(5):285–92.

Página 247 *Según un estudio, el 28 por ciento de los niños latinos con sobrepeso:* Goran, I. "Impaired glucose tolerance and reduced B-cell function in overweight Latino children with a positive family history for type 2 diabetes". *Journal of Clinical Endocrinology y Metabolism*. Enero 2004;89(1):207–12.

Página 254 *Hoy sabemos que la aterosclerosis comienza en la infancia*: Berenson, G. S. et al. "Association between multiple cardiovascular risk factors and atherosclerosis in children and young adults". *New England Journal of Medicine*. Junio 1998;338:1650–58.

Página 254 *Los niveles altos de colesterol en la infancia son un factor:* Lauer, R. M. et al. "Use of cholesterol measurements in childhood for prediction of adult hypercholesterolemia: The Muscatine Study". *The*

Journal of the American Medical Association. Diciembre 1990;246: 3034–38.

Página 255 Tabla de colesterol: Treatment Recommendations of the National Cholesterol Education Program Report of the Expert Panel on Blood Cholesterol Levels in Children and Adolescentes. *Pediatrics.* Marzo 1992; 89(Suppl):525–84.

Página 256 *Está demostrado que tanto en niños como en adolescentes:* The Writing Group for the DISC collaborative Research Group. "Efficacy and safety of lowering dietary intake of fat and cholesterol in children with elevated low-density lipoprotein cholesterol: The Dietary Intervention Study in Children (DISC)". *The Journal of the American Medical Association.* Mayo 1995;273:1429–35.

Página 258 *Los niños latinos tienen más tendencia que los demás*; Hanevold, C. et al. "The effects of obesity, gender and ethnic group on left ventricular hypertrophy and geometry in hypertensive children: a collaborative study on the International Pediatric Hypertension Association". *Pediatrics.* Febrero 2004;113(2):328–33.

Página 259 *Varios estudios han demostrado que la presión sanguínea*: Lawdor, D. A. y Smith., G. D. "Early life determinants of adult blood pressure". *Current Opinion in Nephrology & Hypertension.* Mayo 2005;14(3):259–64.

Página 261 Tabla de presión sanguínea alta en niños: Adapted from the National Heart Lung y Blood Institutes Blood Pressure Tables for Children and Adolescents. Mayo 2004.

Contacte a las autoras

Puede enviar sus comentarios a las autoras a:
claudia@ninoslatinossanos.com y
lourdes@ninoslatinossanos.com.

También puede visitar la página Web del libro en www.ninoslatinossanos.com, donde encontrará recetas, consejos y medios que le ayudarán a planear las comidas de sus hijos. Además, podrá compartir sus experiencias con otros padres latinos.